What is professional social work?
Malcolm Payne

ソーシャルワークの専門性とは何か

マルコム ペイン 著
竹内和利 訳

ゆみる出版

WHAT IS PROFESSIONAL SOCIAL WORK? Revised Second Edition

by

Malcolm Payne

Copyright© 2006 by Malcolm Payne
Japanese translation rights arranged with
POLICY PRESS
through Japan UNI Agency, Inc., Tokyo

日本語版への序文

"What Is Professional Social Work?"の日本語版へようこそ。日本は多くのソーシャルワーカー人口を抱えており、大規模なソーシャルワーク教育の体制を有していることからも、ソーシャルワーク専門職が重要な役割を果たす国の一つとなっている。日本は、20世紀最初の四半世紀という早い段階でソーシャルサービスの発展を決断し、こうしたサービスに従事する人々の教育に着手したという点でも注目すべきであり、それゆえ日本のソーシャルワークは重要な歴史を有しているといえよう。

日本のようにどの国も、独自の文化史と社会資源を基盤として様々なソーシャルサービスを構築しているが、それにはソーシャルワークを形成するグローバルな理解や価値観に活かされる幅広い思想や目標が求められている。各国のソーシャルワーク制度、そしてそれぞれ文化的に異なるソーシャルワーク専門職は、ソーシャルワークのグローバルな概念から、自分たちの社会にふさわしいサービスや目標に関する独自の見解を生み出している。

本書は、ソーシャルワーカー専門職を自国の福祉制度において独自の方法で組織している中で、ソーシャルワーカーが探究し、理解を深め、効果的に働けるよう助力することを目指している。ソーシャルワークという職業は、関連する多くの専門職と同様、人間の個人的かつ対人関係的な生活を支援することを主張している。しかし他の様々な専門職の中にあって、唯一ソーシャルワークだけが持つ重要な特徴は、その援助の役割がケアやカウンセリングや支援に留まらないという点にある。ソーシャルワークはそれらと同時に、社会的向上を成し遂げること、また人々の対人関係的な利益に見合った社会的変化を生み出すことを目的としている。これらの目的を結びつけた介入をつくり出すことは、他のさまざまな専門職、およびその取り組みには見られない独自のものである。日本のソーシャルワーカーは、自国の福祉や実践の

システムへの適応について、どのように理解できているのだろうか？　第1章と第2章では、読者自身の可能性を探るためのツールを紹介している。

　本書の分析からすると、ソーシャルワーカーとして実践していることを理解し、明確にするには、実践的かつ社会的な言説を駆使した実践の構築を、ソーシャルワークに関する3つの見地を通して考察するのがよい方法だということである。自分がクライエントに介入することがソーシャルワークであるように、ソーシャルワーカーたちにとって言説は実際的なものなのである。ワーカーたちは、ソーシャルワークが何であるかを知的に理解しているかもしれないが、それは複雑で説明するのは難しい。だから、一緒に働く専門家の同僚や支援している市民の人たちに、ソーシャルワークが何であるかを積極的に実践して見せるのである。プロの人間の一人として、自分がソーシャルワークの道を選んだこととキャリアを重ねたことが、ソーシャルワークとはどのようなことなのかを示すのである。このことには、それまで受けてきた教育、研究、基本的な価値観、さらに専門性の社会化といったものが含まれている。けれども、自分のソーシャルワーク業務の実践もまた、社会的言説が生み出したものである。つまりそれは、グローバルであると同時に、日本固有の学術的、知的、政治的かつ社会的な生活の中での言説であり、また支援機関やソーシャルワーカーとクライエントとの間での言説でもある。クライエントもまた、自分のソーシャルワークにたどり着くまでの経緯や、自分が生活の中で直面する問題を提示すること、あるいはソーシャルワーカーと接触するよう導くか、強いる圧力に対応して選択したこと、これらによって言説に影響を与えるのである。価値観、管理運営の実践、支援機関の組織と権限、これらの事柄がソーシャルワークを構築する言説にどのように影響するかを理解することは、公的な福祉提供を担う支援機関を基盤とした専門職の働き方を理解するためにも不可欠である。本書の各章で、我々のソーシャルワークに影響するこれらの要因にどのように取り組むことができるかを検討している。

第1章では、治療志向、秩序志向、変革志向の3つの見地について解説する。私はそこで、全てのソーシャルワークの活動、仕事、支援機関、福祉制度におけるソーシャルワークは、これら3つの見地の組み合わさったものであることを述べている。もし我々が自分のしていることを明確にする必要があるならば、特定のクライエント、個別の支援機関の政策変更、児童保護に関する特定の新たな法律、家庭における女性の役割をめぐる今日の政治的議論などを再度考慮に入れて、個々の特定の組み合わせを分析すべきである。
　この専門職としてのソーシャルワークの本質概念は複雑多様で、世界中のどこからでもソーシャルワークに関連した分析を提供できるほどである。ソーシャルワークが複雑である分、その概念も複雑であるべきだ。つまり、簡潔な表明では正確さを欠くということである。もし読者が簡単な答えを期待していたとするなら大変申し訳ないが、我々は本質的かつ困難な課題に懸命に取り組み、それを成功させることに誇りをもちたい。
　そしてソーシャルワークの役割を理解し、なじみ、こなすという努力に終わりはない。「ソーシャルワークとは何か」という問いに唯一の不変的な回答などはない。前述のソーシャルワークに関する3つの見地は、その幾つかの要素を明らかにしている。けれども実践をするためには、その瞬間にそれらの要素がどのようにまとまるのか、そして外部からの影響やソーシャルワークの洞察の深まりがこの瞬間にそれらを生み出すということを、我々は理解している必要がある。
　その一例が、主要なソーシャルワークの国際団体である国際ソーシャルワーク学校協会（IASSW）と国際ソーシャルワーカー連盟（IFSW）が推進する〈グローバルなソーシャルワークの定義〉の継続的な展開である。

　「ソーシャルワークは、実践に基づく専門職であり、社会変革と発展、社会的結束、そして人々のエンパワメントと解放を促す学問分野である。社会正義、人権、集団的責任と多様性の尊重の原則は、ソーシャルワークの中核を成す。ソーシャルワークの理論、社会科学、人文科学、その国に固有の知を基盤として、ソーシャルワークは、人々や様々な組織が人生の課

題や福利の増進に取り組むべく働きかけるのである。上記の定義は、国家および／もしくは地域レベルで拡充されるものとする。」

　この定義を、2000年に合意された第2章の表2.3にある国際的定義と比較してみよう。幾つか刷新された箇所がある。そこには実践についての明確な評価と、この専門職に対する学術的貢献とが含まれている。ソーシャルワークが推進するといわれている3つの目的もまだ存在している。だが異なっている点もある。問題解決における対人関係的な実践の要素が、「社会的結束」といった社会的な実践目的に取って代わられているのである。社会変化は「社会変化と発展」となってしまった。これは、アフリカやアジアの発展途上国においては、社会的発展が専門職の活動の重要な要素であることを表しているからである。

　社会正義や人権というソーシャルワークの原則は、これまで何よりも重要なこととされてきた。それらは2014年の定義に登場するが、2000年版では補足程度の扱いだった。それが集団的責任や多様性の尊重に言及されるほど拡大している。こうした変化は、定義を推進する諸組織内における政治的プロセスの成果を表している。私が言う政治的プロセスとは、組織内の様々なグループが、ソーシャルワークについて異なる見解を表明し、定義の言葉選びの判断をめぐって論争したことを意味している。さらに追加されたのは、批判理論もしくはマルクス主義者の見解への言及である。それは集団的配給、社会的負担や責任の共有、そして今日の一部の西洋諸国における、社会的に軽視されているグループの処遇に見られる平等性への懸念、これらを評価する考え方である。

　社会科学理論に関しても詳述されたほか、ソーシャルワークに関する記述もここで追加され、そこには目的からは除外されていた人間関係と個人の福利の要素も含まれている。

　最終的には、国および地域レベルの専門職団体とソーシャルワーク教育が、このグローバルな合意に基づく文書を、それぞれ独自の解釈で受け入れることがはっきりと確認された。こうした変化はまた、国際的なソーシャルワー

ク団体の内部で行ってきた議論、すなわち我々はどこまで国家間の差異を認めるべきか、もしくはソーシャルワークの普遍性をいつまで主張し続けるのかに関する議論を表している。これらの追求において中国のソーシャルワーカーは、ソーシャルワークに関する公式の理論的概念を西洋の情報源から取り入れることを議論しており（Tsang & Yan, 2001; Yan & Tsui, 2007）、国際団体も「ソーシャルワーク専門職の教育・訓練のグローバル・スタンダード」を提起している（Sewpaul & Jones, 2004）。

スコットランド政府によるソーシャルワークの見解について考察した文書では、ソーシャルワークの役割の受け止め方に影響し続けている複数の概念を整理している。
・福祉主義（Welfarism）―社会民主主義的パターナリズム。
・専門家主義（Professionalism）―専門家の技術と権威を強調するイデオロギー。
・消費者主義（Consumerism）―消費者としてのサービス利用者の力に焦点をあてる。
・管理主義（Managerialism）―管理主義者と経済関連のことを特別扱いする。
・参加主義（Participationism）―サービス提供者と利用者間のより平等な協力関係を強調する（Asquith, Clark and Waterhouse, 2005）。

それぞれの概念化はソーシャルワークに影響し続けたが、その影響は様々な国のサービスにおける、我々がソーシャルワークの役割として理解している中に残っている。ソーシャルワークの役割に関する異なった理解による影響は、国によって様々である。それゆえ、何が適切な概念かは国によって異なるであろう。

したがって第8章で、私はIASSWの職場の何人かの活動家と共に、ソーシャルワークについての「国際主義者」の見解を問うているが、私にはソーシャルワークの歴史的発展を十分に説明しているとは思えない。国際主義者の見解は、ソーシャルワークは主にヨーロッパおよび北米の一部の国々で発

展をし、そこでは互いに影響し合った、というものである。そして国際団体によってその普及が可能となったことから、細かな差異はあれ、今や一つの国際的なソーシャルワークが存在しているのだ、という。私はこれに反論し、第7章において、ある範囲のソーシャルワークは、各地域の文化的志向や伝統、そして社会的・政治的議論から発展したものであること、そしてソーシャルワークの活動家たちの国際的関心に多少なりとも結びついていることを述べている。これら各地域の伝統が持つ重要性に対する国際主義者の扱いは控え目である。もし我々が一つのソーシャルワークしかないと言うのであれば、地域における文化的、民族的、宗教的な福祉の伝統を軽視してしまうことになる。世界のさまざまな地域がますます互いに影響し合うようになるにつれ、これら広範囲にわたる伝統はソーシャルワーク概念の拡大を後押しすることになろう。

　このプロセスは、IASSWが会員の間口を広げ、その活動において広範囲にわたる伝統を尊重するようになったことにも見ることができる。その一つの要素が言語の重要性の認識であり、日本のソーシャルワーカーの様々な活動は、IASSWにおいて日本語を認可させるうえで重要な役割を果たした（Askeland & Payne, 2017, p. 25）。

　ここで生じる問題の一例が、生涯を通して家族を互いに依存させるという政治的・職業的目標と、それに対して若者を思春期に親から独立させることを目指すこととのバランスに関するものである。こうした相反する目標の背後には、東洋やアフリカのソーシャルワーカーによる、家族生活についての西洋的概念に対する批判がある。東洋やアフリカでは、拡大家族を継続することで相互依存の関係を築くことを重視する。西洋的概念では、子どもの成長は核家族内での独立につながり、子どもたちはやがて自分自身の家族をもつためにそこを去る。この西洋的概念の重視は、英語圏のソーシャルワークにおいて重要な信条とされる「個人化（individualisations）」の概念に組み込まれている。東洋文化に基づいたソーシャルワークは、個人、集団、相互依存の関係をどう捉えているのであろうか？　先に検討したグローバルな定

義に含まれる「集団的責任」についての専門家的な価値観にとって、これはどのような意味を持っているのだろうか。

　したがって本書においては、ソーシャルワークがどこでも同じであるといった議論はしない。共通性や単一性を主張するよりも、様々なソーシャルワークの集合体であることに注目し、分析すべきである。つまりこれは、統合国家と連合国家という対照的なメタファーになぞらえたものである。ソーシャルワークのルーツは異なることが多い。ドイツや北欧諸国、ヨーロッパの幾つかの地域では、社会教育は重要なソーシャルワークである。本書の中でも、英米のソーシャルワーク理論を批判する例をあげている。すなわちヨーロッパの論者の中には、その理論はソーシャルワークの本質に関する文化的・知的分析ではなく、本質的にプラグマティックであり、実践の記述に関連したものでしかない、と論じる者がいる。このことを話した英米のソーシャルワーカーらは、こうした批判に困惑の表情を見せた。彼らは、英米のソーシャルワーク理論をとにかく実践から分離していると考えていて、クライエントの固有の状況に対処する手立てを決める、そのアイデアとなるような選択肢など彼らには全く想像できないのだ。

　本書にあるソーシャルワーク体験の語りに関連する方法を用いて、この点について説明できよう。イタリアで開催されたソーシャルワークの会議に、イギリスのソーシャルワークの経営者と参加し、およそ1000人のイタリアのソーシャルワーカーや経営者らの聴衆と共に、イヤホン通訳サービスを使いながら著名なイタリア人社会学者の講演を聴いた。それは高度な社会学とでも名づけられるものだった。社会学の世界の華やかな議論を理解するだけの詳細な知識がないことなど、全くお構いなしだ。数々の驚嘆させられるお話が1時間ほど過ぎた頃、同僚はうっとりと聞き入っているイタリア人の聴衆を見やりながら、私に向かってこう囁いた。「イギリスのソーシャルワーカーならずっと聞いてはいられないね。登壇者は、実践すべきことにそれを応用しようとなど思っていないもの」。その後、お目の高いイタリア人と話してみたが、新しい思想が溢れ出る興奮がいかに彼らを高揚させるかがはっきりしただけである。つまり、彼らにとって意味があるのは知識であり、その

応用は各自で行うことなのだ。

このような類の文化的・社会的差異は、気づくことも正しく理解することも難しい。様々な国でソーシャルワークがどのように捉えられているかを比較する試みがなされてきた。それは複雑な様相を呈していて、多くの様々な要素が複雑に絡み合っている。絶えず変化する他国の制度の最新情報を維持するのは容易ではなく、また外部の者には、専門職の学術文献の背後にある幾つかの文化的・社会的前提を理解することはできない。そもそも、その前提は、同じ文化的基盤を共有する人々の間で実践されているものなのだから。

ところで、私は日本を訪問する機会に恵まれて専門家の議論に参加し、世界の各地で出会ったサービス機関と同様の施設を見学したが、そこでの共通性や差異を解釈することには慎重でありたいと考えている。ソーシャルワークの本質や、その専門家としての地位に関する議論の報告を読まれる皆さん自身が、こうした議論に参加されることを期待している。

むすび

ソーシャルワークは専門職であり、ソーシャルワーカーは実践ができるように自分の専門職としての役割を理解しておかなくてはならない。本書では、実践に携わる人間として身に着けておきたいソーシャルワークに関する様々な見解について、その分析を提供している。この分析は、自分の役割と職務を明確にするのを助けてくれる。そこにはまた、我々がしていることの複雑さを正確に捉える方法として、実践をどのように記録すればよいか、どのように自分の実践を語ればよいかについて考察する方法も提示されている。ソーシャルワークの本質をめぐる議論の多くが、単純化による分析を試みている。私はそれよりも、全てのソーシャルワークの中にある何らかの継続しているもの、またそれらの継続しているものがそれぞれの地域でどのように影響し合っているかを理解することによって、現実が持つ多様性に対処したほうがより正確だと考えている。これらのことが皆さんのお役に立つことを心より願っている。

参考文献

Askeland, G. A. & Payne, M. (2017). Internationalizing social work education: Insights from leading figures across the globe. Bristol: Policy Press.

Asquith, S., Clark, C & Waterhouse, L. (2004). The role of the social worker in the 21st century – a literature review. Edinburgh: Scottish Executive.

IASSW, IFSW (2014) Global Definition of Social Work. Retrieved 6th September 2018 from: https://www.ifsw.org/what-is-social-work/global-definition-of-social-work/.

Sewpaul, V. & Jones, D. (2004). Global standards for the education and training of the social work profession. Retrieved 6th September 2018 from: http://cdn.ifsw.org/assets/ifsw_65044-3.pdf.

Tsang, A.K. T. & Yan, M.-C. (2001) Chinese corpus, western application: the Chinese strategy of engagement with western social work discourse. International Social Work. 44 (4): 433-54.

Weiss, I. & Welbourne, P. (2007) Social work as a profession: A comparative cross-national perspective. Birmingham: Venture.

Yan, M.-C. & Tsui, M. S. (2007). The quest for western social work knowledge: Literature in the USA and practice in China. International Social Work. 50 (5): 641-53.

目次

日本語版への序文　I

謝辞

第1章　序論　ソーシャルワークの言説　15

第2章　ソーシャルワークのアイデンティティ　44

第3章　実践としてのソーシャルワーク　79

第4章　ソーシャルワークの価値観　118
　　　　社会正義とソーシャルケア

第5章　ソーシャルワーク、マネジメント、支援機関　145

第6章　ソーシャルワーク、権力、社会　167

第7章　ソーシャルワーク　193
　　　　さまざまな専門職の一つとして

第8章　ソーシャルワークにおける国際性と地域性　223

第9章　ソーシャルワークの三つの側面　247
　　　　対人関係性、政治性、専門性

参考文献　261

「訳者あとがき」にかえて　283

著者について　284

装幀・moco／橘川幹子

謝辞

　本書の初版は、英国ソーシャルワーカー協会（BASW）のために書かれ、その協会の出版社であるベンチャープレス社から1996年に出版された。私は当時のBASWの出版社のサリー・アークレイ氏がこの企画に関心を寄せ、支持してくれたことに対して、そしてまたBASWのスタッフおよび、The policy Pressの方々のご支援に対し深く感謝したい。また聖クリストファー病院院長のバーバラ・モンロー氏による改訂版への後押しに感謝したい。

　この第2版では、ソーシャルワークの本質の検討によって生じた課題に初版と同じ（社会的構築）アプローチをしているが、その内容は全体的に書き改められ、また多くの章では新たな事例研究が加わり、広範囲に最新のものが取り入れられている。本書の内容的な進展のほとんどは、世界中の多くの国々で行ったこのテーマに関する教育や、英国の大学やカンファレンスでの教育内容から生まれたものである。ソーシャルワークに関する三つの見地をめぐる言説の分析も同様であるが、私はその議論を最新のものにするとともに、その議論の源泉についてのより広範な根拠を提供している。ソーシャルワークの組織における国際的な多様性を分析する方法として、福祉体制に関する議論が新しく加わり、そのことによりソーシャルワークの役割は、英国における多職種のサービスやソーシャルケアの発展という文脈の中により明確に位置づけられたのである。第4章のソーシャルワークの価値観に関する内容と、第9章の結論にある多くの議論は、21世紀に向けて全面的に書き改められている。

　本書の議論は、いずれもPalgrave Macmillanから出版された自著 "Modern Social Work Theory" と "The Origins of Social Work" とつながっている。つまるところ、それらはソーシャルワークの本質を、ソーシャルワークの現状の源泉である実践、歴史、価値観を述べている理論を考察することによって検討しており、本書ではそのソーシャルワークの本質について議論を展開している。

その作業の相互作用を理解することからいまや明確になったことが、スティーブン・シャードロウ氏との議論からうまれたことに深く感謝する。第1、2章における三つの志向的立場についての題材は、"Modern Social Work Theory"と結びつけて書かれており、一貫した立場である。だからそれらになじみのある読者は、幾つかの段落が同じように三つの見解から始まっていることに気づくであろう。つまり本書はより広範囲にわたる分析を提供している。第5章は、"Managerialism and state social work in Britain"の中で最初に出版された資料に基づいている。これは私の最近の同僚であるスティーブン・モーガン氏および私自身が任され、「香港ソーシャルワーク・ジャーナル」から発行されたものである。この資料の本書への転載許可をいただけたことに感謝したい。私はまた、ソーシャルワークの国際的側面に関する作業の共同研究者である、グリッド・アガ・アスケランド氏の多大な貢献に感謝の意を表したい。

第1章
序論　ソーシャルワークの言説

　まず最初に、ソーシャルワークとは次のような職業だと述べておきたい。すなわち、人々相互の影響や行為によって社会は向上をみること、また他方、社会の変化が個々人の向上を促すものだということ、そしてこの二つのプロセスを併せて遂行する職業がソーシャルワークなのである。

　ソーシャルワーカーはより良い社会を求めているが、たいてい個人、家族、小集団を支援することを自らの仕事の領域だと考えている。社会は変化してゆくので、その変化する社会をうまくまとめようと取り組む人などに世間はあまり関心を示さないが、ソーシャルワークは社会運動や社会変化を活用して、特に生活困窮者や社会的に不利な立場の人々がより一層自由に利用でき、また支援を受けられるよう努めている。

　他の職業グループにこのような主張は見られない。すなわち医師、教師、看護師、心理学者、カウンセラーは、自らの患者、学生、クライエントたちの心配や関心に目を向けるだけである。そのような職種の人たちには、社会体制や社会変化は既成事実であり、その枠の中で人々に手を差し伸べるだけである。また政治家、エコノミスト、ジャーナリスト、プランナー、社会運動家などは、人々に有益な社会変化をもたらそうとするが、個人や家族、小集団の人々に働きかけて社会の変化に人々を関わらせようとはしない。こうした人たちが期待するのは、社会の影響に応えて、また人々が合理的かつ個人的に自らの必要を充たし、欲望を遂げることである。多くの人たちは、先

に述べた二つのプロセスを同時に実践することは不可能であると考え、また二つのプロセスを結びつけることにも納得しない。こうした姿勢にひきかえ、冒頭で主張したソーシャルワークの立場はより際立っている。

　ところでソーシャルワークとはそもそも何であるかについて、人々の意見は一致をみておらず（Asquith et al,2005）、ソーシャルワークとは何であるかが明らかではない。このことが折に触れて苦情の種となっている。ワーカーたち自身も、ソーシャルワークに含まれた内容を言い表わせないことに気づいており、むしろサービス受益者や傍でワーカーらと一緒に働いている人たちが、ワーカーの仕事ぶりを知っているのである。一方、政治家、公務員、経営者たちは、実践力のある公務員たちに社会変化を生み出してもらいたいと望んでいる。彼らはその社会変化がどのような場合であれ、法律や諸機関に対する大衆の自発的な反応によってなされるべきだと考える。他方、ソーシャルワーカーの支援を受ける人々にとって社会的変化の結果から望まれるものは、個々人にもたらされる恩恵である。それゆえ、ワーカーは社会的なものと個人的なものとの相互作用の中間に置かれるが、これらの事情を人々が理解し信じるのは容易ではない。

　ソーシャルワークの本質についての見解の不一致や曖昧さは、ソーシャルワークについて冒頭に述べた、対人関係を通じて個人的支援を社会発展に結びつけるというソーシャルワークの基本的な主張から生じている。というのも、社会の変化はそもそも、ことごとくコントロールされるというものではないからである。社会と人間を取り巻くあまりにも多くのめまぐるしい動きは、絶えず移りゆく変化の渦中にあるがゆえに、また個々の人間存在は限りなく多様であることから、これらの事柄を互いに結びつけるという立場を貫くためには、ソーシャルワークの実践に柔軟な対応が求められるのである。人々や組織が確実な結果を期待する場合には、なおさらである。だが多くの複雑化した社会では、ソーシャルワークやそれに似た行動がその社会の中から生まれていることに、すでに気づいていたのである。その理由は、大規模な社会変化に責任を負う社会の諸集団が目的を遂げるためには、何らかのメカニズムを必要とするからであり、また個々人が自分は社会の動きにうまく

適応できないと気づくからである。そこでソーシャルワークがその役割を演じることになる。それ自体は曖昧に見えるとはいえ、ソーシャルワークには使い道がある。そうであるなら、これからソーシャルワーカーとなる人たち、あるいはソーシャルワーカーとさまざまな場面で関わる人々は、ソーシャルワーカーとは一体何を行うのか、またどのような点でソーシャルワークが有用であるかを理解する必要があるだろう。

　本書が論じている事柄は、この変転する社会の真只中でソーシャルワークを実践し、そのことを理解するためには、ソーシャルワークが何であるかを知ること、そしてそれを考えるための固有のアプローチが必要だということである。すなわちそのアプローチとは、社会構成法（social construction approach）である。私が主張したいのは、ソーシャルワークを単に一つの事柄や実践、社会システムとして定義するのではなく、他者の影響、社会的ニーズや社会変化の影響、さらにはソーシャルワークの特質についての内部の議論の影響を受けて、ソーシャルワークそれ自体が不断に再定義を行っているということである。ソーシャルワークには連続性がある。すなわち個別の要素は中心的な要求を充たすべく、たえず相互のバランスを変えながらも一体的に活動している。ソーシャルワークを理解するには探求し、分析する必要がある。つまり連続するものを理解し、さらに特定の社会的ないし対人関係的な状況におけるソーシャルワークの展開の仕方を構築している、そうした社会的文脈を分析する必要がある。

　このような点に目を向けるひとつの方途は、ソーシャルワークとはソーシャルワーカーが実践していることに他ならないということである。これは社会構築という考え方の極端な表現だが、人は相互行為によってソーシャルワークのような社会現象を「構築する」のである。そして異なる相互行為を行えば、現象も変わる。この点から言えば、もし読者が何らかのソーシャルワーク実践を行い、「これがソーシャルワークである」と言えば、その行われた状況において、まさにそれがソーシャルワークなのである。もし他の人が何らかの別の方法により、別の状況でソーシャルワークを実践し、それがソーシャルワークだと言えば、それもまたソーシャルワークである。このこと

は社会的状況が、どのように人に柔軟であることや変化を達成する機会をもたらすかということに目を向けさせる。人間は個々に自由に振る舞い、状況をさまざまな方法で設定する能力をもっている。このことは「主張すること」にも目を向けさせる。それは、人々が自ら行っていることを言い表すこと、また人が何かを行うことさえもがある社会的状況についての主張を意味するのである。

けれども、こうした社会構築の極端な見方は、多くの人たちが実際に受けとめているものとはなじまない。人と人との相互交流では、合理的かつ適切な振る舞い方について共通の取り決めがある。その取り決めを文書にしたものとして辞書、教科書、マネジメントのガイドライン等があり、それらが明確さをもたらしてくれる。社会構築のやや控えめな立場からは、構築をプロセスと見て、そのプロセスで人々は互いに共通のものの見方に到達し、それぞれの社会の規範とするのである。このアプローチは、社会構築主義の考え方を最初に手掛けたバーガーとルックマン（1971）に依っている。

今述べたことは、人々によっていったん合意に達した考え方は不変であるということではない。それらは状況から状況へ、また時に応じて変化する。記憶をたどれば、私は若かりし1966年、ソーシャルワークの道に進もうと心に決めた。ある新設大学の松の木立に覆われた薄暗い廊下に立って、自分は何を志望しているのか考え込みながら、新設のソーシャルワーク・コースの掲示を見つめていたのを思い出す。まさにその廊下で、私はその道に進むことに決めた。その時がソーシャルワークへの第一歩となり、生涯の仕事となった。そしてその道を歩んだ経験により、自らをソーシャルワーカーという概念で位置づけた。同じように、だれでも自分の帰属する職業の、そして自分が従事する職業の自己像を描くようになるものである。

とはいえ、職業的な自己概念が個人的に形成されたというわけでは全くない。私がソーシャルサービス業界に入った頃、ソーシャルワークとは何かという既成の概念を、その現場の仕事を紹介してくれた人たちから教わった。そしてソーシャルワークの学位取得を通じて学んだ事柄が、ソーシャルワークの特質や自分がソーシャルワークに寄与することについての理解に、知的

かつアカデミックな基礎を与えてくれた。こうして得たソーシャルワークの考え方は、生涯にわたる経験と学習により洗練され深められたのである。この結果、ソーシャルワークについての私の見方は人々と共有された概念を反映するものでもあり、それに反撥するものでもある。それらの考え方は、あるものはソーシャルワーカーたちから、その他はソーシャルサービスへの直接的な関わりから得たものであり、さらにはニュースやメディアによる広い概念から得たものであった。

　あれから数十年経った今、私は医師、看護師、チャプレン、理学療法士、その他の医療ケアの専門家たちとともに緩和ケアの現場に勤務しているが、ソーシャルワークについての見方も変わった。ソーシャルワークの道を選んだとき、今も勤めている聖クリストファー・ホスピスは、死にゆく人々をケアする最初の近代的ホスピスとして1967年にちょうど開設されたばかりだった。現在は保健とソーシャルワーク部門を担当しているが、私が就職した頃にはそのようなものは存在しなかったし、当然のことながら私のソーシャルワーク観は、同僚たちならびに、私自身の仕事についての理解によって変わってきたといえる。今私がソーシャルワークについて話しているこの時代と、その当時の社会環境とは異なっており、当然のことではあるがソーシャルワークもその当時と同じではない。

言語のなかの「ソーシャルワーク」

　ソーシャルワークについての考え方が変わったとはいっても、「ソーシャルワーク」という語句は同じである。その言葉は職業としてのアイデンティティを示し、昔と今をつないでいる。オックスフォード英語辞典における定義では、辞書が最初に出た1926年と、1987年の最新版とでは本質的な変わりはない。けれども職業としてのアイデンティティが異なっているのは、その単語の意味がわずかな違いを示すからである。しばらくの間、私は保護観察と更正補導を担当していた。この「更正補導」（aftercare）という用語は、政府の政策と立法措置により、刑務所での更正補導が保護観察業務に組み入

れられたので、新しく職務名称として加えられた。後にその名称は取り下げられたが、その理由は、保護観察担当者に更生補導の役目を果たすことが当然とされたからである。その後、私は「ソーシャルサービス」部で勤務し、さらに最近では「ソーシャルケア」、あるいは「保健ソーシャルケア」の一部を担当していると見られている。そして現在の職名には「心理・社会ケア」という単語も含まれている。私の職業は以前と変わりなく同じであるという認識があるが、こうした用語の変遷はアイデンティティの変化を示している。表1.1は、これらの用語やこの本に出てくる語句を定義して、私の意味するところを簡潔に説明したものであるが、それらに代わる見方もあり、たえず意味の揺らぎがある。それゆえあらゆる定義がそうであるように、それらは完全を期するというよりもむしろ、本書を通じて一つの途をみいだす上で有益であろう。

　社会構築の考え方は言語を重視している。人々が言葉を介して相互作用を営むからであり、それゆえ人々の使う言葉は社会構築を見極めるうえで大切な意味を持つ。言葉の移り変わりはしばしば意味の移り変わりを示す。たとえ幾つかの言葉が似かよった事柄を意味する場合でも、同じでない言葉はふつう、わずかに違った意味を内包する。時折、私たちは言葉を用いて物事の違いをはっきりさせようとすることがある。たとえば、今日では「学習障碍者」(learning disabilities)とされる人々が、かつては法律で「白痴」(idiots)や「低能者」(imbeciles)とされていた。これらの言葉は人の心を深く傷つけるものとされたので、1959年に制定された精神保健法から「知的障碍者」(mentally handicapped)という用語が用いられたが、それは私がソーシャルワーカーとなった頃のことである。やがてこの言葉が人を傷つけるものとなり、人々は1980年代により控えめな言葉として「学習障碍者」を用いるようになった。この用語は、言葉を変えることにより人の態度を変えることが可能であることを明らかにした。この結果、「障碍」(disability)という言葉に潜む曖昧な意味を強調するとともに、「学習」(learning)という言葉を広く用いることによって態度変化が実現したのである。問題は、新しい名称が付けられ、その名称によって人を傷つける要素が隠されていることが分かっ

表1.1 ソーシャルワークと関連サービスに関する術語

用　語	意　味
対人ソーシャルサービス (Personal social services)	英国の用語で、シーボーム・レポート（1968年）に用いられた。地方自治体によるソーシャルワーク、対人福祉サービスを意味し、ソーシャルサービス（social services）とは区別される。日常用語として、通常は「ソーシャルサービス」と省略される。
社会支援 (Social assistance)	欧州、特にドイツで使用される。福祉及びソーシャルケアにおける問題解決の見地を意味し、教育及び個人発達の見地と区別される。
ソーシャルケア1 (social care 1)	居住施設、デイケア、その他グループ・ケアの施設におけるソーシャルワーク実践を指す。（例、ソーシャルケア・アソシエーション）
ソーシャルケア2 (social care 2)	ケアに焦点をおく実践とその研修で、グループ・ケアの場でしばしば行われる。個人発達や自己理解を促すための治療的ソーシャルワークとは異なる。
ソーシャルケア3 (social care 3)	英国の術語で、特に「ヘルス・ケア」と類似するが、社会福祉分野におけるソーシャルワークを含むサービスを意味する。いくつかのサービス領域に焦点を当てることによって、効果的なサービス提供がソーシャルワークの重要な側面であり、ソーシャルワークがソーシャルケアの一部であることを強調する。
社会教育 (Social pedagogy)	欧州の術語、特にドイツ哲学によるもので、主に集団状況下や若者に対するソーシャルワークを述べる際に用いられる。個人的かつ社会的充足を図るため教育的、芸術的、創造的、文化的アプローチが適用される。
社会保障 (Social security)	所得及びその他の金銭的支援を行い、人々を極貧状態に陥らせないことを保障するサービス。
ソーシャルサービス (Social services)	社会政策研究、政治論議に用いられる広義の術語。社会の連帯と安定を高めるために企図されるサービスで、ふつう教育、保健、住居、対人ソーシャルサービス、社会保障を含む。この用語は、地方自治体による対人ソーシャルサービスとして日常的に用いられる「ソーシャルサービス」と混同しやすい。
社会福祉 (Social welfare)	通常、国家による諸サービスを指し、個人間、家族、社会およびコミュニティにおける諸関係の福利の促進を企図し、それにより社会の連帯と相互性を高める。

ソーシャルワーク (Social work)	対人関係に社会学および心理学を援用するサービスと実践。対象は貧困階層の人たちや、社会関係において実践と情緒面で困難に直面している人たちである。ソーシャルワークは三つの目標の調和を図る。その目標とは、社会秩序維持と社会福祉サービスの効果的な供給、個人的充足と生活全面に活力が得られるよう人々を支援すること、社会の変化を支援すること、などである。
ウエルフェア1 (Welfare 1)	人々、家族、仲間の最良の富、健康、幸福。
ウエルフェア2 (Welfare 2)	通常、国によって供給される諸サービスで、福祉、特に身体的ないし物質的な福利を促進するよう企図されたもの。
ウエルフェア3 (Welfare 3)	福祉給付を行う福祉サービス。
福祉給付・福祉の権利 (Welfare benefits/ rights)	福祉給付は実際的な扶助であり、本来は金銭的扶助で、幸福を損なう出来事に遭遇した個人や家族を支援する法律に則り、ふつう国家により支給される。福祉の権利は、個人または家族が、法律や諸規則によってその権利を認められるところに存する。

た時、言葉のさまざまなニュアンスは消失し、新しい用語が再び人を傷つけるものとされるのである。事実これは「知的障碍者」の用語を用いる際に起こったことである。それゆえ曖昧さや不明瞭さは、ときには我々の世界にとって有用な一面であるともいえる。よく物事を明確にせよとか、曖昧さを取り去れと求められるが、もし人や物事を見るさまざまな見方があるとすれば、私たちの表現は対象をそのまま映し出すものでなければならない。

このように、何かを構築するために言葉を用いること、また人々の振る舞いや態度を変えるために言葉を変えるということが、一連の社会構築主義の特質なのである。その論旨は、もし我々が概念を人々の合意により構築されたものとして理解できれば、概念を変化させるために合意を発展させることは可能である、というものである。

経路とネットワークとしてのソーシャルワーク

次に述べる事柄については、ツァング（N. M. Tsang）に負っている。す

第1章 序論 ソーシャルワークの言説 23

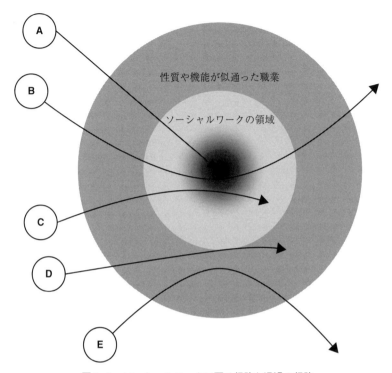

図1.1 ソーシャルワークに至る経路と通過の経路

なわち、私たちはソーシャルワーク（他の職業でも）をひとつの場所と考え、その場所に集まる複数の経路が、考えの連合を形成するというものである。人々はその場でより親密に交流し、仕事をするうえで一体であることを理解する。彼らはソーシャルワークに組み入れられ、構成員とされる。ワーカーたちは各々その地点に集合し、そのうち何人かはその場に留まり、ある者は他の行き先を目指して分散していく。彼らはやがてより専門的になり、さまざまな領域に展開し、自ら抱くソーシャルワークの考え方を修正したり、あるいは完全にソーシャルワークを拒絶してしまうこともある。

　ツァングの描いたダイアグラムに、職業としてのソーシャルワークをあてはめてみた（図1.1参照）。ダイアグラムの円内の薄色部分は、従来のソーシャルワークの領域を示し、中央の濃い斑点は、多くの人がソーシャルワー

クであるとはっきりと認識する領域を示している。その領域内の人たちはソーシャルワーカーと定義づけられてよい。その領域の外側の人たちは、定義づけるにはややはっきりしない職種の人々である。その外側からこの領域に入ろうとする距離が遠いほど、その人たちをソーシャルワーカーと呼ぶかどうか難しくなる。この円は、多くの人たちが何をソーシャルワーカーと見なすかについて、その輪郭に区切りを入れるもので、円の外側については、たいていの人はさらに疑わしいと感じることだろう。

　Aの矢印が示す進路をたどる人は、ほぼソーシャルワークの中央に進み、その地点に留まる。たとえば、地方の役所の成人向けソーシャルサービス課で、地域ケア・サービスを供給することを考えてみればよい。Bはソーシャルワークを通過して、ソーシャルワークに関連する職業、おそらくは臨床心理士などで終わる。Cの途を行く人は、外部の関連する職業からソーシャルワークを通り、また関連ある仕事を通ってソーシャルワークの中央に向かい、そして再びそこを離れて何か他のところに向かい、依然としてソーシャルワークには留まるものの周辺よりにあり、青少年センターのカウンセラーなどが考えられる。Dは若者相手の仕事に就き、若者の犯罪者に関わる仕事をする間にソーシャルワークに近づくが、そのまま若者相手の仕事に留まり、やがてソーシャルワークにあまり関わりをもたなくなる。Eは恐らく教師であり、しばらくは学校カウンセリングに従事することとなり、児童および家族のソーシャルワーカーと共に多くの仕事を手がけるが、今度は部局の長に昇格して畑違いの職務を担当することとなり、またソーシャルワークから離れて行ってしまう。

　ソーシャルワークはそれ自体で細分化しており、はなはだ複雑な様相を呈している。そのうちの幾つかは完全にソーシャルワークに属する。たとえばソーシャルワーカーとして採用された人たちであり、他には多職種専門分野のいずれかを担当する人たちである。英国の法廷で働くソーシャルワーカーの例で言えば、彼らは重度の精神疾患により重大な法律違反を犯した人たちを対象に、監視体制の厳重な病院や収容施設で働く。米国においては、この法廷ソーシャルワークは、法廷に詰めるソーシャルワーカーのことをいう。

英国において、このような分野の多職種チームには、精神科医、精神科看護師、臨床心理士、そして時には他の職種も含まれ、さらには管理者、事務関係職員、患者に食事や生活面でのサービスを提供する者が含まれる。法廷に詰めるソーシャルワーカーたちは自らの仕事を、ある面ではソーシャルワークと見ており、他の面では法廷で精神保健業務に携わっていると見ている。同様にホスピスに勤めるソーシャルワーカーたちは、看護師、医師、スピリチュアル・ケアワーカーたちと並んで、専門的な緩和ケアを行う多職種の一端を担っている。

　図1.2は先の図1.1の矢印の動きを消し、新たに2人を加えたものである。その図で、ソーシャルワーカーたちの進む途を分析できるだろう。チームで全員がその作業を行ってみればよい。7人のワーカーたちのために、7つの空白のリストが用意されている。各ワーカーの出発点は、初めて自らをソーシャルワーカーだと思った時点が適当かも知れない。私が大学の廊下を思い描いてそうしたように、恐らく読者もそのことを確認することだろう。さらに昔を振り返れば、ソーシャルワーカーになるよう諸君を前に進めて成長させてくれた、ささやかな経験に思い至ることだろう。今になって思い出すが、大学の廊下のことよりもずっと前に、十代の若者としてユースリーダーの助手を勤めた経験がソーシャルワークに興味を起こさせ、そのきっかけを与えてくれた初期の兆しであったのだ。さて図に戻って、ソーシャルワークへの道筋となる人生における主な時点を書き入れてもらうことにしよう。その主な時点には、個々の経験、あるいは仕事、組織団体、または交流をもつようになった人々のことが含まれる。各々が自分のリストを作成し終えると、この作業で最も大切なポイントとなるのは、他のメンバーたちと一緒に、各自がどのように図上に線を描くかを話し合うことである。若いころの仕事の経験はソーシャルワークの領域に入るだろうか、それとも境界線上だろうか。あるいは囲いや円の外だろうか。人が人生で得た経験や歩んできた道程について他者と語り合うことは、個々の人生の道筋を横断し、相互に影響を与える。このような話し合いを進めてゆくと、どこに境界があるのかという議論に向かうこととなる。そのとき読者は、ソーシャルワークの特質についての

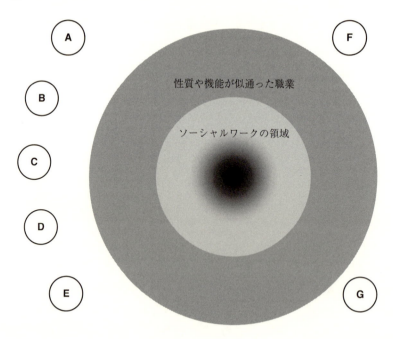

人（個人）	A	B	C	D	E	F	G
ソーシャルワークと関係のある初の体験							
ソーシャルワークへの転職決定							
資格取得前の体験							
資格取得をめざすトレーニング							
資格取得後の最初の体験							
その後の体験と意思決定の時点							

図1.2　経路分析のフォーマット

ディスコース（discourse 言説）に踏み込もうとしているのである。

言説（ディスコース）

　言説の方法は、定義や経てきた道をたどる発展的理解に役立つ。言説論の示すところでは、ソーシャルワークは単一のものではなく、むしろ多くの社会的行為や議論の総体であり、それは人々が互いに切磋琢磨し、時には同調ないし対立し、またそれぞれの活動や考える事柄について考えを分かち合ったり論争したりすることから形成されている。互いに相手と切磋琢磨するその言説、そのこと自体が言説の本質なのである。それゆえ「ソーシャルワーク」の言説は、関わる人たちの種々の行動、理解、思考、議論で成り立ち、関わる人たちから無縁ではない。ひとつのケースをどのように扱うかの議論をする際の考えや行為が、ソーシャルワークそれ自体を構築しているのである。さらにワーカーはチームで仕事をしているところから、各人がたどってきた経路や互いに分かちあった経験が、彼らの思考や行動に影響を与えることとなる。

　仮にソーシャルワークに対する異論や曖昧であるとの指摘を受け入れるとすれば、その点を理解するための最善の方法は、さまざまな意見を土台にして、異論のあるところに目を向けることである。そうすれば異議を唱える人たちの「言説」がどんなものかが解るだろう。ワーカーは仕事の中でよくそのようにしている。たとえば、ある家庭の子どもたちが、うちではだれが最も両親を助けているかと言い合っているとすれば、ワーカーはそのことよりも、なぜこんなに子どもたちが親に認められたいと張り合うのかという点に目を向けるだろう。ソーシャルワークについての言説を検討することは、同じような試みである。多くの論者たちは、たとえば二つの形に分けられるソーシャルワーク、すなわち社会の改革か個々人の問題解決かのいずれか一方に与して議論を展開している。その二つがソーシャルワークで最も重要な役割を競っているとしながら、そのいずれか一方にのみ焦点を当てて実践を推し進めようとするのである。

我々はここで、ソーシャルワークの言説を明らかにするために、その議論の本質は何かといった議論のレベルを超えた「メタレベル」へと、我々自身を引き上げることになる。この場合、人々は実際に、社会か対人関係かというソーシャルワークの主張のいずれか一方を強調しようとする。けれども、いつまで議論していてもその解決をみないという事実は、それは歌にもある通り「一方無くして、他方も無し」ということを示唆しているのである。このような論争を乗り越えようとすると、一段高い「メタレベル」とは「これか、あれか」といった単純なものではなく、「これも、あれも」といった複雑なものであることが分かってくる。論争が起こるのは、甲乙いずれかを強引に決めようとしたり、実践のなかで二つの基本的な事柄をまとめることが困難な場合である。これこそソーシャルワークが主張するところの真実なのだ。このように言説を得るには骨が折れるが、私たちはいつも正しい方法を求めて論争しているのである。

　ホワース（Howarth,2000）は言説の考え方について、三つの主要な歴史的要素を明らかにしている。

1. 言語学の一部、特に社会言語学として「よく使われる言葉」、「文脈中の話し言葉」を調査するという考え方。
2. 現象学的社会学者、エスノメソドロジスト、ポスト構造主義者たち、なかでもミッシェル・フーコー（Foucault,1972）による、より広範な社会的実践を調査することへの言説の拡充。少なくともフーコーによる最近の作品には、社会制度の形成と同様に、社会的実践によりどのように言説が形成されるかという内容が含まれている。
3. フェアクラフ（Fairclough,1992）の「批判的ディスコース分析」のような調査に含まれる、より広範な社会関係における非言説的実践への拡充。

　最初のアプローチでは言語行為に焦点を置き、そこに対象をはっきり限定している。たとえば会話では、人はたいてい代わる代わる話をするが、この会話を交互にすることには複雑な社会的ルールが存在する。人はそのルール

を、社会の中で大人になる要件として学習する。時に私たちが少数民族グループの人々に出会ったり、他国で人に出会うと、その人たちが自分とは少し異なったルールで行動するので、自分自身が混乱して身動きがとれなくなったり、相手の行為を失礼だと思い込んでしまうことがある。ワーカーは、こうしたルールを学び、会話に応用して、自分たちのクライエントに影響を与えようとする。修辞学では、裁判所の記録や評定において、人を説得するためにどのような言語を駆使しうるかを吟味する。ソーシャルワークに関する考え方に話を戻せば、諸問題、個々人、ニーズについて語る人たちは往々にして、競争を当然とする考えをもつ傾向が見られ、他方、不平等、圧政、分断について話す人たちは、ラディカルな変革に目を向けようとする。

　フーコーのアプローチやそれに類するものでは、テキストやトークがことさら強調されるが、それらを越えて、特に権力に関わる言説によって創成された社会関係が吟味される。どのような社会的状況下でも、人々が他者にどのように振る舞うかを調べれば、誰が権力を持ち、また誰が従属的であるかがわかる。さらにソーシャルワーク機関や刑務所のような社会制度下の人の行動パターンを調べることで、社会的権力の型を知ることができる。これらのパターンとその諸制度は、人々の社会的な期待を高め、社会の支配的な思想にうまく人々を適合させるようコントロールする。こうしてたとえば、家族関係の問題に対処する人たちへの支援において、人々が家族と互いにどのように関わるべきかについて、ソーシャルワークは支配的な考え方をさらに強化しようとする。また、家族の困り事の解決にソーシャルワークや他の専門職による支援が求められている事実は、社会関係において家族がどれほど大切であるかを強く示唆している。このようにソーシャルワーカーや他の関連する専門職が行っているところを知れば、社会におけるこうした影響力のある思想（家族についての言説）が何であるかが分かるだろう。それゆえ、ソーシャルワークに関する事例を追ってゆくと、問題解決型の見解が、現存する社会秩序の維持のために家族の活用を促していることがわかる。これに対してラディカルな変革思考は、家族は家族の成員である子どもや女性に対してしばしば暴力による虐待を行っている、と指摘している。

批判的言説分析ではこうした考え方をさらに押し広げ、それらを駆使してあらゆる種類の活動の持つ社会的インパクトを捉えようとしており、これにはソーシャルワーク実践も含まれている。フェアクラフ（Fairclough, 1992:91）は次の点を強調している：

「……さまざまな実践行為が……権力関係の維持ないし再構築に貢献する意味を内包している。権力関係は基本的に、いかなるタイプの広範な実践行為からも影響を受けるだろうし、科学的、理論的タイプも例外ではない。」

フェアクラフ言うところの「広範な実践行為」とは、ソーシャルワークのような活動を意味し、そのような実践が言説を創りあげ、言説として表に出る。こうした言説は時には明白で、時には隠れて見えない、相互に関わり合う人と人との力関係である。人と人との関係は常に、社会がどうあるべきかについての特定のイデオロギーを表明している。「意義づけ」（signification）を行うのは言葉や行為であり、それらを通して重要なイデオロギーを表現する。たとえば、家族の大切さや伝統的家族構造を支えるようなソーシャルワークを表明するかと思えば、他方で、ゲイやレズビアンのカップル、あるいは一人親の家庭を含む家族を受け入れたりもする。

これらの言説分析は互いに関連している。その理由は、テキストや行為における言語の使われ方を組織的に調べようとして書かれたテキストや行為の言語を見てゆくと、権力関係とその背後にある考え方が明らかになってくるからである。本書ではソーシャルワークに関して書かれたテキストを素材として取り上げ、日常的な言辞の背後にあるソーシャルワークの考え方を明らかにしたい。私が用いるのは職業上の文書、テキスト、記事、インターネットによる検索、それに政府官公庁の文書である。また個々の実践や組織活動の事例を検討しながら、ソーシャルワークの実践を考察したい。

ソーシャルワークに関する三通りの言説

　本書で論じているのは、ソーシャルワークには三通りの言説があるということである。すなわち、あらゆる実践や実践の考え方、またすべてのソーシャルワークの機関組織ならびに福祉政策は、互いに対立するソーシャルワークに関する三つの見解を摺り合わせることなのである。そこで私が行うのは、冒頭に述べたソーシャルワークに関する主張をめぐる言説を論争させることであるが、もともとこれら三つの言説は、それぞれソーシャルワークについての主張の仕方が異なっている。図表1.3では、その三つの立場が三角形の三つの隅に示されており、三角形はそれら三つの立場相互の言説を、またあらゆるソーシャルワークをカバーする論争の場を表している。私は本書の初版で、はじめてこの三つの見解について述べたが、その際それらに複雑な名前を用いた。しかし近ごろでは平易な用語を使うようになってきたので、今回の版ではより平易な用語を用いることとし、あくまで参考のためにのみ複雑な名称を図表に載せておいた。ソーシャルワークに関するこれら三つの見解の重要な相違点は、どのように福祉サービスが供給されねばならないかについての種々の政治的見解と結びついている。

　治療志向の考え方：この立場では、ソーシャルワークを次のように見る。すなわち、社会の中の個人、集団、コミュニティに対して、その成長と自己充足を促進し助けることにより、可能な限り最も幸せな状況（well-being）を追求することである、と。ワーカーとクライエントとの絶えざる循環的な相互作用が、クライエントの考え方を修正し、またワーカーはクライエントに影響を及ぼす。同様にクライエントは、彼らがそれを経験したようにワーカーの世界理解に影響を与える。このような相互的な影響のプロセスは、再帰性（reflexiveness）と呼ばれる。（再帰性＝行為の対象が、行為する者自身を意味する―訳者注）。再帰的であるということは、ワーカーが実践において理解し入手した社会的関心事にソーシャルワークが対応して、その問題

についての知識や、社会がその問題にどう取り組めばよいかという情報を社会にフィードバックする、という意味においてである。ワーカーとの相互交流の過程を通じて、クライエントは自身の感情や生き方にまで活力を得るのである。そのような個人的な力によって、クライエントは苦しみや不利な状況を克服し乗り越えることができるので、クライエントはこうした治療的な力をもたらしてくれるソーシャルワークを体験するのである。私はこの種のソーシャルワークを、初めて「再帰的治療」(reflexive-therapeutic) と呼んだ。この考え方はソーシャルワークにおいては社会民主的政治哲学と表現されるが、これは個人的・社会的な向上のために、経済的・社会的発展は手を携えて歩むべきだというものである。

この見方は、ソーシャルワークの本来のあり方に関する数多い考えの基礎となるものだが、次の二つの見解は治療的立場について修正を行い、また異議を唱えている。

変革志向の考え方：この考えに立つ人々、たとえば、ピーズやフック (Pease and Fook,1999) の主張することは、私たちは極貧状態の人々や最も抑圧されている人たちのために社会を変革しなければならないということである。ソーシャルワークの目指すところは社会において協力と相互扶助を発展させることであり、それによって最も抑圧されている者や不利益を被っている人たちは、自らの生活状況を乗り越える力を得ることができるのである。ソーシャルワークが学習や協力のプロセスに人々が参加するよう励ますことでこうしたことが促進され、そのことですべてが自分たちのものになり、またそれに参加できる制度が創設されるのである。またエリート層は、自らの利益のために社会における力と資産を蓄えて保持し続けようとするが、それにより社会に抑圧や不利益を生じさせる。これに対して、ソーシャルワークはより平等な社会関係を築き、それに取って代わらせようと図るのである。変革志向の立場は、不利な状態にある人たちや抑圧されている人たちが社会を変革しない限り、個人的にも社会的にも決して力を得られないことを暗に

示している。ソーシャルワークの価値に関する声明は、ソーシャルワーカー倫理綱領にあるように、社会的正義をすべてのソーシャルワークの重要な価値として提示し、その目的を表明している。この変革志向の立場は社会主義者の政治哲学の表明であり、計画経済と社会的供給が平等と社会正義を促進するとしている。私はその立場を初めて「社会主義者―集団主義者」(socialist – collectivist) と呼んでいる。

　秩序志向の考え方：この立場では、ソーシャルワークを社会における個々人への福祉サービスとみる。ソーシャルワークは人々のニーズを充足し、自らもその一部であるサービスを向上させ、ソーシャルワークやさまざまなサービスをより一層効果的なものとする。ドミネリ (Dominelli,2002) はこれらを、デイヴィーズ (Davies,1994) の用いた言葉を承けてメインテナンス・アプローチと呼んでいる。私はこの立場をもともと「個人主義者―改良主義者」(individualist – reformist) と呼んできた。この立場では、ソーシャルワークは社会秩序や社会の制度的枠組みを維持し、人々が困難を味わうどのような時にも人々を支え、人々に再び生活の安定回復をもたらそうとする。この立場は、自由で合理的な政治・経済哲学を表しており、法秩序の支援を受けた経済市場における個人の自由が、社会統合の最上の方法とされる。

　それぞれの見解はどのような社会かに関係なく、福祉を提供するソーシャルワークの活動や目的について述べており、それゆえ、それらはソーシャルワークの見解にある通りそれぞれ異なった実践内容となる。治療志向のソーシャルワークは、「人々の自己実現を支援すれば、社会はより良いものとなるだろう」と言う。秩序志向のソーシャルワークは、「救援やさまざまなサービス提供により、社会の中で人々が抱える問題を解決すれば、人々はあらゆる社会の期待にもっとよく適応するようになるだろう。さらに問題の発生を防ぐために社会変化を進めれば、全面的な社会的向上がもたらされるだろう」と言う。変革志向のソーシャルワークは、「社会関係がいかに人々の直面する諸問題の原因となっているかをよく認識し、その答えを出し、そして

社会変革を行えば問題は生じないであろう」と言う。

　それぞれの見解は互いに他の立場を批判し、あるいは互いに他の立場に修正を迫っている。たとえば治療志向の立場のように、個人や社会の自己実現を求めることは、変革志向の立場では不可能な話である。その理由は、有効な社会変革がないかぎり、エリート層の利益が下層の人々にもたらされる可能性は妨げられるからである。変革志向の立場から言えば、治療志向と秩序志向の立場のように、単に社会秩序を受け容れるだけでは、エリート層の利益を支持し増大させるだけである。それゆえ変革志向の立場からみれば、その他二つの立場は、ソーシャルワークの恩恵を第一に受けるべき下層の人々の機会を妨げる活動を含むのである。別の例をあげれば、秩序志向の立場から言えば、社会を変化させて人々をより平等にするとか、個人やコミュニティの発展により個人や社会に充足感をもたらすというのは、ありふれた日常の実践からは非現実的であり、競争市場にある普通の組織にはそぐわない。このような意見が吐かれるのは、ソーシャルワーク活動の実践目標がほとんど小規模な個人の変化に言及するものであり、主流となる社会や人の変化に結びつくことはあり得ないからである。またソーシャルワーク活動に資金を投じ、またそれに賛同している投資家たちは、主に個人と社会がうまく調和することを望んでおり、より大きな変化を求めてはいない。秩序志向の立場がなぜこのような考え方を好むかの理由がそこにある。

　これらは互いに異なった見解ではあるが、似かよった点もある。たとえば、治療志向と変革志向の双方の立場では、ともにそれぞれの中心に変化と発展を置いている。さらに治療志向と秩序志向では、社会変化よりもむしろ個人の変化を中心に置いている。それゆえ総じて言えば、ソーシャルワークのほとんどの概念には、これら互いの見解の要素が含まれている。また、他の志向的立場に含まれる要素を妥当と認める場合もある。たとえば変革志向の立場からは、現在の社会秩序を無批判に受け入れることを批判するが、この現在の社会をほとんど当然のこととしているのが、秩序志向と治療志向の立場である。それにもかかわらず、この変革志向のソーシャルワークの立場に立つ多くの人たちは、現在の社会システムに対して自らの能力を発揮しようと

第1章 序論 ソーシャルワークの言説 35

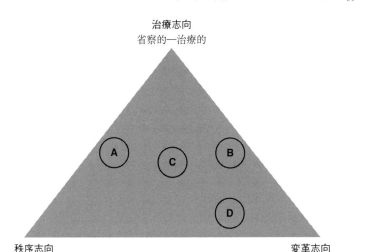

図1.3 ソーシャルワークの三つの見方

努力している人々を支援しているのである。この人たちは往々にして、この支援活動を変革社会への踏み石と見なし、一連の小さな変化を土台により大きな変化を目指している。

このようにソーシャルワークの実践においては、さまざまな立場が共に結びつき、また互いに競合しあっている。図1.3を見ながら説明をすると、仮に個人あるいは団体がAに位置する（この地点は特に駆け出しのソーシャルワークにはなじみの地点である）と、目指すところは、ケアマネージャー（管理医療プログラムの）としての治療的な援助関係、あるいは児童保護といったサービスの提供であるかもしれない。そこでは世界を変えようとするにはほとんど何もできないし、役所かサービス機関の一員として、眼前の福祉サービスのやり方をそのまま受け入れるほかはない。しかしながら個人の仕事としては、当人の実践が来たるべき変化をもたらす目標によって、よい方向に導かれるかも知れない。一例をあげれば、仮に男女間の関係は今よりもっと平等であるべきだと考えるなら、家族を対象に手がける仕事には、たぶん当事者の平等観が反映する。Bの位置は、家庭内暴力に悩む女性たちの

避難所で仕事をするワーカーであるかもしれない。その仕事の多くは治療的な支援である。だがワーカーたちの所属機関の基本的なねらいは、女性に対する社会の見方を変えることであり、ワーカーたちも支援業務の一環として、何らかの啓蒙活動をするであろう。Cの位置は、等しく均衡のとれた位置である。すなわち幾らかの変革、幾らかのサービス供給、幾らかの治療上の支援、ということである。私の現在の立場はそのようなものである。つまり、コミュニティの発展を推し進め、コミュニティをより明るい雰囲気の空間とし、死にゆく人、肉親を亡くした人たちには相応しい対応を示す。私はまた、個々の人たちにもサービス提供を行っている。そしてサービス事業者間の連絡にも責任を負っているので、サービス・システムは大変効率よくなっている。Dの位置は主に変革志向的であるが、部分的には現状維持的である。そのことは、ソーシャル・サービスにおいて社会変革を追求することが必ずしも完全に革命的というのではなく、サービス・システムをより効果的にしようとすることなのである。たとえば、多くのコミュニティ・ワーカーは、人々の積極的な協力と分かちあいを得ることにより、住民生活の基本部分にかなりの変革を実現しようとしている。けれどもワーカーたちができるのは、地元住民を支援して地域を犯罪から守るようにすること、福祉的な権利擁護の権限を与えること、学校の休日に自主的な遊び仲間のグループをまとめることである。

　図1.4の作業をやってみて、ソーシャルワークにおける自分の位置を測ってみよう。

　初めに図上の三つの尺度に記入するとして、まず各段の横並びの数字を丸で囲む。この際「0」の意味は、ソーシャルワークの仕事が二つの考え方の間で均衡を保っていること、そして数字の「3」は、二つのうちのいずれかにかなり明確に傾いていることを示す。そして尺度に記入を完了すると、言説の三角形各辺の上に、尺度で記入した数値の位置を印す。すなわち、0は各辺の中央に、1または2は、幾分それぞれの角よりに近づける。3は角の位置となる。次に印を付けた三つの点を線で結ぶ。<u>しばしばそこに出来上がる三角形はおそらく平べったいものとなる。ここで、ソーシャルワークの言</u>

本書ですでに三つの志向的立場として説明しているような、ソーシャルワークについての対をなすそれぞれの見解のバランスを、自分の実践において考えてみよう。もしもその一対のバランスが均等であれば0を丸で囲む。もしあなたの実践が左側の見解に強く片寄れば3を丸で囲む。片寄りが弱ければ1か2を丸で囲む。それぞれの対の一つの番号だけ丸で囲むことができる。

治療志向　3　2　1　0　1　2　3　秩序志向
治療志向　3　2　1　0　1　2　3　変革志向
秩序志向　3　2　1　0　1　2　3　変革志向

これを終えたら、次にその得点を三角形に移す。この三角形の左辺（秩序志向から治療志向へ）の最初の尺度から始める。もし0を丸で囲んだらその辺の中点をマークする。各頂点は3を表す。つまり「治療志向」が頂点で、「治療志向」は離れた左の頂点となる。もし2を丸で囲んだら、頂点から中点に向かって3番目にマークする。もし1を丸で囲んだら中点から3分の2にマークする。そして、他の二つの尺度を繰り返す。つまり、右辺の尺度2と底辺の尺度3である。それらのマークを結ぶと三角形ができて、それが自分についての自分が考える領域を示している。

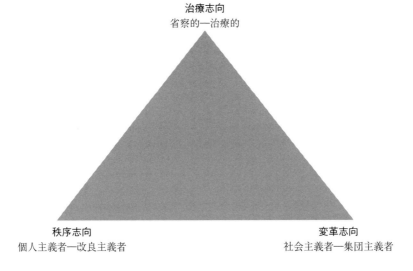

あなたは自分の実践に関して、どうすればうまく仕事ができるかを分かるスーパーバイザーとか仕事仲間を得られることで、この課題を繰り返すことができる。あなたはまた、三つの立場の結びつきが自分の理想となるようなことを上手くできるのである。これらをあなたの現在の分析と比較することで、自分の実践をどのように変えたいかが分かるのである。

図1.4　ソーシャルワーク尺度の見方

説の三角形で仕事として位置づけられるのは、三角形のうちでもっとも幅の広い部分なのである。直線ができ上がった場合には、記入者の仕事の位置は、その線の上で、最高点から3分の1離れた地点である。図1.5 a-c は、私が数人のソーシャルワーカーを対象に行ってみた記入例から抽出したものである。

　図1.4をコピーして知人や上司に、自分の仕事領域でやっていることを彼らの眼で評定してもらってはどうだろうか。さらに、たとえば将来自分が就いてみたいポジションについて、この評価で確かめてみることも考えられる。このような評価をやってみると、自分のために築いてきたソーシャルワークの本質にまつわる言説について、自らに再考を促すことになる。さらにこの評定は、さまざまな機関やそれらが展開する諸政策、あるいは各国の福祉政策や、国内のソーシャルワークにおける目標の優先順位などに適用できる。

　自分の役割の言説に対するこの評定作業は、従事する仕事の目標や仕事による寄与の範囲を明らかにしてくれる。図1.5では幾つかの例が示されるが、その例はここで検討しているソーシャルワークのさまざまな分野の人たちから集めたものである。図1.5aの例では、緩和ケアのソーシャルワーカーは、自分の仕事は主に患者を治療することだとみて仕事に就いたであろう。実際に治療志向の三角形の角から、直線が反対側の秩序志向側と変革志向側の中間点に達している。ところで、このタイプのワーカーはたいてい患者とその家族にサービス提供を行い、場合によっては、患者たちに病気を苦にして自殺を図らないよう説得することもある。サービスの供給やとりまとめは、明らかに社会秩序維持の実践活動なのだ。つまり、ソーシャルサービスの供給は社会の骨格を維持するものだからである。では、患者とその家族との関係に関わる治療行為はどの程度までサービス行為とされるのだろうか。ある人は、家族関係において育まれた可能性を充足させ、あるいは肉親との死別による困難を軽減することで人々を支援して、少しでも幸福をもたらすことをより重く見るであろうし、それに対してある人は、家族との関わりはケアサービス・パッケージのなかの一つとみなすだろう。もっともそのパッケージ

には、たとえばホームヘルプや身体的ニーズが含まれてはいるが。人々に自殺を図らないよう説得するのは治療の過程であるだろうし、迫り来る死に人が向き合えるようにしたり、何らかの社会的目的を果たすために余生を振り向けられるようにするのも同じであろう。けれどもこうした実践は、自殺を拒否する社会的慣習の維持を図ることになるだろう。ソーシャルワーク実践としての緩和ケアも、人の死を重要視することや、抑止できる若者の死を避けるという倫理的な目的と関わっている。このように緩和ケアに従事するソーシャルワーカーは、ホスピス運動の使命ともいうべき、社会における死生観の転換をもたらす役割を担っている。

　ソーシャルワーカーの仕事領域はいつも同じであるわけではない。けれども、どのケース、あるいはどのソーシャルワーク実践にも、先に挙げた三つの志向の要素が含まれていて、その三つが互いに影響しあい、時には相互に葛藤しあう。ワーカーはそれぞれの状況を見守り、一つひとつの行動において重要とされるところに合わせて対応していこうとする。アジア系の若者に対するプロジェクト図1.5bに関わるソーシャルワーカーは、自分が主にムスリムの若者の側にいるとみなしているようだが、この若者たちは広い公営団地内で、周囲から無視され不利な状況にいると感じている。そのためワーカーとしては、大きく変えねばならない部分があると気づいたようだ。すなわち既存の他機関のやり方を変えることと、団地の白人たちにわだかまる社会的態度を変えることである。けれども、その若者たちに対するワーカーの仕事はおおむね治療的な内容であったようだ。それに従事したワーカーの話し合いで語られた内容は、若い女性たちのことで、彼女らのうちの何人かが両親の持ちかけた見合い結婚のやり方を受け入れたこと、またある男性も同じように、両親に見合い結婚を頼もうと決めたこと、そうした類のことであった。このようにワーカーは、若者やその家族の願望を社会規範に適応させ、また社会規範を新しい状況に適合させるよう働きかけることで、秩序維持に力を尽くしたといえる。ワーカーにとってこのような実践は、自己の政治的信条に合致しないのであるが、問題を抱える人々に関わるソーシャルワークとして、自分たちが日ごろ考えているさまざまな選択の余地を受け入れねば

ならなかった。それゆえ、仕事は多くのコミュニティ活動に比べて、より治療的か秩序維持の色合いを持つものであった。

　ソーシャルワークに対する三つの考え方を基点とする分析は、社会福祉の諸機関やシステムを見る場合にも有用である。図1.5cで示される青少年犯罪グループに対応するワーカーは、それらの若者に治療による支援を行ってきた。ワーカーは活動的で、特に年若い犯罪者に対する社会の圧力を知ったうえで、刑事司法制度を是正し、罰則本位のやりかたをとらないようにしたいと働きかけている。ワーカーが警察官や刑事司法関係者などと協働している、自由に実践できる範囲を限定された機関と、ワーカーが同じ人たちの同じ問題に働きかけられるかもしれない地域の青少年機関とを比較した。すなわち、図上の三角形は限定されている。ともあれ機関で仕事をすることは、ワーカーとして若者に接する機会が得られ、また青少年犯罪に対する司法制度のなかで彼らを支援できることでもある。そのようなことは、ボランティアの領域ではできないことなのだ。

　すべてこれらのワーカーは、本章の冒頭に掲げたソーシャルワークが主張する、社会変化と個人への支援を共にもたらすという幾つかの課題に真っ向から立ち向かっている。ワーカーは自分なりに実践を組み立て、ときには無意識のうちに先述の三つの志向的要素を組み入れている。ところでこれら三つの志向の分析は、ソーシャルワークの主張を果たそうとする努力に応えて、諸機関や特定のケース、特定のソーシャルワーク活動における、個々人のための社会的な構築の過程を示している。その分析は社会福祉システムについても応用ができる。いくつかの福祉システムでは治療的業務により重点がおかれ、改革は重視されない。時には政策が福祉システムに影響を与え、変革期を生み出すこともある。

　社会福祉の政治的目標、ソーシャルワークの見解、そしてソーシャルワーク実践は、このように複雑にリンクしており、絶えず相互作用しながらソーシャルワークについてそれぞれが言説を生成している。それぞれの見解を分析することは、我々が実践したり、我々を取り巻く諸機関ならびに福祉システムがその主張の問題をどう扱うかを分析したりする、そうした言説を吟味

第1章 序論 ソーシャルワークの言説 41

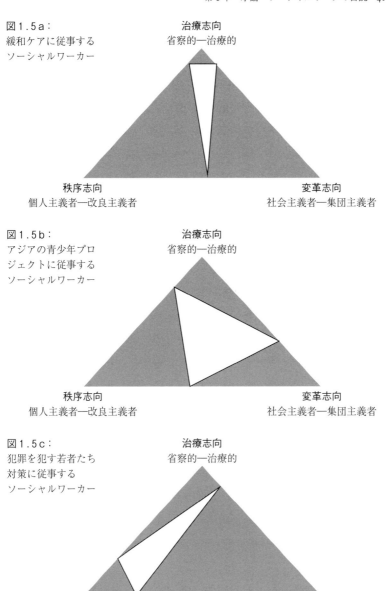

図1.5a：
緩和ケアに従事する
ソーシャルワーカー

図1.5b：
アジアの青少年プロ
ジェクトに従事する
ソーシャルワーカー

図1.5c：
犯罪を犯す若者たち
対策に従事する
ソーシャルワーカー

図1.5　立場の分析例

するひとつの方法である。

この本の構想

この本の企図するところは、ソーシャルワークについての今日の言説に含まれる要素を吟味することにある。冒頭で述べた、対人関係的な専門家の実践において社会と個人の向上を一つに結びつけるという主張は、ソーシャルワークの専門家の働きだけでその実現を図るのは難しい。第2章では、ソーシャルワークが自らのために創出しようとするアイデンティティを探求したい。このアイデンティティは公共政策や社会的認知によって築かれたが、ソーシャルワークや関連するソーシャルケアの概念についての政府や専門家の定義に基づいている。討議では三つの立場による見解が、今日のソーシャルワークの論争の中で、またその歴史を通して、どのようにその姿を絶えず見せているかを取り上げる。第3章、第4章では、ソーシャルワークの実践、価値、倫理的配慮がどのようにソーシャルワークの言説の諸要素を結びつけているかを取り上げ、また実際の対人活動における三つの志向的立場を説明しつつ、専門職としてのソーシャルワークのあるべき立場の難しさを取り上げてみる。第5章から第8章にかけては、ソーシャルワークがその周囲の圧力とどのように関わっているかを、以下の点から検討する。すなわちその点とは、ソーシャルワーク・マネージメントと機関、社会の権力と職権の行使、教育・研究を含む専門職としてのソーシャルワークの役割と特質、さらにソーシャルワークとグローバリゼーションやポストモダニズムに関する今日的課題との関わり等である。第9章では、ソーシャルワークとして構築されたさまざまな要素を一つにまとめ、さらにソーシャルワーカーが普段の実践において、現代社会とその渦中の運動や政策内容の下で、どのようにすればソーシャルワークの目指す社会と個人の向上にむけて歩むことができるかを検討する。

結論　ソーシャルワークの主張とその展望

　同じような専門職のうちでもソーシャルワークの主張が独自のものであるのは、対人的関係を通じて、社会変革と個人の向上の両面を専門職の役割の中に結びつけるという点にある。社会は絶えず流動しており、また個々の人間性は際限なく変化することから、ソーシャルワークを理解する妥当な方法としては、社会的に構築された内容を精査すること以外にはない。とはいえ、社会的かつ人間的な状況に対応した、絶えざる変化を前提とする徹底した相対的社会構築主義でさえも、ほとんどの人たちが経験している世界を反映してはいない。ソーシャルワークには多くの継続性があり、それらはソーシャルワークの本質について共有されている概念の言語で構築されていて、ソーシャルワークの治療志向、秩序志向、変革志向という三つの志向的立場の言説に含まれている。ソーシャルワーカーは、さまざまな思考が交差するソーシャルワークの中核的議論の道筋を通り抜け、時にはそこから離れてたどることによって、自分のソーシャルワークの実践を組み立てるのである。したがって、いかなる特定のソーシャルワーク行為、ケース、ソーシャルワークの役割、支援機関、社会福祉システムであれ、その要求にどう応えるかの三つの志向的立場の間で、絶えずバランスがとれるように省察している。とはいえ、三つの志向的立場は一貫してそこに存在しているのである。

第2章
ソーシャルワークのアイデンティティ

　インテーク＊と評価を担当する「I ＆ Aチーム」（Intake ＆ Assessment Team）では、ソーシャルワーク機関に送られてくる種々の問題を受理し、調査の上で解決にこぎ着けようとしている。手に負えない場合には、時間をかけてケースを処理する「長期チーム」（long-term teams）に送致する。この長期チームでは、広範囲に及ぶ作業を長期にわたって行うのである。ところでB地区のI ＆ Aチームは、幼児を扱う長期チームとの間で関係をこじらせてしまっていた。長期チームの不満は、インテーク・チームが、大事な幼児ケアの業務をお粗末なアセスメントで済まし、幼児の最大の利益を優先しなかったということであった。チーム間ではよくあるその種のトラブルであったが、インテーク・チームには、物事をさっさと処理するやり方を求める習慣がある。それに、一度やり始めた仕事は止めたくない。これに対して、長期チームはより広く、より深く問題点を探求する。そして仕事に着手するのが遅いことがしばしばである。そうなるとインテーク・チームはケースの受付を止めてしまい、待機者リストの人数を少なくして仕事を続けることになってしまう。こうして両者に距離ができると、長期に及ぶ仕事はすべて送致できない見通しとなり、場合によっては当座の処置が行われている間に消えてしまうことがある。
　そこで調査したところ、リスクをもつ子どもたちの扱いについて、双方のチームでは全く違った見方をしていることがわかった。I ＆ Aチームには、

親が抱える問題を処理するのを手助けして、親にふりかかるストレスを緩和するというポリシーがある。そのため、チームが子どもを親から引き離す行動に出る前に、虐待は酷く、明白なものとなってしまう。インテーク・チームのなかでは、長期チームのことを「幼児強奪者」というような言い方をしていた。長期チームのほうは、虐待が見つかればすぐに、自分たちのチームに事件を知らせるべきだと思っていたのである。このような場合には、子どもたちに特別な長期支援が必要だからだ。子どもたちの安全のためにも、調べの行われている間に、直ちに子どもを親元から引き離さなければならない。インテーク・チームが作業を止めようとしないことをめぐる全くつまらない議論により、詳細な分析に加えて、さらにソーシャルワークと幼児ケアの実践に対する姿勢の転換が求められることになってしまった。

　ほとんどの日々の実践は、ソーシャルワークの目的について考えるとか、定義することなどを必要としない。おおよその理解で軽く済ましている。けれども時によって、インテーク・チームと長期チームの議論のように、ふだん当たり前と見なされているアプローチが目標を見失い、互いに別のことを話していることに気づくのである。そのためソーシャルワークの立場から自分たちの活動の本質を振り返る必要を覚えるが、ふだん当然と見なしている事柄でも、その根底にあるものを見ることが大切である。ソーシャルワークでは先の例からも、「インテーク・ワーカー」、「児童ケア・チーム」、「長期チーム」のように明確に異なるグループが存在することは明らかである。

　こうした見分けがつくワーカーのグループは「アイデンティティ」を共有している。ソーシャルワーカーたちは医師、教師、看護師ではない。とすれば、我々はこれらのグループの差異をどのように理解すればよいだろうか。

　　＊訳注　インテーク：ケースワークの最初の段階で、ワーカーが申請者に初めて出会い、申請者の訴えを聴取して今後の進め方を判断する過程。

「アイデンティティ」とは何か

　アイデンティティはいろいろな要素を含んだ考え方である。私はアイデン

ティティに関する説明をジェンキンス（Jenkins, 1996）、クレイブ（Craib, 1998）、アーチャー（Archer, 2000）、アルコフとメンディータ（Alcoff & Mendieta, 2003）、ホッケーとジェイムズ（Hockey & James, 2003）から引き出してみた。アイデンティティという言葉は「アイデンティカル」（identical）と関連しており、それは「全く同一」（exactly the same）という意味である。それゆえ事物や人々が互いにアイデンティティを共有しているということは、大切なところがよく似ているか、同じだということである。またそれは「アイデンティファイ」（identify）という語とも関連している。その意味するところは、事物の内容が何であるかを見出し、他の事物との違いを見定めることである。心理学ではアイデンティファイを、自分を他者と似ていると思うこと、他者にならって自己を形成すること、さらには他者を評価すること、これらの過程として捉える。我々はよく、自分たちが他の人たちと同じであるのは何がそうさせているのか、と考える。それはたとえば、特定の家族やコミュニティの一員であるといったことである。とはいえ、同じだと感じる人々のうちにも、どうしても除かれる他者が含まれている。それゆえ、アイデンティティについては、自分と他者を分かつ点、たとえば、性別、民族性、国籍についても考える必要がある（Craib, 1998）。アイデンティティを共有することには、社会的な意味合いもある。あるイスラム教徒は、他のすべてのイスラム教徒と同じように振る舞うだろうか、キリスト教徒の振る舞い方とは違うだろうか。単純にいえば、その通りだと言えるだろう。イスラム教徒はモスクで礼拝し、キリスト教徒は教会で祈る。けれども、礼拝や祈りを全くしない者もいる。人間として私たちは皆、さまざまな性格を生きている。それゆえグループの人々を、ある特定のアイデンティティのもとに見ることは短絡的である。このことは社会的分断への懸念につながる。つまり、社会的な限定を作って人々を縛るようなグループやグループだとみなされるものを、人々はどのように形成するのかということである。その理由は、あるアイデンティティが別のアイデンティティの受け入れを排除するか、制限する恐れがあるからである。これは自分たちの見方からすれば正しいことであろうし、それは他者においても同じであるが、双方の見方は相容

れない。それゆえ、あるキリスト教徒が自分はイスラム教徒と共通点が多いと感じ、多くの人たちがそれに同意するとしても、あるイスラム教徒はそれには同意しないであろう。

　人のアイデンティティは他者との交流を通じて成長する。自分が他の人とは違うことが分かってくると、その違いが何であるかを見定め、またそれについて自ら心の中で語り、あるいは自らと対話するのである。このことに密接に関わっているのが、自主性という考え方、すなわちインパクトをもち、変化を生みだし、この世で自分の欲するものを獲得する能力である。

　ライフサイクルの諸段階において、アイデンティティと自主性がどのように形成されるかの例を示してみよう。赤ちゃんが生まれた時は、すべてが混乱した経験である。お腹がすくと当然のごとく不快を示して泣く。そしてミルクを与えられて不快感は和らぐ。このことから、赤ん坊は自分と自分以外を区別できるようになる。口にするものが自分の外からやって来るからである。これを繰り返すうちに、赤ん坊は自分の自主性を会得する。すなわち、泣き叫べば結果が得られるのであるが、その結果は自分の思いよりも良いときもあれば悪いときもある。食べ物を与えてくれるその人は、他の人たちとは違うのである。つまり愛情を注ぎ、何かを与えてくれる人は、自分に関心を向けない人たちとは違うのである。そうした身体的体験、反応や感情が、赤ん坊の周囲の世界で起こっている事柄についての曖昧な理解をもたらし、それによって特定の振る舞いや特徴が特定の経験に結びつくのである。もう一つの例は、若者の他者に関する経験である。若者が経験するのは、他の親たちのありさま、教師が選ぶさまざまな教え方、物事がうまくいかないときに友人や仲間が行う違うやり方、などである。若者は他者のこうした経験に対して自分自身でテストできるのだが、「いや、そのようにはなりたくない」とか、あるいは「もっと彼女のようであったら」などと言う。これは明白な内なる対話であり、この対話が他者を手本としたり、あるいは他者の嫌いな点を手本とするように促すのである。高齢者は自らのアイデンティティを、他人との関わりにおいて定義し直す。かつて自分を若い母親だと思っていた人もやがて祖母となり、自分の娘やその娘の子との関係が、人生の違った段

階における母として自分を再定義するのである。あなたが母親であれば、人生の終着に向けて娘はあなたを介護する立場となる。それはあなたがかつてその娘を育てたように、社会の期待にある部分で応えることでもあり、今や彼女があなたを介護する責任を担う。

　こうした個人のアイデンティティを創り上げる経験は社会的である。つまり、私たちは自分のアイデンティティや自主性の感覚を、他者との相互交流や、自分や他者との社会的役割交換を通じて得ており、その過程で社会的アイデンティティを育むこととなる。子どもは両親、兄弟、姉妹と血縁関係を持ち、自分を家族の構成員とみる。仮に親が離婚して再び結婚するとすれば、子どもは血のつながらない親、兄弟、姉妹が自分と同じ家族の構成員なのかどうかについて複雑な気持ちを抱くであろう。また、子どもは学校でのクラスや、学外での仲間、さらにはユースクラブのようなフォーマルな組織の一員でもある。私たちはだれしもこうした集団に組み込まれることを余儀なくされているが、これがすなわち個人のアイデンティティの何らかの特徴によって人々を集合させている社会制度なのだ。私たちは集団性を体現しているが、集団性はまた私たちを表現している。だから、先にも触れた「I＆Aチーム」と「長期ケア・チーム」の成員は、互いに専門的職業集団でありながら、児童との関わり方において相手と同じ方法を実践することを望まなかった。相手チームと互いに違った方法をとることが、それぞれの社会的アイデンティティの一部となり、人々の行動にも変化を与え、最終的には組織にもよくない結果をもたらした。

　アイデンティティに関するこうした考え方の背景には、次のような前提がある。すなわち、私たちには単一の連続した個性があること、そして私たちのアイデンティティは、自らの人間性と社会的相互交流を通じて築き上げた性格とを反映している。それゆえ、個性でその人を理解しようとする。とはいえ、人々との関わり合いもライフサイクルにそって移り変わってゆくために、自分がどのような集団に帰属したいのか、また自分はどのように振る舞いたいのかを、自分で積極的に決められるようになるのである。だから、個人のアイデンティティや社会のアイデンティティは、私たちの社会的経験、

個人の好み、さらには合理的な判断に左右されることが多い。

ところで、「ソーシャルワーク」のアイデンティティについて語ること、さらに「ソーシャルワーカー」としての我々の個人的なアイデンティティを語ることには、いったいどのような意味があるのだろうか。

今日のソーシャルワークのアイデンティティ

人々はソーシャルワークのアイデンティティをさまざまに理解しているようである。これが個人的経験である場合もあるだろう。ある時、私は公の晩餐会で一人の女性の隣に同席したことがある。会話を始めると、彼女が私の職業を尋ねたので、ソーシャルワーカーだと答えた。そうすると彼女はあからさまに当惑した様子で、顔を向こうに反らして口を閉じてしまった。食事も終わり、そろそろ席を立とうとしていたところ、彼女は詫びを言いつつ語ってくれた。以前に彼女が養子を迎えた折に、親としてソーシャルワーカーと関わり、その際に困惑した経験があったとのことだ。それ以後、ソーシャルワーカーの顔など見たくなくなったというのである。もちろん、ソーシャルワーカーについて良い経験をした人もいるだろうが、だれもがそのような個人的経験をしているわけではない。そうであれば、人はどのようにしてソーシャルワーカーを思い描くのだろうか。それはしばしば、新聞、テレビ、その他、人々が抱くイメージから波及する。そこでこの節では、公の情報源に見られる数多くのアイデンティティを見てみることにしたい。

ソーシャルワークについて何も知らない普通の人なら、ソーシャルワークをインターネットや辞書で調べるだろう。そこで見出す事柄が出発点となる。その一つは、教育を受けた人がどのようにソーシャルワークを理解するかであり、もう一つは、無知ないしは不確かである者が、ソーシャルワークについて知ろうとする際に影響を与える定義の内容である。人がそこで何を見出したかを調べようと、私は2005年5月15日、広く使われているインターネット・エンジン、Googleに、英国のコンピューターから「『ソーシャルワーク』を定義せよ」と入力した。「ソーシャルワーク」についてのウェブサイトの

表2.1　インターネット検索結果に見る「ソーシャルワーク」の定義

1	薬物乱用を含む精神的または情緒的不安定症状に対する特別な治療のこと。(www.century-health.com/glossary.asp)
2	ソーシャルワーカーあるいはソーシャルワークを学ぶ学生向けの書物に使われる用語。 仕事の内容は教育、精神医学、看護および障碍者に対するもの等。(lib.ucr.edu/depts./acquisitions/)
3	生活困窮者、高齢者への支援および児童の福利増進を企図したさまざまなサービス。(www.cogsci.princeton.edu/cgi-bin/webwn)
4	ソーシャルワーカーは専門職としての訓練を受け、慈善団体、社会サービス、社会福祉、生活保護機関、援護団体、あるいは宗教団体の奉仕活動の職に従事する。ソーシャルワーカーはまた、地域の保健機関とも協働することもある。経済発展国においては多数のソーシャルワーカーが政府に雇用されている。またソーシャルワーカーは精神心理療法士としてカウンセリングを行い、しばしば精神科医、心理士あるいはその他の医師と連携する。さらにソーシャルワーカーには社会政策に傾注する道を選ぶ者もいる。(en.wikipedia.org/wiki/Social work)

出典　（Google UK 2005）

　定義として、リスト上の最初のエントリーでは、表2.1に示すような4つの回答が示された。最初の定義は、北米におけるヘルスケア・サービス利用者に対して、さまざまなサービス内容の理解を容易にするための用語集の一部である。2番目は図書館で使用される用語集の一部で、ソーシャルワークに関心のある読者に対して、書物が役立つかどうかの選考に使われるものである。3番目はワード・ネットと呼ばれるインターネット上の辞書。4番目はインターネット上で相互にやりとりできる百科事典で、人々に記事の修正への参加を促すものである。人々が日常生活を送るなかで、にわかにソーシャルワーカーとは何かを知る必要が生じた際には、これらすべてが、人々が見出すであろう例となる。
　辞書は用語の簡潔な定義を提示するが、百科事典は用語の使用についてより詳しく情報を提示する。世界中の多くの辞書では、ソーシャルワークを定義するにも少しずつ差異が見られる。オックスフォード英語辞典は書き手の

表2.2 オックスフォード英語辞典における「ソーシャルワーク」の定義

> ソーシャルワーク……助けを要する人々に対する支援の仕事であり、とりわけ専門性をもつ職業的ないし自発的に取り組まれるサービスで、地域社会の福祉、および主として貧困、精神的・身体的ハンディキャップ、適応不全、非行などによってもたらされる家族や社会の問題に関与する。それゆえソーシャルワークを実施するワーカーは、特に専門職としての訓練を受けた者である。
> 出典 Oxford English Dictionary（Simpson and Weiner, 1989）

表2.3 国際ソーシャルワーカー連盟（IFSW）によるソーシャルワーカーの国際的定義

> ソーシャルワークの仕事はウエル・ビーイングを高めるため、社会変化、人間関係における問題解決、人々のエンパワーメントと解放を促進することである。そのため人間の行動および社会システムの諸理論を活用して、ソーシャルワークは、人々が自らの状況に関わるその場所に介入していく。人間の諸権利と社会正義の原則はソーシャルワークの根本的基礎である。
> 出典 IFSW（2000）

引用文を調べて、用語がどのように使われたかを示し、その上で見出されたすべての使用例を組み入れた定義を編み出す。現在の版にはたった一つだけ定義が示されており、初期に見出された1890年のものから、調査が完結した1980年代後期に及んでいる。その定義は表2.2に掲げてみた。

一般の人々はそこに挙げられた内容を見て、ソーシャルワークをインターネット上では、ヘルスケアに関わる活動、特に精神医療、さらには多分に教育と関係のある活動ではないかと思うだろう。ソーシャルワークは生活困窮者、老人たち、子どもたちを支援し、さらには人々の「幸せ（welfare）」のために関わってきた。オックスフォード英語辞典の定義では、特定のグループに対してなされたサービスのこうした内容に焦点をあて、さらに人々の不利益やニーズについて言及している。

グーグル検索から示された次の主な内容や、他の幾つかのウェブサイトの上位10番目から引き出された定義は「ソーシャルワークの国際定義」である。それらは国際ソーシャルワーカー連盟（IFSW）により2000年に採択され、また2001年に国際ソーシャルワーク教育協会（IASSW）により合意を得た

ものである。表2.3に注釈を除いて掲げてあるが、ソーシャルワーク界を代表する人たちが定めた権威ある定義であり、我々の期待どおりにインターネットや辞書における定義よりもずっと豊富な内容を提示している。そこにはソーシャルワークが明確にした三つの要素が含まれている。すなわち、社会的な変化（変革的な目的）、個人による問題解決（社会秩序の視点から）、そして権限の付与および人々の解放、健康状態の改善（治療の対象として）である。知識と理解を要する二つの領域、すなわち心理的、社会的な理解の双方が、ソーシャルワークには不可欠なのである。また人間の価値に関わる二つの領域、すなわち人権と社会正義は重要な意味をもっている。その定義が意味しているのは、これらの要素が互いに切り離せないということである。すなわち、ソーシャルワーカーは三つの要素すべてに関わるべきであり、単に心理学だけ、社会学だけというのではなく、心理学的かつ社会学的理解の双方を活かすべきであり、さらには一人ひとりの人権や社会正義にも積極的に取り組まねばならない。

　ソーシャルワークを理解する上で、もうひとつの強力な関わりをもつのは国家である。それは、いくつかの定義が示すように、国家がソーシャルワークの重要な供給者だからである。ソーシャルワークに関わる主要な英国政府省庁は保健省（the Department of Health）であるが、そのウエブサイトを開くと「ソーシャルケア（social care）」という用語が使われている。表2.4にはサイト上の情報として、ソーシャルケアがどのように供給されているかが示されている。そのサイトからわかることは、ソーシャルケアのサービス対象領域として、インターネットや辞典に定義のある諸集団が含まれている。けれどもソーシャルワークの用語は見あたらない。表2.5では三つの公文書が掲載されている。そのうち二つは保健省のサイトから、他の一つは関連サイトからのもので、ソーシャルワークを職業として選ぶよう奨励する企画である。最初の文書では、表2.4で検討を加えたもろもろのサービスとしてソーシャルケアを定義している。第二の文書は政府見解として次の通り述べている。ソーシャルワーカーはそうしたサービスを提供する職業グループのなかでも14％と少数であり、その責任は、特に個人の諸権利、さ

第2章　ソーシャルワークのアイデンティティ　53

表2.4　ソーシャル・ケア（social care）に関する保健局の通知

ソーシャル・ケア・サービス提供について
ソーシャル・ケアは広範囲に及ぶサービスで、人々の日常生活の支援を行う主要な公共サービスのひとつです。常時、150万人にのぼる社会的に弱い立場の人々がソーシャルワーカーや援助スタッフの支援を受けています。
現在、25000の雇用者が、百万人を越えるスタッフと共に提供しているソーシャル・ケアの対象者は次の通りです。
・高齢者……ケア・ホーム、ナーシング・ホーム、在宅訪問ケア、配食サービス、デイ・センター、昼食クラブなどを通じてサービスを受けている人たち。
・身体障碍あるいは学習障碍のある人たち。
・精神保健の対象の人、その程度は軽度の精神症の人から、人に危害を加えるおそれがあり、法的権限により精神病院に強制入院させる人までに及ぶ。
・麻薬やアルコール濫用者および住居のない犯罪更生者。
・障碍などによる特殊なニーズをもつ児童を養う家族。
・危険な状況におかれる児童を監視することを含め、児童を保護すること。
・養育、児童ホームへの入居、養子縁組など、ケアを要する子どもたち。
・非行少年。

ソーシャルサービスは英国全体で150の地方自治体が責任をもって当たり、当局は個人および地域の状況やニーズに応えるさまざまなサービスを供給します。自治体は、その地域に住む個人がケアやサポートを必要とするかどうかを決定し（このことをアセスメントと呼びます）、もし必要な場合にはケアや支援を行います。当局はまた、教育機関、保護観察機関、警察、そして支援提供への責務を共有する諸機関と同様に、国民保健サービス（NHS）、ボランタリー団体、民間組織を含む他の組織とも緊密に連携して業務を行います。
すべてのサービスの目指すところは次の通りです。
・自立支援と人の尊厳を守る。
・一人ひとりそれぞれのニーズに対応する。
・ソーシャル・ケア・サービスを公平にしかも着実な方法で組織し、財源を投じる。
・ケアを受けている児童には他の児童と同様の機会が得られるよう保証する。
・サービス利用者はだれでも悪口・暴言から守られることを保証する。
・技量のあるよく訓練された従事者を配置する。
・最高水準のケアを供給する。

原典　DH（Department of Health, 2005）

らに個人や公共の安全と保護に影響する評価と決定に関わっている、と。その内容にどのような権限やリスクが伴うかは明らかではない。三番目の引用では、ソーシャルワーカーはどのような仕事をするかが述べられている。こ

表2.5　ソーシャルケアとソーシャルワーク―公式のステートメント

1．ソーシャルケアについて
「ソーシャルケア」の用語は、地方当局や独立した部門が提供する広範囲に及ぶサービスを意味する。ソーシャルケアは、在宅やデイ・センターでのケアや、居住施設あるいはナーシングホームでのケアのように多くの形態がある。ソーシャルケアはまた、高齢者への食事配達、障碍のある人たちの家事援助そして養育サービスを行う。
出典　www.dh.gov.uk/Policy And Guidance/Health And Social Care Topics/Social Care/AboutSocialCare/fs/en（accessed 20 February 2005）

2．「編者へのノート」
ソーシャルケアの水準引き上げを目指すソーシャルワーク訓練の根本的改革
1．ソーシャルワーカーはソーシャルケア従事者の14パーセントを占めている。ワーカーたちには人々の生活に関する主要な評価や決定を行うことが求められており、それゆえ、ワーカー業務の遂行には適切な備えをもつことが極めて重要である。ワーカーが下す多くの決定は、人々の安全と保護と同様、個人の権利を左右するものである。
出典　www.dh.gov.uk/PublicationsAndStatistics/PressReleases/PressReleasesNotices/fs/en?CONTENT_ID=4010557&chk=A9sHY5/（accessed 20 February 2005）

3．ソーシャルワークの役割は何か
ソーシャルワークはすべて人々に関わる事柄である。
ワーカーは人々と関わりをもつ。アドヴァイザー、弁護者、カウンセラーあるいは聞き手として、ソーシャルワーカーは人々の抱える問題の解決策を見出し、地域社会でよりよく生活できるよう支援する。さらにソーシャルワークは警察、国民保健サービス、学校や保護観察サービスの諸組織などとの密なる連携と同様に、当事者のクライエントばかりでなく、その家族や友人までにも深く関わるのである。ワーカーは成人と児童のどちらのサービスにも専門的に関わろうとする。
出典　www.socialworkcareers.co.uk/（accessed 19 March 2005）

の声明は、個々人の問題解決を支援するカウンセリングの役割を、公的諸機関相互の連絡および調整と関連づけている。この文書は省庁の期待に添うべく、ソーシャルワークについての社会秩序志向の見地を示している。

　今日のソーシャルワークのアイデンティティについての声明を総括すれば、幾つかの特徴が浮かび上がってくる。第一に、ソーシャルサービスあるいは福祉サービスの領域で、今や英国政府用語として「ソーシャルケア」と呼ばれているもの、特にヘルスケア、精神保健の問題に関するもの。第二は、「困

窮」（deprived）ないし「貧困」（in need）状態と指定された人々や、特定のカテゴリーに属する人々に対するサービスで、普遍的な対象ではないこと。第三は、カウンセリングや同様の活動による、また公的機関との連携・調整を通じた、個人の問題解決のためのソーシャルワーク。第四には、個人としての人権、人々の保護と安全に関すること。第五は、幾つかの解釈では、ソーシャルワークは社会変化と人に対するエンパワメントをも含むということ。最後は、心理学的かつ社会的な知識を兼ね備えていること、である。

ソーシャルワークのアイデンティティに関する言説の展開

　この節では一連のテキストを検討してみよう。そのテキストは後に続く表に転載されているが、ソーシャルワークの定義のため数年をかけて探し求めたものである。このテキストについて吟味する際に、ソーシャルワークのアイデンティティについて20世紀に行われたいくつかの議論を引き合いに出してみる。まずは次をご覧頂きたい：

＊ソーシャルワークのアイデンティティについての人々の関心は、今日だけの現象ではない。それは「ソーシャルワーク」の用語が使われて以来、長きにわたりずっと続いている。実際、「ソーシャルワーク」はその初めから不十分な用語と見なされてきたのである。

＊テキストは、本書の序章で私がソーシャルワークの主張と述べたことの諸要素を調和させることで、ソーシャルワークを定義づけようとする努力を示している。すなわちその主張とは、対人関係的援助を通して全体的な社会的向上をなし遂げること、である。

＊テキストにある三つの志向的見地、すなわち治療志向、秩序志向、変革志向の三者の相互作用は時代を通じて営まれ、どれ一つをとっても他の二つと置き換えることなどできない。一つの志向的見地がしばらく重要視されても、他の志向的見地からの論評などで、その重視のされ方に疑問が投げかけられる。

　「ソーシャルワーク」という言葉はいつから使用されるようになったの

だろうか。オックスフォード英語辞典（表2.2参照）によれば、1890年代にその用語が出現し、1900年代の初期には米国で使用され始めたが、急速に英国に流入していったとしている。

しかし、20世紀の最初の20年間に、ソーシャルワーカーたちは自分が行っている事柄についての認識を、「慈善」（charity）から「ソーシャルワーク」へと移し変えたのである。その後も、ソーシャルワークのアイデンティティが孕む複雑さへの取り組みが頻繁に試みられた。表2.6はソーシャルワークに関する初期の議論の引用であり、1900年から1930年に亘って刊行された書物のうち「ソーシャルワーク」をその標題に付したものを、英国図書館目録から求めて得たものである。その頃の多くの執筆者は、明解な定義を下そうとはしなかった。ソーシャルワークが変わりつつあったからである。たとえば、タフツ（Tufts 1923）は北米での様子を眺めて、その用語が適切ではないとしながらも、社会経済学や社会工学などの用語よりも、より広く用いられていると指摘している。またリッチモンドの「社会診断」（Social Diagnosis）は、最初のソーシャルワーク実践の教科書だとされることが多いが、そこでは「診断」をソーシャルワークの中心と見なしている。その結果、表2.6に見られるリッチモンドの最初の定義（1917）では、ソーシャルワークを調査や理解という観点から捉えようとしている。これらの例は秩序志向の見地を示しているが、ソーシャルワークの方法としては革新的なものであったといえる。

ソーシャルワークについての初期の議論は変転を重ねたため、社会問題に活発に取り組んでいる人たちには、ほとんど総称的な用語として理解されていた。そのため定義する際にも、ソーシャルワークをあえて別の職業分野として区別しなかったのである。パッテンとアトリーがどのように考えていたかを見てみよう。パッテンが重要なのは、北米の社会経済学教授として1905年、ニューヨーク慈善学校（New York School of Philanthropy）において、大きな影響を生んだ一連の講義を行ったことである。講義は本としてベストセラーになり、「ソーシャルワークのプログラム」とする内容で終わっている。パッテン曰く「ソーシャルワークの目ざすと

表2.6　20世紀初期のソーシャルワークの定義

定　義	（出典と日付）
社会診断において必要なことは、「……その人が置かれている状況や個性について、……互いに頼りとする他者との関わりや、その人が住むコミュニティの社会制度との関わりについても、できるだけ正確に定義することである」。 リッチモンド（Richmond, 1917: 357）	
「ソーシャルワークのより狭義の目的は、（1）不幸な出来事や失敗により現状では彼ら自身の普通の生活が実現できる条件下にない者、あるいは他人の生活の実現を妨げる者——親に依存する子ども、貧しい高齢者、病人、肢体不自由者、盲人、精神障碍者、犯罪者、精神異常者、育児放棄の親たち、などに対するケアを行うこと、（2）個人の福祉を脅かす状況や、援助に頼る者を増加させたり、援助に依存する心配のない人たちの生活向上や最大の利益を妨げてしまう状況を改善することである」 ディヴァイン　（Devine, 1922: 3）	
「ソーシャル・ケースワークは、人と人、人と社会環境が、意識的に影響し合って順応することを通して、個が成長していくプロセスから構成される」 リッチモンド　（Richmond, 1922: 99）	
「……ソーシャルワークは、ニーズに応えてなされる利益を拡大するすべての自発的な試みを含んでおり、それらは社会的関係性と関連し、また科学的知識を活用するとともに科学的方法を取り入れている」 チェイニー　（Cheyney, 1926: 24）	
「ソーシャルワークはさまざまに定義されるが、いずれの定義においてもその中心となるのは、個人に対するサービスを何よりもまず優先する考え方であり、またそこには常に集団の福祉を促進するという目標が前提となっている。……ソーシャルワークが他の職業と区別される三つの特徴がある。 その第1は、ソーシャルワークが<u>個人の多様なニーズに配慮を示し、それらを一括りにして扱うこと</u>である。……第2の特徴は、<u>プログラムの柔軟性がソーシャルワークの本質</u>だということである。……第3の特徴は、<u>ソーシャルワークが通常、裕福な個人ではなく社会から財源を得ている</u>ということに見出される」（下線の強調箇所は原文では斜字―訳者注） ウオーカー（Walker, 1928: 19-21）	
「ソーシャル・ケースワークは、人々の通常の社会生活基準からの一つかそれ以上の逸脱により、その人自身の通常の社会的活動をまとめる能力が損なわれている人に対処することである」 米国ソーシャルワーカー協会によるミルフォード会議報告 （Milford Conference Report, AASW, 1929）	

ころは、文化よりも民主主義、道徳より活力、所得よりも健康、善良であるよりも効率、さらに天才や少数者のための機会ではなく、すべての人々のための社会的水準である」(Patten, 1906:213)。一方、後の英国首相アトリーは、ロンドン・スクール・オブ・エコノミクスで最初のソーシャルワークの講師を勤めた間に、英国初のソーシャルワークに関する教科書を著した。彼はソーシャルサービスを市民の権利と義務と捉えており、また専門職としてより狭く理解していたにもかかわらず、そのソーシャルワークの考え方の幅の広さを強調した。アトリーのソーシャルワーク観には慈善事業、さらには社会改革の観念が含まれているが、今ではより洗練された知識とより有力な民主主義制度に取って代わられている。すなわち、「かつてソーシャルワークは労働者階級のためになされたが、今や労働者階級とともに実践されている」のである（Attlee, 1920）。

表2.6は、ソーシャルワークの用語の使用がいかに狭められたかを物語っている。この変り方の徴候は、第1次世界大戦での戦線の大規模な拡がりのように生じたのだが、標題の変化が「慈善と矯正のための合衆国会議」から、1916年の「合衆国ソーシャルワーク会議」となり（Alden, 1929）、さらにその役割において「アメリカ・ソーシャルワーカー斡旋協会」から、1921年に「アメリカ・ソーシャルワーカー協会」に変った（Dubois and Miley, 1999:47）。ポーター・リー（Porter R. Lee, 1929）が著名な新聞に書いたように、ソーシャルワークはより社会運動の影を潜め、より職業らしくなり、また行動主義への動機となるよりも、ますます組織化が進む社会や国家のひとつの機能と見なされるようになった。

こうした変化が大勢を占めはじめると、定義の焦点は「ソーシャル・ケースワーク」に移された。すでにリッチモンドによる定義（1922）で見たように、1917年以降、彼女にとって心理学と個人の変化がはるかに重要なものとなったことを示しており、それはデヴァイン（Devine）の同じ年に書かれた主要な教科書と対比される。このようなソーシャル・ケースワークへの関心の移動が決定的となったのは、有力なアメリカ・ソーシャルワーク協会（AASW・表2.6）開催のミルフォード会議においてである。

これらの定義は大方、ケースワークについて秩序志向の見地に立つ定義であり、その内容はサービス供給と問題解決であるが、それはミルフォード会議の声明においても然りであった。

　ケースワークは実践への主要なアプローチとなり、1920年から70年にかけて、合衆国における発展が大きな影響を及ぼした。ところで、ケースワークにおける秩序志向から離れ、治療志向に焦点が移されたのは、精神衛生運動の強い影響の結果である。1920年代の米国社会では、この運動は精神衛生の向上と精神分析による社会問題への対処を目ざしていた（Payne, 2005c:210）。1930年代の精神分析に対する熱狂的ともいえる信奉ぶりは、次のような神秘的とでも言うべきステートメントを生み出している：

> 「メリー・リッチモンドの後に押し寄せたのは精神分析の大洪水である。精神分析は、人間の成長、人間の行動と関係性の説明、人間の感情と行為を変化させる方法などについて、理論の形をとることなくケースワークを追い抜いた。……新しい材料が用いられたが、この時のデータは、精神分析の体験や知識に、より直接的かつ忠実になじんでいた。ケースワークの観察はデータに注意が向けられることにより、極めて鋭くかつ深かったが、そのデータの重要性は精神分析的な探求によって裏づけられていた。ケースワークが見出したものは、人間の精神の構造、その成長と機能に関する精神分析的な発見がもたらした優れた理解から生まれたものであった。ケースワークにおける研究と対処の方法は、人間精神の研究方法を備える精神分析の経験に促され、内的検証を経たのである」（Marcus, 1935:126）。

　米英両国では、精神分析は政府による日常的なサービス実践では影を潜めていたが、先の文中の「忠実に」（authentically）とか「修正」（corrections）という言葉は、精神分析の考え方を無批判に受け入れた例である（Lees, 1971;Alexander, 1972）。米国において精神分析は、数少ないエリート有志による家族支援機関や、受講者のほとんどいない研修コースで大いに用いられた。他のところでは、人々はもっと実用的であった。英国での精神分析の波

及は、20年ばかり後の1940年代と1950年代であった (Yelloly, 1980)。ところが、エリートはさまざまに定義を書き、心理学的かつ精神分析的思想に彩られた個々の仕事が、ごく普通にソーシャルワークの報告の中に組み入れられていた。

また精神分析重視の考え方は、より実際的であるべきだという圧力から距離を置けるような機関において支配的であり、治療的な個人の成長は個別化されたサービス提供へと転換していく。バットリム (Butrym, 1976: 2-3) が述べるには、英国がソーシャルサービスにおける法律遵守に固執し続けたことが、そのような流れに沿うワーカーたちの職業としての自立を妨げたという。このことから、秩序志向に力点を置く政府によるサービス供給は、治療志向への大規模な流れを抑制するのに一役買ったと言えよう。

レイノルズ (Reynolds, 1935) とプレイ (Pray, 1942) による定義には目をひかれる。それらはミルフォード会議での定義の直後であったが、そのアプローチは極めて治療志向的である。さらにこれは、サイミー報告 (Simey Report, 1947) による、英国ソーシャルワーカー連盟憲章の「秩序志向のサービス供給は治療志向のアプローチの次にくるものである」という内容からもその通りである。とりわけ1930年代の不況の折には、変革志向のソーシャルワークに専心する革新的な論評が存在した。1930年代にその名をはせたルーリー (Lurie) は一貫した論評を展開した (Schriver, 1987)。彼は、コミュニティから実践的支援の促進を排除するために、心理学的技法を活用しようとする傾向に注目した。

「かつてのソーシャル・ケース・ワーカーの具体的な存在価値といえば、コミュニティにおける有効な資源活用の可能性にあった。……それは個人を救済し、救援物資を得ること、職を得ること、……そして一定水準の健康、教育、休息のサービスを得ること、こうしたことが社会団体による社会福祉への重要な貢献とされてきた。現在、認識すべきことは、これら経済、職業、保健、文化のすべてにおよぶサービスが、多数の人口のニーズに比して次第に得難くなってきており、さらに不況とともにこれらのサー

ビスの質の劣化が見られることである。」(Lurie, 1935:617)

　ある重要な論文のなかでバウアーズ（1949）は、ケースワークについて34の定義を挙げているが、そのなかで彼が注目しているのは、最も初期の（1915年のメリー・リッチモンドによる）定義から、1947年のシャーロット・タウルによるものまでである。これらの定義を幅広く引用して、バウアーズは総花的な定義をまとめあげた。その定義には、芸術や科学知識および技術が並記されている。それはソーシャルワークを、科学知識と対人関係的スキルとを結びつける芸術的活動と捉えている。援用される知識は人間関係についてであり、そこには社会的な面が含まれているようだが、心理面に力点をおいているようにも見える。その定義は、社会的な側面と個人的な側面とを生活の両面として捉えて結びつけ、そしてソーシャルワーカーは個人の能力とコミュニティの資源を動員して、その両面が互いに適合するよう努力する、としている。

　コーマックとマックドゥーガル（Cormack & McDougal, 1950）およびハミルトン（Hamilton, 1951）等による定義は、主要な英国、北米のテキストに提示されたものとして重要であった。それはソーシャルワークが、西欧の福祉体制において押しも押されもせぬものとなりつつあった時期の初期の頃である。ハミルトンは、同世代の診断的ケースワーク理論の主要な著者として、「人格（person）」と「状況（situation）」の概念を、リッチモンドの初期の「人とその環境における適応」などの思考から発展させた。この概念は1960年代と1970年代における、ホーリスによる心理的ケースワークにおいて再確認されている。

　「診断と対処が取り組まれる主要なシステムは、その人がいる状況の形態ないし構成である。言い換えれば、理解されるべきは、支援されるか、むしろ対処されると考えられるその人を、外的世界と相互に影響し合い交流するという文脈で捉えるべきだということである。すなわちその人を、密接に影響し合う外的世界の一部として理解しなければならないのであ

表2.7　1971年以降のソーシャルケースワークとソーシャルワークの定義

「ソーシャルワークとは、個人、集団、コミュニティの社会的に機能する能力を高めたり回復させて、目標達成に好適な社会的条件を生み出せるよう支援する専門的な活動である。ソーシャルワークの実践は、ソーシャルワークの価値観、原則、技術を、次の一つかそれ以上の目標に専門的に適用することを基本としている。すなわちその目標とは、人々が実際にサービスを得られるよう支援すること、個人、家族およびグループに対するカウンセリングや心理療法を行うこと、コミュニティや集団に社会・保健サービスを供給したり、その向上をはかる支援をすること、関連のある法律の制定過程に参加すること、である。ソーシャルワークの実践には、人間の発達と行動に関する知識が求められる。つまり、それは社会的、経済的、文化的制度についての知識であり、それら諸要素の相互作用についての知識である。」 　　　　　　　　米国ソーシャルワーカー協会（NASW, 1973: 4-5）（暫定的定義）
「ソーシャルワークは社会的介入の一形態であり、社会的諸機関による個人的ニーズへの対応が推進されることで、個々人は自らの資源を活用することが可能となり、今度はそれが諸機関に貢献するのである。その人の能力と尊厳は、コミュニティの生活に参加することによって高められると思われている。この目的を達成することは、権限と資源の配分の調整に役立つのであり、また個人であれ集団であれ、個人の選択と自己実現の機会を増やせるようなきちんとした生活管理への支援に役立つのである。」 　　　　　　ソーシャルワーク教育と訓練に関する中央審議会（CCETSW, 1975:17）
「ソーシャルワークは、対人的関係における個人的なスキルの目的を持った倫理的な適用であり、それは個人、家族、集団あるいは隣人の個人的かつ社会的機能の向上を目指していて、そこには総ての福利に貢献する社会環境を創り出すための実践から得られるエビデンスの活用が必ず含まれる。」 　　　　　　　　　　　　　　　　英国ソーシャルワーカー協会　（BASW, 1977:19）
「ソーシャルワークの目的は、すべての人々の生活の質を向上させるために、個人と社会の有益な相互交流を促進または回復することである。」 　　　　　　　　　　　　　　　　　米国ソーシャルワーカー協会（NASW, 1981: 6）
「ソーシャルワークは報告義務をもつ専門職の活動であり、それは個人、家族、集団が、自分たちに対して影響をもたらす個人的、社会的、環境的困難が何であるかを明らかにしてくれる。そしてソーシャルワークはこれらの諸困難に人々が取り組んでいけるように、支援、社会復帰、保護、矯正の活動を行う。ソーシャルワークは社会福祉を促進し、また、あらゆる年齢、性差、性的嗜好、階級、障碍、人種、文化、信条にとっての平等な機会の拡充という、より広範な社会的ニーズに対応する。ソーシャルワークは弱者の保護と法の下での権限の行使に責任を負う。」 　　　　　　　　ソーシャルワーク教育と訓練に関する中央審議会 　　　　　　　　　　　　（CCETSW, 1991: 8 ;original edition, 1989）

る。」(Hollis, 1971)

　合衆国ソーシャルワーカー協会（NASW）が「作業上の定義」として作成したいくつかの定義と、ベーム（Boehm）が1950年代半ばにソーシャルワーク教育を監督する（CSWE）北米協会のために行った定義は、定義が発展する共通の理由が組織および政治構造の変化にあることを物語っている。北米のソーシャルワークの場合は、既存の複数の専門グループ群を一つにまとめようとしていたために、アーチのように全体を包括する定義を打ち立てる必要があった。およそ20年後に、同様の変化への同じ対応として、英国ソーシャルワーク協会（BASW）と英国の教育機関、すなわちソーシャルワーク教育と訓練のための中央委員会（CCETSW）の現役グループによって、さらに進んだ定義が生み出された（表 2.7）。

三つの志向的見地による言説の展開

　1950年代後半には、治療志向のソーシャルワークに対して、秩序志向の立場からの批判が登場する。ひとつの例はウットンの有名な酷評（Wootton, 1959:271）であった。ウットンいわく「『ソーシャル・ケースワーク』の現代的定義は、その文字面をみれば、全知全能に近づく権限を求めることに熱心であり」、さらに「ソーシャルワーカーには最高の、おそらくソーシャルワーカーだけの居心地よく野心に満ちた目標達成の機会といえば、担当するクライエントと結婚することだと思われる。」（Wootton, 1959:273）。ウットンはソーシャルワークの視点が人々に向けられることに異存はなく、現実の社会体制の改革や改善は政治の問題だと考えていた。彼女は、ソーシャルワークを実生活におけるアドバイスに限るべきだと主張したが、米国でラディカルな立場をとるルーリーが1930年代に述べていた（前掲参照）と同様に、次のような見解を述べていた：

　　「現在、公的または民間が供給するサービスではニーズの範囲が大いに

拡がり、さらには関連する規則や規制が非常に複雑さを増している。このように込み入った事情をソーシャルワーカーは熟知しており、その知識を市民に分かつ用意もできている。だから適切な行動をとるべき際にも、精神分析家や精神療法士のミニチュアを気取る必要はないのである。彼らの専門家的立場は、彼らが自ら貢献することの価値によって守られている。」
(Wootton, 1959:296)

1961年、国際社会福祉協議会（ICSW）（参照：本書第8章、ソーシャルワークの国際組織に関する情報）は世界中からソーシャルワークの定義を収集し、それらを出版した。そのうちの三例では、各国の社会福祉体制におけるソーシャルワークの定着の仕方により、その概念がいかようにも異なるということが示された。たとえば、ドイツの定義には社会保険システムと欧州の原理である下級機関への権限移譲の重要性が映しだされており、後者はプライマリー・レベルにおいては、政府によるサービスよりもソーシャルサービスが家族やコミュニティに供給されるべきだとしている。

ソーシャルワークが再び変わり始めたのは1970年代で、表2.7の定義にそのことが反映している。この変化は1970年代初期から始まり、その試みは1950年代や1960年代に重視された治療志向の立場に変革の目標を組み込むことであった。ラディカルなソーシャルワーカーは、治療志向の立場を「……政府の決定や物質の欠乏による諸問題を前にして、途方に暮れるソーシャルワーカーには報いられる技術だ」と見ていた（Bailey and Blake:1975: 6）。この変化はやがてフェミニスト思想（たとえば、Wilson 1980）から始まった広範な社会的分断にも関心の目を向け始め、人種差別主義（たとえば、Husband 1980）へ、さらにはゲイやレズビアンの人たちに対する差別へと関心が拡がった（Milligan, 1975;Hart, 1980）。ラディカルなソーシャルワークの主張は、「クライエントの利益を明確に全面に押し出してきた従来のソーシャルワーク実践に疑問を呈する」（Langan and Lee, 1989a: 7）というものであった。けれども一面では、ベイリーやブレイクの原典（Bailey and Brake 1975）にあるように、福祉権やコミュニティ・ワークのような技術を

援用しての、集団的社会変化にも焦点が当てられていた。

秩序志向のソーシャルワークの影響は続いた。ブリューワーとレイト（Brewer and Lait:1980）は、ソーシャルワーク概念をより実践的で、より治療的要素の少ないものにすべしと主張するウットンの考えを率直に認めた。いまひとつの例はデイヴィズ（Davies, 1994: 4）によるもので、「極度の虚弱、ストレス、傷つきやすい状況にある人たち」にサービスを提供し、世話をしていくことで自らの立場を維持しているのがソーシャルワークである、という考え方を押し進めた。

治療志向のソーシャルワークもまた影響し続けた。治療志向の立場に立つ主張は、技術主義的かつ科学的なソーシャルワーク概念を受け入れない。個人的かつ対人的な関係、そして他者やケアの尊重に連なる価値こそが、ソーシャルワークの中核でなければならなかった。ウイルクス（Wilkes 1981）が示したところでは、ソーシャルワーカーが支援する人々の多くがもつ重要な特色は、それらの人々が社会から見くびられていることである。だからソーシャルワークが主要に目指すのは、直観的に行動し、彼らの生活の中に彼らを価値づけているものの意味を見出そうと努力することによって、彼ら自身が持つ自分の価値を高めることである。この治療志向の立場は、ワーカーとクライエント間の相互作用やその影響、さらには個人的な成長の目的を力説するものの、サービス供給ないし社会変化の重要性には耳を貸さない。クリル（Krill:1990）は、自分たちは主観的経験に集中すべきだと論じている。またイングランド（England 1986）は、ポストモダニストがそうであるように、ソーシャルワークの立場を定義することの難しさを認めている。それでも、あらゆる点に批判が集まるとしても、治療志向の立場はソーシャルワークの何らかの本質を明らかにしているのである。その理由としては次を参照して欲しい：

「ソーシャルワークがもつ隠れた力の源は、まさに支援を必要とする人々が経験する現実世界を、細切れの部分に分解しないという点にある。そのような人々の体験はいつも複雑で、さまざまな事柄が入り混じった体験で

あるにもかかわらず、その体験は常に独自のまとまりをもっている。だが、そのまとまりを構成することは不可能ではない。なぜならクライエントは、そしてだれもが、四六時中そのことを行っているからである。有能なワーカーの力量は、クライエントをその構築にきちんと関与させ、このまとまりを経験させる能力にある。それはただ、人々がときどき他者に（そして最もよくソーシャルワーカーに対して）、『分かってくれたのね』と互いに言うことを通してであり、また我々は、他者に分かってもらえることが必要かつ治療的体験でもあることを知っている。」（England, 1986: 6－7）

ブランドンとジョーダン（Brandon & Jordan 1979）による「創造的ソーシャルワーク」（creative social work）についての記述は、こうしたラディカルな治療志向の伝統に沿っている。それによって、治療志向のソーシャルワークを成立させている考え方を知ることができる。まず第１に、それはソーシャルワークに課せられる制度的圧力を拒否する。

「強力な社会的な力がソーシャルワーカーを限られた役割に追いやる。一般の人々は、ワーカーたちは親切に気持ちよく援助してくれる、怒ったり困らせたりしない存在であると強く期待している。クライエントの中には脅しや不当な要請を行って、ソーシャルワーカーの想像力や創造性を麻痺させてしまう者もいるが、ほとんどの人はソーシャルワーカーを、あまり期待できない下級役人としてみている。」（Brandon & Jordan, 1979: 1）

第２に、治療志向のソーシャルワークは、「良き」創造的ソーシャルワークである特質を次のようなものとしている：

「……アイデンティティを確保し、他者を認識し尊敬する手立てとして、その人自身の境界や限界をわきまえることから得られる、自信のようなもの……自分がそれまで傷つけたり破壊すると恐れていた感情の積極的な活用、そして、より直観に頼ること……自分をより深く信じることが、クラ

イエントに対する関心の深まりに密接につながっていること……より彼らを好きになるように、そしてより多く彼らに自分をわかってもらうために、ほとんどのクライエントとの接触を楽しむ、……彼らの力を知り、その力を成長させるべく、クライエントとのより深い協力関係に取り組む、……分かち合うこと、ときにはクライエントとソーシャルワーカーとが心を一つにする点にまで到る、……その関係のあり方ばかりでなく、その行動においても柔軟であることの大切さ、……クライエントのニーズに対してあまり予断をもって対応しないこと、……自分に課する規律の重要な点である……」(Brandon & Jordan, 1979: 3-4)

クリティカルな実践

　21世紀の初期におけるクリティカルな実践は、ポストモダニストやフェミニスト思想を併せ持つラディカル思想（radical ideas: Payne, 2005a）の発展を示すものであり、その示唆するところは、相互の触れ合いや省察が柔軟かつ対人関係的な理解の仕方に寄与するということである。フック（Fook, 2002:17）は五つの主な要素を提示している：
　＊抑圧はもともと構造的であるが、個人的に経験される——ラディカル理論は個人的経験やそれへの対応を無視する。
　＊誤った意識では、抑圧的社会関係は社会的な経験によって形成されており、それゆえ変革され得るものであると認識される。——ラディカル理論は、労働者階級の人々の抑圧についての無知は、ひとたびそれが取り払われると、自ら変革を推し進める、と説いている。
　＊知識の思想としての実証主義は、社会的な分断や抑圧を生む社会的な力について、宿命だと諦める考えを助長する。——ラディカル理論自体は、社会的諸関係は決定づけられていると考える
　＊批判理論を援用すると、構造的抑圧と日常的経験との結びつきに気づかされるので、人は日常経験のなかでその関係を自由に打破することができ

る。——ラディカル理論では、その結びつきは決定的で、壊すことは困難とみなされる。

＊人は経験的現実から知識を構築する。それゆえ、たとえ経験的現実を変えられなくても、構築された知識は変わりうる。——ラディカル理論は、人々の選択を狭めた社会的な力をどのように理解するかを強調した。

ヒーリー（Healy, 2000:123）は、批判理論家たちがどれだけ「『実用主義的で、特定の文脈や場所』を強調し、そうすることで行動主義への今日的アプローチにおける、社会的全体性を優先させることに挑戦しているか」を力説している。このように批判理論は、我々が人々を全人的存在として処遇することにその基盤を移行させた。社会のシステムは、あらゆる要素が他のあらゆる要素に影響を及ぼすという複雑さを抱えており、このため変化を生み出すことなど不可能だと思わせてしまう。批判理論は、ある社会的状況下の複雑な発展の流れを、ある場所の特定の方法による変化の可能性をもたらすものとしており、それは個人に利益をもたらし、また発展の流れにある要素を加え、新しい方向にその流れを導く。

批判理論はこのように、新たな方法で対人関係に社会的見地を結びつけようとしているソーシャルワークの主張に懸命に取り組んでいる。ソーシャルワークの仕事を、既存の社会秩序の枠内で人々を支援することだとする秩序志向の前提を、ラディカル理論は否定し続けている。けれども、批判理論はまた新たな柔軟性さを模索していて、そこでは個人の変化がより自由なものとなり、その個人の変化の可能性が社会変革の可能性を増大させている。

自己決定、参加、アドヴォカシー

ラディカル思想が現れて批判的実践に発展し、自己決定についての治療的立場も変わり始めたように、ソーシャルワーカーも治療における「クライエント」の役割を再考したのである。自己決定（Biestek, 1961参照）はソーシャルワークにおける治療的アプローチに不可欠であった。それはクライエン

トの役割の変化を支援するためには、クライエントが支援の目的を理解し、同意できるように援助することで治療過程に彼らを関与させることが必要だったからである。そこで倫理的な配慮を身につけ始める。つまりワーカーがクライエントを尊重し、大切にするためになすべきことである。(Mcdermont, 1975; Payen, 1989)。

　ラディカルなソーシャルワークがアドヴォカシーの重要性を強調したのは、クライエントのためである（Moreau, 1990)。それは広い意味では福祉システムの領域においてであり（Rose 1990; Ezell, 1994)、さらにまた、クライエントが社会保障の受給権を得たかどうかを確認するためであった（Bateman 2000)。このことは、社会的に閉め出された多くの人たち、たとえば学習障碍者、庇護（ひご）の下にある児童、精神疾患の克服者、そして障碍者を、さまざまな実践モデルを用いて、これらの人たちに対するアドヴォカシー・サービスの発展を導いた（Brandon et al, 1995)。決定的なのは、専門職が彼らのために動くのではなく、自分でサービスを活用している人々を巻き込んでいることである。このことと並行して、クライエントが自らに影響が及ぶ事柄の決定に参与する動きも見られた（Jordan, 1975;BASW, 1980）が、これはサービスに重要な影響をもたらした。たとえば英国では、子どものケアの専門家による大がかりなキャンペーンの後で、決定を下すことや意思決定プロセスへの正式な参加において、児童の願いや感情を思いはかることが大切であることを法律に盛り込んだ児童法が成立した（Gomes 1995)。そして児童とその親たちが、自分たちのケアを検討するケース・カンファレンスに顔を出すことは、いまや当たり前のこととなっている（DH, 1999)。

　サービス利用者という用語は最初、学習障碍のある人たちに対するサービスから始まり、治療的ニュアンスを持つ「クライエント」に代わって今やより広く用いられており、ごく最近、このサービス利用者間のパートナーシップが重要なサービス目標となってきた。さらに、サービス従事者と利用者間で互いを同じように深く思いやることが、専門家の大事な目標となってきた。こうした発展が目指すところは、参加が単に相談を受けるだけではなく、エ

ンパワメントを図るという目標の一翼を担うことを認めさせることである (Grant 1997)。だが、そのようなパートナーシップはどうしても複雑なものとなりがちである。こうしてみると、クライエントはヘルスケアを受ける患者のように、ただ関心の焦点を当てられるだけの人になってしまうであろう。

ソーシャルケアの登場

　1980年代に、ソーシャルサービスの一要素としてのソーシャルケアという考えもまた登場し、英国においては、ソーシャルワークのアイデンティティを巡って論議を呼んだ。ソーシャルケアの最も明らかな発信元は、バークレイ・レポート（1982年）に掲載のソーシャルワーカーの役割と仕事に関する箇所と、表2.8に掲げたソーシャルワークに関する二つの見解を定式化したものである。これによれば、ソーシャルワークにおけるサービス提供の部分は、治療志向の要素と秩序志向の目標とに区別されている。もっともそこでは、治療的な仕事を主に秩序志向の立場から説明しており、個人の成長を追求することよりむしろ、クライエントの寛大な取り扱い、クライエントに影響している外的世界の見方を矯正することに焦点が置かれていた。この形態のソーシャルケアは、国民保健サービス（NHS）やコミュニティ法（Community Act, 1990）によって押し進められた。そしてこのコミュニティ法において、ソーシャルサービス供給の重要な役割であるケア・マネジメントが確立したが、それを担当するケア・マネジャーはたいていソーシャルワーカーで、「ケアのパッケージ」を作るのが仕事である（Payne, 1995;Lewis and Glennerster, 1996)。

　ソーシャルケアについてそれ以外では、クラフ（Clough, 2000）が「直接的ケア」（direct care）と呼んだものや、アインスワースとファルチャー（Ainsworth and Fulcher 1981）が、居住施設やデイ・センターにおける「グループ・ケア」と呼んだものがある。クラフはソーシャルケアの三つの目的を次のように挙げている：

　＊子どもを育てること、あるいは病人を看病すること

表2.8 バークレイ報告に見るソーシャルケア・プランニングおよびカウンセリング

ソーシャルケア・プランニング（パラグラフ3.2-3）
「……ソーシャルワーカーには、異なってはいるが、互いに結び合っている二種類の活動を遂行するよう求められている。ひとつはソーシャルケア提供の計画の作成、計画の確定、継続的実践、さらに評価である」

カウンセリング（パラグラフ3.4）
「ソーシャルワーカーに提供を求められる第二の活動は、クライエントとソーシャルワーカーとが顔と顔とを合わせるコミュニケーションであり、その過程でワーカーはクライエント自身についての、あるいはクライエントの生活世界についての見方を許容するか変えるよう支援し続ける……このような活動はカウンセリングとよく呼ばれているが、クライエントに該当しうるのは個人、家族あるいは地域社会のグループである」

バークレイ報告（Barclay Report, 1982:33-34）

＊施設入居者の生活行動を整えること
＊生活行動に変化をもたらすこと

これらの内容は特定の場所で行われるもので、人が施設入居者であったり、デイ・センターに出かけたりする場合である。人々はグループで共に居住しているか、共に時を過ごしている。そしてそこで供給されるものといえば：
＊介護サービスである。これは病気や障碍などによって、日常生活が思うに任せない人々に提供される。
＊日常生活を計画し取りまとめ、また外的世界との関わりをもてるよう支援すること。これらは学習障碍によると思われる。
＊自分自身ないし自分の行動範囲を確保するための、また振り返って、かつての手慣れたやり方を取り戻し、さらに新たな方法を習得するための居場所や避難場所。
＊障碍や薬物常用癖の状態にある人々を収容し癒すこと。

ソーシャルケアとその業務はたいてい、社会秩序に焦点を置くソーシャルワークにおいて役割を選択することであるように思われる。たとえばブラン

ド (Bland, 2002) は、高齢者ホームには二つの対照的な形態があると述べ、地方と当局による「ソーシャルケア」アプローチでは、居住者から責任と自立を取り去ってしまうようにホームを指導しているが、それは公共の責務であるからだ、とコメントしている。けれども、どちらの形態の目的を達するにせよ、人々のより良い高いレベルの個人的な達成と実現を支援する治療的業務ないし、共に暮らす方法の変化を模索する変成的アプローチが求められるのであり、それらは治療的共同体が求めてきたものである (Kennard 1998)。

ソーシャルケアの二つの要素がサービス供給の中心として示されたが、パートナーシップの考え方は、治療よりもサービス供給により向いていると理解されており、次の二つの異なる点でその影響が大きかった：

*サービス利用者とのパートナーシップにより、利用者が受けられるサービスが広範囲に選択でき、また支援機関の裁定に影響力を持つためのサービス利用者のニーズを明確にすることができる。

*隣接する諸サービス機関とのパートナーシップにより、「参入する」サービスがより効果的にニーズを満たす。

参加を重視するソーシャルワークの新政策のアイデンティティは、その結果として緊張を生むこととなる。ソーシャル・ケースワークにおけるクライエントによる自己決定のような、重要なソーシャルワークの価値観に基づくパートナーシップや、1970年代の急進的ソーシャルワークにおけるクライエントと市民の参加やアドヴォカシーなどが存在する一方で、21世紀の初めには、専門家の自由裁量の運用により関心が寄せられることになる。懸念されるのは、専門職が自分の管理範囲を拡げようとしていることであり (第 7 章参照)、彼らはサービス利用者や一般の人たちの見解よりもむしろ、自己の知識の枠組みで問題を理解しているのである。この懸念は経営管理主義 (managerialism) の政治経済的発展と結びついている (第 5 章参照)。たとえば、犯罪者の発生防止や社会復帰に関わる刑事裁判の専門職が、見方によれば犯罪者に利益をもたらすようなサービス提供をすれば、モラルの点から

みれば、犯罪を赦している、ないし被害者の苦しみを無視していると思われる。同様に、ホスピス運動はヘルスケアの専門家への批判から始まった。それはヘルスケアの専門家が、治療に対して反応がなかった患者に対し、彼らの死がより安らかになるよう努力するのではなく、その人たちを無視したことへの批判であった。ソーシャルワークの専門家は、ケアすることよりも治療することに目を向けがちであった。サービス利用者とのパートナーシップはこのように、自分たちの治療的な想定を取り入れた専門家の目標と、より効果的なサービス提供が考慮されるサービス利用者の目標とのバランスをとる努力なのである。

さまざまな福祉体制におけるソーシャルワークの主張と言説

　ここまで、本書のテーマがソーシャルワークであることから、私はソーシャルワークの内輪で取り交わされる言説を通じて、ソーシャルワークのアイデンティティを見てきた。私は治療志向、変革志向、秩序志向というソーシャルワークに関する三つの観点をめぐる言説について論じてきた。それは社会的改革による対人関係的な仕事や個人の成長を通じて社会的向上を実現するというソーシャルワークの主張について、その社会的かつ概念的な領域を定義することであった。

　あらゆるソーシャルワークの継続性が生じるのは、これらの目的を追求するさまざまな考え方の相互交流が、それらすべての志向的立場に取り込まれるからである、というのが私の主張であった。

　ところでアイデンティティには、物事がどのように同じなのか、そして物事が他の似たものとか、関係するものとどのように異なるのかについての、両者の理解が含まれている。

　関連する活動と職業を見てみると、二つの問題点が浮上する：
＊ソーシャルワークはさまざま点で区別されるが、これらのさまざまなソーシャルワークの形態は別々の活動なのか、それともソーシャルワーク内

部の区分なのかはおよそ明確でない。たとえば、居住に関する業務はソーシャルワークの一形態なのかどうかといったことである。
＊ソーシャルワークとは見なされない数多くの「ソーシャルサービス」が存在するが、それらはソーシャルワークの実践と関連している。この場合どこで区別すればよいだろうか。

　これらの問題点を議論する手だてとして、私は「福祉体制」（welfare regime）という概念を用いたい。これはエスピン・アンデルセン（Esping-Andersen, 1990）の言葉から採ったものである。彼は、国家や市場の役割を特定の供給パターンの創出に結びつけるというやり方で、さまざまな国がどのように福祉サービスを提供しているかを分析している。この分析は、一連の社会的想定、つまり福祉サービスをどう組織するかの形態を示してくれる。福祉サービスの一翼をなすソーシャルワークは、その国の社会的な前提や福祉体制に見合うように国ごとにそれぞれ分かれている。「社会的専門職」（social professions）という一定の領域があるが、これは明確な社会問題に対応する領域で働く職業集団である。
　これらにより、ソーシャルワーク内部の区分や関連する考え方を知ることができ、またそれらがどのように関わりあっているかを理解するのである。第1章の表1.1を見れば、そこには福祉とソーシャルサービスに関する多くの広義の見解が掲載されている。よく見ると「福祉（welfare）」という用語について、人々の幸福についての大変幅広い説明から、個々のサービスの種類に言及する日常的な言葉の使用法にいたるまで、さまざまな説明がある。福祉の日常的意味の一つは、たとえば福祉手当の支給というサービスであるとし、その表の他の箇所には、それらが何であるかが述べられている。社会保障というのは、日常的な意味での福祉を提供する諸サービスのセットであり、そして幾つかの福祉手当である。けれども、こうしたことがソーシャルサービスなのであろうか。この用語の説明は一見するとその通りなのだが、この用語には個人的なソーシャルサービスに言及する日常的な用法があり、そこでは地方当局によるソーシャルワーク・サービスへの言及もある。こう

して我々はソーシャルワークに導かれる。

　表1.1に掲げた「ソーシャルワーク」の記述内容には、本書で簡潔に表明した内容が記されている。また、このリストにはソーシャルワークの別の表現が含まれている。すなわち社会的支援、ソーシャルケア、社会教育（social pedagogy）、そして福祉手当と福祉権である。それらは関連するサービスというよりも、むしろソーシャルワークの形式をとっているが、その理由はそれらすべてが、社会的向上をめざす対人関係的業務、そして対人関係的業務を通じて社会的向上が遂行されるという、ソーシャルワークの基本的な主張を含んでいるからである。「ソーシャルケア」の考え方は数多くの異なる構成要素をもち、現に英国が実施しているものであるが、焦点は英国のソーシャルサービス・システムにおけるケアの実践とサービスの配送に向けられており、治療的あるいは変革的アプローチにはそれほど比重はない。したがって、ソーシャルケアは秩序維持に機能するソーシャルワークである。

　社会教育（'social pedagogy'）の理想は、ドイツ、オランダ、北欧、東欧、南欧の国々で見出される。社会教育は施設ケアとデイケアの要素を組み合わせたもので、英国ではソーシャルケアの一部を成す。またケアの視点に立つ若者やコミュニティによる働きかけでもあり、英国においては民間や成人に対する教育の一部でもある。ソーシャルワークを家族や子ども、それに英国における地方政府の教育部局と連携させる動きは、ソーシャルワークが多くの点からみて、教育や個人の成長、それにコミュニティの発展に関するものであり、社会教育における哲学的及び実践的アプローチは含まれないという考え方を反映している。こうした社会教育の構想はまた、変革を重視する発展か、治療を重視する発展かによって、そこに置かれるウエイト次第で変化する。おそらく青少年に対する仕事は、主に少年たちを街路から閉め出すこと、あるいは非行の防止であろう。あるいはまた、若者の生活向上を図るために、個々人の社会的成長を遂げさせる形態をとるであろう。死にゆく人々のために創作芸術を用いるデイケアは、秩序志向のサービスであるが、それは病気のために障碍が重くて普段の生活を営むことのできない人々の気分を紛らせ、心を充たすためである。そのようなケースはソーシャルケアの形を

とり、秩序志向の立場を表している。その他にはケネット（Kennett, 2001）が論じているように、死に向かう人たちの生活の質の向上を目指すことで、その人たちは臨終に到るまでさらなる自己実現の達成を心に感じることができる。これはより治療志向的な見地であるが、デンマークにおいてはこのいずれもが社会教育である。

ソーシアル・アシスタンスという考え方に関して、ドイツやフランスではあるソーシャルワーカーのグループは、アシスタント・ソシアールと呼ばれている。それは援助サービス分野の社会的側面に関する直観的な着想を反映していて、福祉手当や権利擁護業務から生じたより実際的支援という考えや、あるいは「複雑な福祉国家のなかで自分の途を見出しなさい」というウートン（Wootton 1959）の秩序志向の立場と結びついている。ソーシアル・アシスタンスは実践可能な活動範囲を限定しない（たとえば、オランダにおける文化的ソーシャルワーク、英国のコミュニティ芸術活動に結びつく考えなど）。米国では、これらすべての活動はソーシャルワークに属するものと見られている。

ソーシャルワークと他の専門職との間で、二つの違ったやり方で多くの実践が共有される。共有するための一つのアプローチは共有された実践を含んでおり、そこではさまざまな専門職が同じテクニックを用いたり、似ているテクニックを用いてよく一緒に仕事をしており、しばしば同じ先進的なトレーニングを受けて、しかも役割においてほとんど差異がみられない。数例を挙げれば、カウンセリング、家族セラピー、コミュニティ・ワーク、グループ・ワーク、社会開発などであろう。いま一つのアプローチは、多職種による専門性の発揮である。ヘルスケアの専門性は積極的な医学的治療と同様に、疾病による社会的不利や障碍をもつ人たちをケアし、支援することがよくある。また犯罪司法の専門家は、青少年犯罪や薬物対応のチームで専門性を発揮している。こうして医療、看護、心理学、ソーシャルワークなど異なった職種が、それぞれの技量、経験、知識をひとつにして実践を進めているのである。たとえば、司法精神医学、緩和ケア、腎臓ケア、あるいは運動神経症などに対する実践があげられる。

結論

　ここまで私は、異なる福祉体制における社会福祉専門職の検討を通じて、ソーシャルワークのアイデンティティは、異なる福祉体制におけるそれぞれの強調点から理解できること、そしてそれは、ソーシャルワークに関する社会秩序、治療、変革という三つの志向的見地の相互関係を検討することによって示し得ると論じてきた。パートナーシップによって、サービス利用者、その介護者と社会的ネットワーク、さらには里親の介護者のような同僚たちと同様に、関連するサービスや関連する専門職を担う者として、その方法を共有して働くことが可能となる。しかしながらパートナーシップは、対人関係的支援や対人関係的な社会的変化の促進を通じた社会的向上に焦点を当てるという、ソーシャルワークの持つ柔軟性を抑制するかもしれない。

　第1章では、さまざまなソーシャルワークの実践家、機関、実践例が、ソーシャルワークに関する言説において、異なる強調点を映し出しているのを見た。そのことにより、述べられた言説が、特定の福祉体制内におけるソーシャルワークとしての独自な表現であることがわかる。本章では、ソーシャルワークのアイデンティティが、対人関係的サービスを社会向上に結びつけるという主張に懸命に取り組んだように、ソーシャルワークの三つの見地を何とかまとめたのである。特定の福祉体制における社会福祉専門職のアイデンティティは、特定の時間と場所のための主張の解釈における三つの見地のせめぎ合いを映し出している。個々のソーシャルワーカーはアイデンティティを、自らの人格に具現化し、実践で実証し、また諸機関および専門職間の連携において表明するが、そのアイデンティティは、その福祉体制において行動するための主張と努力を反映している。

　ソーシャルワーク発展の初期から、ソーシャルワークの主張を理解し正当化することを人々は求められてきた。すなわちそれは、対人関係的業務により社会変革を達成すること、および対人関係的業務に社会的方向性を与えることである。この要請は今日も依然として存在する。20世紀を通して、ソー

シャルワーカーはその要請に応え、さまざまなバランスや優先順位を工夫して、ソーシャルワークの三つの見地を統合しようと試み続けてきた。社会統制、社会変革、ケアを達成するための社会秩序や社会改革、あるいは治療などのソーシャルワークは常に存在している。それらは互いに相対する姿勢をとるが、同じ社会的プロセスを担う協調関係にもある。いうまでもなく、ソーシャルワークは19世紀、西欧諸国における産業化、世俗化、市政化（municipalization）の産物である（Payne, 2005c）。ソーシャルワークは、主要な社会変動、道徳的・倫理的な挑戦、そして複雑化した社会の組織化と管理といった問題に対処するために登場したのである。私たちがソーシャルワークに複雑なアイデンティティを認めるのは、増大する多様性と複雑さに対応すべく、まさに動乱の時期にソーシャルワークが創り出されたからである。20世紀においてソーシャルワークは、二度の世界大戦、福祉国家の興隆、グローバル経済と政治運動などを通じて発展したのである。そして21世紀には、大きな人口変動、自然環境や経済的変動がはっきりと地平線上に姿を現している。ソーシャルワークが複雑なものであることはむしろ幸運なことでもある。なぜなら、ソーシャルワークの主張の達成には、未来にむけて多くの難局を乗り越えることが求められているのだから。

第 3 章
実践としてのソーシャルワーク

泣き叫ぶ中年女性

　ソーシャルワークとは一体どのようなものか、と尋ねられれば、私はたいてい大声で泣き叫んだ女性の話をすることにしている。多くのワーカーは自分たちの実践経験で似たような逸話をもっているが、彼らにとって「実践」とは、他者との対人関係的な相互行為を行うことを意味する。このようにソーシャルワークを実践と捉えることは、ソーシャルワークの全体を包括する一つの要素である対人関係的仕事の価値を、ソーシャルワークの主張全体の第一の要素だと明言することである。対人関係的行為は、ソーシャルワーカーが行っているとはっきり分かるものである。それはワーカーの支援を受ける人々にとって分かりやすく、説明もしやすい。対人関係の仕事はまた、ソーシャルワーカーの周りで働いている他の職種とも密接に関わっており、彼らも同じく対人関係の仕事を行っている。それゆえ対人関係的サービスは、一般の人々や専門職の同僚に自分を表現するものとして、ソーシャルワーカーのアイデンティティの中心となるものである。ソーシャルワーカーの初期のころの経験には通常、ソーシャルワークの経験を個人的な活動として理解すること、そしてその経験を、社会改良の形をとった対人関係的ソーシャルワークというより幅広い要求へと統合することが含まれている。次に述べる

大声で泣き叫ぶ女性の話は、個人的体験としてのソーシャルワークの重要な部分を、まとめて明らかにしてくれると思う。

ある晩のこと、私は社会サービス課で、夜通しの緊急対応の任務に当たっていた。夜の10時に警察から電話が入り、精神科の緊急対応ができるかどうか尋ねてきた。「こちらで問題が発生しています。泣き叫んでいる女性がいるんです」。「泣き叫ぶって、どういうことでしょう？」私が尋ねた。すると「とにかく大声で泣き叫んでいるんです。あなたが現場に来れば分かりますよ」と答えた。

街はずれにある公営住宅の敷地は、丘陵の斜面に沿って整然と並んでいた。私は丘の上から敷地に入った。眼下一帯に低い家並みが広がり、薄汚れた芝生に囲まれた数ブロックのアパートを囲んでいた。私には騒ぎがどの辺のものかが分かった。いちばん遠く離れたブロックの玄関回りには5、60人の群衆がおり、警察の車が付近に停まっていた。丘を車で下ると、窓越しに刺すような悲鳴がアパートから聞こえてきた。

不安げな一人の若い警官が人だかりの中から出てきて、私と出くわした。「ウッズ夫人です、夫人はベッドから起きて泣きわめいています」と説明してくれた。もう一度金切り声があたりの空気を切り裂いた。私の問いかけに答えて警官は、名前の他にはその女性についてほとんど何も分かっていない、と言った。彼女は近隣の人たちとあまり関わっていないし、夫はいるが不在だという。近所の人たちは彼女が泣き叫ぶのを止めさせようとし、警官も説得を試みたが、すべて無駄に終わっていた。私たちは膨れ上がった群衆をかき分けて前に進み始めた。その途中で警官は、「彼女はヒステリーなんですよ」と言って、状況説明を結論づけた。

すでに私の心は先を争っていた。事件はあまりに普通ではなかったので、警官の言葉を自分がどう受けとめたかを、今でもよく覚えている。精神症状の技術的な診断として、警官の放った言葉は不正確だった。つまりヒステリックな行動というのは無意識の物まね行動、または身体的症状による現実回避を意味する。また警官の言葉は、感情的な行動を女性に特有な分別のない性格のせいだとする、性差別を助長するものであった。警官の言葉に、依然

として私は考えたままであった。学校時代にある賞をもらったことがあった。催眠（術）についての研究に選んだ一冊の本であるが、どのように多くの人が催眠術にかかるかが書かれていた。催眠術とは人を眠った状態にすることである。人はゆっくり、穏やかに、しかも単調に話しかけられるとリラックスしてくる。人は大なり小なり暗示にかかりやすく、こうしたテクニックに反応しやすいということでもある。

　私が、ありふれた公営アパートの寝室に歩み入ったところ、その部屋で中年後期の女性がベッドから起き上がり、時折大きな叫び声を放っていた。私の思いは、かつて精神医学を教えてくれたある人物に向かっていた。彼は背が高く、黒い服を着た甲虫のような人で、黒い葉巻を吸っていた。ヒステリックな行動（先述の精神医学における専門的な意味で）をとる人々について、彼の言ったことを思い出す。彼は言った「そのような人たちは暗示にかかりやすいんだ」と。その言葉で、私は手がかりを見出した。もしウッズ夫人が厳密な意味でヒステリー状態であったとすれば、彼女は多分に暗示にかかりやすかったのであり、そうすれば容易に催眠療法に服してしまう。警察官の話した言葉は精神医学的にはいい加減であったかもしれないが、彼女の行動についてのその常識的な意見が、最初の切り口を提供したのかもしれない。私はそのような催眠療法をするつもりはなかったのだが（その必要性も資格もないので）、彼女を寝かしつけることでその場の緊張を和らげることができると考えたのである。

　そう決めたうえで、私はベッドの端に腰をおろして、ウッズ夫人のほうに身体を曲げて彼女の手を取った。すると、夫人は私の顔を見てくれたのでコンタクトが取れるようになった。私は自分の名を告げて、なぜ初対面の私が彼女の寝室にいるのかを説明した。彼女は依然として泣き叫び続けていた。そこで、私は低くゆっくりした声で「あなたはひどく疲れていらっしゃる、まぶたも重いし、眠りたいでしょう……」と言った。そうすると、彼女はひっくり返って横になり、寝入ってしまったのである。その時ばかりは、私はヒーローだった。関わっていた近隣の住民や警察がアパートに入るや否や、人々をあてもなくエキサイトさせていた騒ぎは静まった。その夜のソーシャ

ルワーカーの腕前の評価は最高のものとなった。つまり、それまでのすべての努力は徒労に終わり、私の場合は、たちどころに成果を見せたのである。警官は群衆を解散させ始めた。やがてこの話は、夫のウッズ氏がパブから家に戻ってくることで一層込み入ったものとなる。その話では、家庭内暴力、愛する夫が家を離れたことによる鬱状態、不安と恐れ、立ちはだかる虚しい老後、さらには再び生活が充足されるために必要となる個人と家族の変化、などが述べられることだろう。ウッズ夫人に対処する際には、今後これらの事柄がソーシャル・サービスの内容となる。そしてその内容は、社会的向上に寄与するというソーシャルワークの広義の要請に連なるものである。

しかしながら、この短くてちょっと変わった出来事には、多くの対人関係的ソーシャルワークの要素が含まれていて、それらはソーシャルワーカーがよく説明し分析しているところである。それは以下の通りである。

* 公共の利益のために人々の私的な生活領域に介入すること。
* 関わりのある人々とのコミュニケーションは、ソーシャルワーカーの行為の基礎である。
* ソーシャルワークはプロセスであること、つまりソーシャルワーク活動のすべての出来事には、当事者である人々の参加があり、またある段階から別の段階に進むにも当事者の助力によらねばならない。
* すべてのソーシャルワーク活動の根底にはそれぞれに特別の価値が横たわっている。
* 情報の構築——私は自らの大学での学びと、個人的経験や生活への関心から得た知識と技術を用い、さらにそれらを一つのパッケージへと再構築したが、先に述べたような特殊な状況には適切であった。
* 私は自分自身を活用した。ソーシャルワークにおける関係性の中での自己活用が意味したものは、警官や近隣の人々の要請に直面しての私の自信であり、どう対処すべきかの不安に直面しての私の自制心、さらには未知の状況に直面しての私の気力であった。そして、見知らぬ人と自分なりのやり方で関わり合う私の個性や能力は、ことごとく陽の目をみたのである。

第3章　実践としてのソーシャルワーク　83

　私はこのささやかな実践に、ソーシャルワーク、自分自身、そして自分の生命を注ぎ込んだのである。だからソーシャルワーカーならだれしもが、あらゆるときにソーシャルワークを行っているといえる。すなわちワーカーはソーシャルワークを表現し、それがソーシャルワークとなり、ソーシャルワークの考え方を具体化し、組織化する。それらがソーシャルワーク<u>である</u>。本章で探求することは、ソーシャルワーク活動の遂行に関する考え方である。今ひとつ、ソーシャルワークの価値に関する領域は、ソーシャルワークを理解するうえで大変重要かつ複雑なので、次の章に譲ることとする。

パフォーマンスとしての実践

　ソーシャルワークの語りでは、「実践」としての対人関係的サービスが述べられる。その意味するところは「ソーシャルワーカーが行うこと」以上のものである。「実践」とは、少なくとも二つのことである。まず第1には、<u>ひとつの実践</u>であり、慣習であり、ソーシャルワーカーが行うことの基準ないしアプローチである。私たちは「……することは我々の実践です」と言う。このことが言わんとするところは、ソーシャルワークには継続性、確実性、それに容認された基準があることである。しかしながら、実践とは臨機応変のものでもある（Payne et. al. 2002: 6）。つまり、それは音楽家がリハーサルしたり、ジャズの演奏者が即興で演奏をするようなものである。あの大声で泣き叫び続けた女性は異常な状況下にあり、自分には前もって対処すべき何か処方箋があったわけではない。だから、私には即座に何かをやる以外なかったので、彼女に眠りなさいと指示したことが駄目だったら、さらに何か他のことをやってみただろう。ソーシャルワークとその対象となる人たちとの関係のあり方で高く評価されるのは、対象に粘り強く関わることと、もう一度やってみることである。そのことはまた、困難な状況におかれた人々にとって良い見本となる。物事が不運にもうまくゆかない場合、もう一度やってみるのは辛いことだが、対象に粘り強く関わろうとするソーシャルワーカ

ーは、1、2度試してみて状況から手を引く者より、ずっと高く評価されるだろう。

　一般に認められている確かな実践と、状況に応じた臨機応変の柔軟な実践、この双方を提示することは矛盾しているように思われるが、この不一致こそがソーシャルワークについて、ソーシャルワーカーとソーシャルワーカーでないものとに関心を向けさせる一つのきっかけとなる。そこで、ソーシャルワークとは一体何をするものなのか、この点を明らかにしておく必要がある。マネージャーなら、あらゆる場合に対応する手順を作っておきたいと思うだろう。また研究者なら、ソーシャルワークのテクニックがある特定の状況において有効であったことの根拠を知りたいと思うだろう。ソーシャルワーカー自身はどうかと言えば、次に何をすべきかをはっきりさせたい、また自分に役に立つ指針や実践モデルを得たいと望むだろう。しかしそれでもなお、人間性とあらゆる変化を見せる社会的状況は、自在に対応する柔軟性を我々に求めている。多くのソーシャルワーク技術は、その根底に「タスク」(task)や「クライシス」(crisis) のような概念を備えているが、その説明は懇切を極めていて、ソーシャルワークの教科書にはこみ入ったリストや図表が掲載されてはいるが容易に頭脳に納めることはできない。そのうえ、それらの説明は一般的に過ぎる内容で、われわれが対処すべき状況には応用できないのである。

　ともあれ、確かさと柔軟性を不一致と見なすことは、ソーシャルワークと人間性の本質を見損なうことである。ソーシャルワーカーが行うこと、ワーカーが他の人たちとどのように関わり合うかは、まさに柔軟で多様であり、それは人間性や社会の変わりやすさを反映しているからである。けれども、実践の道具としての知識、スキル、目標の理解と評価などは、明確性、整合性、一貫性をもたらしてくれる。

　ゴフマン (Goffman, 1968, 1972a, b, c) の演劇論的役割論は次のように論じている。我々は、その状況とその場にいる他者にふさわしい役割を演じることで、人間的な状況に対応している、と。我々は状況に応じて、他者に自分自身の役割をどう果たすかを変化させる。ソーシャルワークは行為

(performance) として見られるが、その場合、自分がとる行為は個人としての自分自身の何かを示すことであり、またソーシャルワーカーとしての役割を示すことでもある。さらにワーカーは、生活困窮者または病気にかかった人、親たち、配偶者、コミュニティの住民など、各自の役割を演じる人たちと関わり合うのである。この生活困難の役割がその人の役割のすべてではないのは、支援する役割がワーカーの役割のすべてではないのと同様である。人々は自分たちの生活に結びつく一連の役割から、その場に相応しい役割を取り出し、ワーカーとの関わりに用いる。こうした個々の状況を一般的なものとしてとらえはじめるや否や、一貫性とか整合性といったことが支配し始める。話をウッズ夫人に戻すと、彼女はワーカーに緊急行動を促すほど極端な困惑状態にあることを自ら示したのである。ソーシャルワークの治療に関する文献が示唆するように、慎重にアセスメントを行い配慮の行き届いた治療的交流を試みること、あるいは秩序志向の立場に立つソーシャルワークが提案するような主任ホームケア・支援ワーカーを派遣すること、これらはウッズ夫人の家の回りで増え続ける群衆の不安や騒ぎが拡大する現在の状況には対処しえなかったであろう。彼女の人生における貧困、加齢、男女関係が彼女を苦境に追い込んでいるとの推測は妥当なものではあったが、こうした現状を変えるような関心を持つだけの時間はなかった。否、「事態を鎮静させること」これが必要な介入であった。そしてウッズ夫人は自分の起こした問題ですっかり疲れ切っていて、親切な隣人の手助けや、警官の登場という公権力の介入をも無視していたが、彼女を支援してくれそうな駆けつけた役人たちには恐らく気づいていたであろう。夫人は、とにかく最後にはやるしかないことを受け入れたまでなのだ。このような役割行為の接点において、夫人の人生の複雑さと私の専門職の一部とが、それぞれ顔をのぞかせたにすぎない。

　ところが、この事件が起こって間もなく彼女の夫がパブから戻ってきて、彼女を精神病院に移したことで状況はいっそう複雑化したが、私にはソーシャルワーカーとして幾つかの役目を果たす機会が与えられた。それには、夫人が周囲をかき乱そうとする行動に潜む要因調べや、彼女が入り組んだ状況

で直面した社会的な問題に対処する作業への取り組み、さらに翌日、地域チームが本件に着手するよう申請書を作成することなどが含まれていた。結果的には、そこにはウッズ夫人とその夫を支援する実際的なサービス提供が含まれたのである。

　このように、人と社会の事象に対処するには限りなくさまざまな仕事が必要とされるが、これらの仕事は豊富な経験を積んだプロの手に委ねられるのである。この場合のパフォーマンスでさえ、意思疎通を成立させること、公的な処置や一時的にせよ支援関係を立ち上げること、これらの大切さを例証したのである。この一つの事件が、実践的ソーシャルワークの多くの基本原則を例証するとともに、そこに含まれる要素としての個人的な自分らしさや人生経験を例証している。またこの事件は、ソーシャルワークを別のものとして打ち立て始めてもいる。すなわち、ソーシャルワークに、公的な役割、知識と調査の活用、それにソーシャルワーカーが達成を目指す社会的価値を組み入れることである。私は電話で呼び出され、公務員、つまり社会統制の歯車の一員として行動した。さらに、私はソーシャルワークの重要な価値を持つ目的を遂行したことになる。すなわち、ウッズ夫人の奇妙な行動には幾つかの社会的原因があるのではと私が推測し、それによって問題の解決をみたのである。私は警察や近隣住民から専門家としての知識やその自信が期待される、自分の所属機関の権威を担っていた。私はこれを「知恵のある人」の役割と呼ぶ。人々は私が介入したとき、自分のことを、このような状況での対処を「心得ている人」、必要な知識とそれなりの経験や自信を持っている人と見なすのである。それらがどこから来ているかを知らず、気にもかけず、よく分からない知識の引用だと期待もせずに、人々はワーカーの知恵に目を向け、期待するのである。その結果として、ワーカーは行動でき、人々もワーカーの行為に加わることができて、地域的にも個人的にも何かが起こる機運が出てくる。そのことから男女の関係にわずかな変化が起きて、それを確認できれば、社会正義とエンパワメントをめざすソーシャルワークの使命の一部が達せられたことになる。こうしたすべての事柄が、一つのささやかな対人関係的パフォーマンスに含まれるのである。

それゆえ、このように実践に焦点を絞ることは視野が限定されることである。ソーシャルワークの対人関係的側面はまず第一に必要とされることが多く、またソーシャルワーカーが日常的に基本として行うことの特徴をよく表している。とはいえ、対人関係だけが、社会的向上も同様に実現するというソーシャルワークの十全な主張をその中に<u>含んでいる</u>。ただ対人関係的側面は、そのことを<u>明らかにする</u>ことはしない。だが対人関係がソーシャルワークに求めるものは、達成することが何であれ、その努力に加わるクライエントにとっても価値あることである。たとえソーシャルワークがその活動によって、また専門職としてこの世界に存在することで、その他の社会的目的を遂行するとしてもそのことに変わりはない。個人や対人関係的な語りが、ソーシャルワークの首尾一貫した分析や、ソーシャルワークの重要な側面に対する評価をもたらそうとしている。それは活動としてのソーシャルワークに関する公的かつ通常の理解の中心にあって、先の第２章で熟考した辞書やインターネットのソーシャルワークについての見解と同様である。ソーシャルワークに加えられる活動および専門職としての二つの側面には、その個人的かつ対人関係的な形式における、基本的なソーシャルワークの理解からなされる分析と展開が求められる。

介入（intervention）──クライエントの生活への介入

　個人的ないし対人関係的な語りによれば、ソーシャルワーカーは他の人々の生活や社会的状況に介入する。すなわち「介入する（intervention）」という曖昧な意味はおおよそ、ソーシャルワーカーがクライエントとともに、あるいはクライエントのためにする行為といったことである。これは「介入」の意味を、他の文献（Germain and Gitterman: 1996）では「救けること」（helping）、あるいは「実践」（practice）と呼ばれる語句（Fook:2002）と同義語として扱う。次に、より厳密な「介入」の用い方は、クライエントの生活に影響を与えようとする活動に焦点を置くものである。以下の説明において、この用語の用いられ方について幾つか実例あげてみよう。オングとチャ

ン（Ng and Chan, 2005:68）の「あなたが行うことすべて」というアプローチは最近のよい例である。両人は「介入」を次のように述べている。「人々が自信を持って自らの状況を改善する行動ができるようにするための積極的な手段としてのもの……。それは全体論的アプローチで、人の身体的、認識的、精神的要素を一体化して提示する。その場合には、病理的な問題に関心を向けるよりも、活力を伸ばし、より満足のいく状態を実現することに視点を向ける」。ここで彼らは、ソーシャルワークについて治療的立場に立つことを示している。対照的にドミネリ（Dominelli, 2004:81）は、社会改善の見地から介入について「それによって変化が生じるプロセス」と述べているが、これはソーシャルワーカーが自分の価値観をたよりにクライエントにどう取り組むのかという彼女の説明と深く関連していて、その価値観は実践の根底にあるさまざまな価値の葛藤をワーカーに気づかせてくれる、としている。そしてその葛藤は、どこへ、どのように改善すればよいかをワーカーに理解させてくれるのである。ドミネリは、階層的（hierarchical）プロセスと平等主義の（egalitarian）プロセスとを対比している。階層的価値観はサービス利用者の声を「かき消してしまい」、クライエントに与えられるであろう選択肢の幅を制限する。このようにドミネリは「介入」について、ワーカーのクライエントとの相互的な関わりという全体的な性格として言及している。

　コンプトンとギャラウエイ（Compton and Galaway, 1999:309）は介入について、より限定された用い方を例に挙げて次のように述べている。「……介入とは、サービス契約の進展につれて着手され、サービス契約に細かく決められた目標の完遂をめざす活動である」。彼らは、ソーシャル・ブローカー、権利付与者、教師、仲裁人、擁護者のように、介入する役割の範囲を定めている。これらに合わせて、「クライエントの力を発揮させる介入方法」に焦点を合わせる。それには次のような点、すなわちクライエントの財産を守ること、クライエントの自覚を促すこと、コミュニケーションの力をつけさせること、情報を提供すること、意思決定ができるよう、またクライエントが人生に意味を見出せるよう手助けすること、などが含まれている。同様に、マッタイニ（Mattaini, 2002:175）は主要な北米教科書のなかで、「個人に対

する実践」について紹介した際に、実践は「……一般的に、アセスメントから介入まで比較的切れ目なく進む」と述べている。ドルフマン（Dorfman, 1996:93）は「……（さまざまなモデルから引き出された）概念やテクニックの標準となるものは、通例、折衷的なソーシャルワーク実践に組み入れられる」と述べている。エヴァンスとキアニー（Evan and Kearney, 1996）は介入を始める前の、仕事の開始、仕事への取組み、打ち合わせ、評価と計画、などに言及している。彼らはサービス利用者に、「よく動いてくれる人」によるアプローチを望んでおり、そこには利用者に有益な活動がはっきりとみられるが、これは利用者のコントロールの視点と社会的コントロールの見地とのバランスが非常によくとれているのである。ワーカーにとっての「基本原則」（Evan and Kearney, 1996:116）とは、利用者自身の自己管理を最大限にして、法的権限の行使や自助と相互支援を進める前に、自発的なアプローチから始めることである。ワーカーは、利用者が変化に対して楽観的であるように促すとともに、資源の入手の情報を与え、資源を入手させ、そしてサービス利用者とともに、サービス利用者のために活動する対人関係的援助スキルを提供するのである。

さて、さまざまな介入は、環境、処置、行動パターンなどに関わる一連の行為として公式に述べられており、また介入は多職種と共有されたものというより、ワーカーが行うことだとされる。ところで、ソーシャルワークの理論として広く用いられている一つに、そのタイトルに「危機介入（crisis intervention）」とある「介入」に関する内容が明確に含まれている。最近の主要なテキストで、この観点から介入についてこのように詳細に論じているものはない。たとえばジェイムズとギリランド（James and Gilliland, 2001）は、「危機介入のための基本的スキル」と「危機的ケースの取り扱い」を論じ、他方、ロバーツ（Roberts, 1970）の危機介入の7段階モデルで焦点を当てているのは、アセスメント、ラポートの成立、さまざまな感情への対処、代案の工夫、行動計画であり、このうち行動計画の時点で「危機の解決」が見られる。ラポポート（Rapoport, 1970）の重要な介入理論の初期の説明では、危機介入という用語はほとんど見られない。彼女が好むのは「危機の理論」

とか「危機に対処する簡易な処置」という表現である。ある箇所で彼女は介入と予防とを区別しており、「……介入と予防の方法に適用される原則」というくだりがある（Rapoport, 1970:269）。パラド（Parad.1965:1）は、彼の古典的な著書の中で、予防と危機介入の同じ区別を行っている。彼が定義する危機的介入とは、「個人、家族ないしグループの生活状況に入り込んで、危機の誘因となるストレスの衝撃を緩め、直接的に影響を被っている人たちや、重要な『社会的経験』の中にいる人たちに資源供給の支援をする（1965:2）」というものである。ブリューワーとレイト（Brewer and Lait, 1980:121）は彼らの秩序志向の論争の中で、予防と介入の区別をソーシャルワークにより広く適用しているが、「……予防的ケースワークの効果についての根拠は、介入の場合よりも一層希薄である」と述べている。

　ソーシャルワークを「介入すること」と見ることに含まれる意味のうちには、次のようなものがある。第1に、ソーシャルワークはバランスを創り出すという主張である。ケアし援助するという愛他主義（altruism）とは、ソーシャルワーカーがそこで活動している社会という世界のしきたりに権威によって従わせることに対置されるものである。このように社会統制の実施を求める社会秩序は、個人的かつ対人関係的なソーシャルワークという基本的な治療的アプローチに組み込まれていく。介入に含まれる第2の意味は、それが科学的かつ権威的性質を求めているということである。このような立場は侵襲的な性質についての非難に対して、ソーシャルワークを擁護するものである。このように介入という理念はソーシャルワークの主張と結びついており、個人への介入は公の介入を伴うのである。他の人々や組織と関わりを持つことはすべて、それら個人や組織に、また思うままに振る舞う自由に、そして私的な意思決定に立ち入らざるを得ないことを意味する（Payne, 1993）。ワーカーは過度に入り込むことと、よい成果を得るに足る程度に関わることとのバランスを巧みに築き上げる。こうした見方は、我々が支援する通常の環境は閉じられた世界であり、役所や民間ヘルパーの関与しないところを意味する。さらに言えば、それは人々の暮らしを秩序立ったものと見ていることである。人々は、何らかの介入が状況を変えるに到るまでは、そ

の世界に暮らし続けるのである。もし我々がこの状況を当然視するならば、外部に支援を求めてその支援を受けることは社会的にみて、集団内部の人々から支援を受けるのに比べ、あまり好ましい選択ではない。けれども、ソーシャルワーク活動をこのように見る考え方は不要である。ドミネリ（Dominelli, 2004）のような変革志向の介入論では、より良い人々の暮らしとは、絶えず変化が見られる社会だという。それゆえソーシャルワークの活動は、そうした絶え間ない変化の経験の一部となってきて、その結果、ソーシャルワークの活動はそれとは別の社会秩序からの侵襲ではなく、絶えず変化する過程におけるさまざまな社会秩序との一つの関わり合いとなるのである。そこで、「介入」をより綿密に見てみると、そこに潜む政治的かつ社会的な意味に注意が引かれる。秩序志向の立場から政治的に見れば、福祉サービスの供給は支援供給の自然な形ではないということが透けて見える。それは、支援の供給は福祉社会における国家の正規の役割でなければならないという政治的な想定に疑問を呈することになる。人々の暮らしの世界では、ふつうに世話をしていると見なされる人に負担が課されていて、その世話する人はたいてい女性であるか、身内の者たちである。このように、ソーシャルワーカーが部外者であると見なされる状況下では、そこに属している人たちの福祉もまた、性差によるケアの序列や、家族やコミュニティ、その他閉じた生活圏の人々の役割が前提とされているのである。こうしたことを当然のことと考えれば、ソーシャルワーカーによる介入は、多くのこのような隠れた政治的かつ社会的な憶測を帯びているということができる。上に引用された治療志向的な立場では、介入は、問題解決の達成と人間的成長という利益とのバランスが保たれるであろうと見なしている。これとは対照的なドミネリ（2004）による、介入は分かち合うべき努力であるという変革志向の主張は正当と見なされよう。

関係性の中の人間のコミュニケーション

ソーシャルワークが他人の生活に入り込むものであることを見てきたが、

ソーシャルワークは常に、ワーカーとそこで関わる人たちとの間で交わされるコミュニケーションを通して遂行される。コミュニケーションは一組または複数の人間関係で成立する。パートンとオバイヤーヌ（Parton & O'Byrne, 2000:11）が、利用者がソーシャルワークをどう見ているかについての研究に次のようにコメントしている。「良いソーシャルワークとは『関係』の形成にかかっている。このことは簡単には言えないが、大事なことである。我々が理解したり、また困難や辛い経験を甘受しうるのは、話すことによってである。話すことと言語は、意味を理解したり、身を処していくうえでの鍵となる」。

コミュニケーションとはシンボルによって人々の間に意味を伝えることである。そしてシンボルとは、何か他のものを「表象する」装置である。ときにシンボルは言葉であり、話したり、書かれたり、あるいは署名の言語として伝達されよう。シンボルはまた、人に触れたりする親密さとか態度のような、ある種の振る舞いでもある。さらにシンボルは、特定の方法で解釈されるかもしれない立場である。例を挙げれば、障碍のある人とか、ある特徴を持つ特定の人種グループなどである。そしてコミュニケーションは広範な意味を伝える。表3.1はコミュニケーション概念の理論的活用の領域を並べたものである。この表は、コミュニケーションがどのように社会生活を成り立たせているか、また私たちは互いにどのように影響し合って行動を起こすのかを示している。コミュニケーションにより、物事の新しい理解を生み出すとか、まだ表現されていないものを表現することが可能である。文脈の中に位置づけたり、政治に関心を抱かせたり、疑問を投げかけたりすることは、現在の状況の理解を新しい光に当てる多様なコミュニケーションの活用法である。たとえば、政治に関心を抱かせるコミュニケーションは、我々が話題にしている状況での権力行使に関心を向けさせるのである。

トレヴィティック（Trevithick, 2004）らは権威ある文献レビューで、ソーシャルワークのコミュニケーションの基盤をなす三つの主要なグループの考えを明らかにしている。

・心理学とカウンセリング理論

表3.1 概念としてのコミュニケーションの使われ方

作ること−関係づくりと理解	具体化すること−表現されない事柄の理解	情況にあてはめること−他のものとの関連で物事が理解できる	政治化する−人々が物事を成し遂げて他者に影響力を及ぼすこと	探求−思想を検証し、発展させること
他の人と関わることを可能にする	集められた記憶を記録し、想起できる	対立と対話を通した融和の並存を容認	政治的参加の容認	思想の普及が認められ、公共空間で関心を引くことを認める
生活にパターンと儀式を設ける	将来へのヴィジョンや意向を表明する	社会的文脈に沿って人々が自らを定義し表明するよう促す	経験したことについて深く思いめぐらすことを容認する	話し合いを通じて考えを明確にする
人々が、自分自身と他の人たちを同時に経験することができる	個々人の性格やスタイル、および自分の個性を表現する	人々は、世界についての自分の理解を表現する語りを創り出すことができる	思想の普及を促す	思想を翻訳して他の文脈に適用する
関係性と活動についての人々の理解を構築する	「人種」と民族意識を省察し表現する	複雑に理解された内容をまとめるよう促す	社会に影響を与える形式ないし手段であるか	コミュニケーションが効果的か否かを評価させる
人々が実際に行っている社会的実践であるか	社会的アイデンティティの表現と表明 実用的芸術であるか	人々が組織と活動を構築できる	反対および不同意を容認する 議論を容認する	コミュニケーションがどこで失敗したのか、あるいはどこに改善の余地があるかを明確にする

(出典 シェファード等〈Shepherd et al (2006)〉の文献を要約し発展させたもの)

・コミュニケーションと学習理論
・関係的/文化的理論

　カウンセリング理論は、ロジャーズの著書(Rogers, 1951, 1961, 1980 ; Fleet, 2000)の最新版にある、カウンセリングにおける効果的な人間関係の

ための「中核的条件」に焦点を合わせており、それは共感、誠実ないし信頼性、受容、無条件の積極的評価ないし敬意である。そしてカウンセリング理論は治療志向の立場をとる。コミュニケーションや学習理論は、人間同士の習熟したメッセージの運び手としてのコミュニケーションの技術的な側面に焦点を合わせる（Hargie et al, 1994）。すなわち、これは秩序志向の立場である。関係的／文化的な考え方は、契約、相互関係、エンパワメントに焦点を合わせており、男女同権主義や平等をめざす社会改革的思想につながっている。そして社会集団間の関係改善や、異なる社会集団間のコミュニケーションを阻む障壁を認識し、対応することを通して、社会的な変化を達成すべく対話を行うのである。例を挙げれば、プーフ（Pugh, 1996）は、コミュニケーションにおける言語の使用がアイデンティティや権力をどのように伝えられるかを論じている。またトンプソン（Thompson, 2003）は、文化的・社会的分断、態度、アイデンティティ、感情などを伝えている言語の使用が持つ政治的な含意に注目させる。

　リー（Lee, 2001:06）はエンパワメントに関する書物の中で、さまざまな関係の活用に関する伝統的定式化について、次のように述べている。「あらゆるソーシャルワークのプロセスと成果の根底にあるのは、関係構築のプロセスである。関係性は人と人の間を架橋し、その上であらゆる仕事が成し遂げられる。」マンロー（Munro, 1998）は同じように述べてはいるが、実践の仕方の私的な性格を、そして知識の活用で加わる緊張を強調している。

　　「伝統的に、ソーシャルワークによる支援の鍵となるのは、クライエントとの関係であり続けた。クライエントを理解し援助の手を差し伸べることは、ソーシャルワーカーの関連した個人的なスキルによって解決をみてきた。多くのソーシャルワーカーにとって、援助的関係は効果的な実践の要だと思われてきたが、それはまた、科学的アプローチとは正面から対立するものでもあった。社会科学から諸理論が取り入れられているけれども、多くは個人的かつ私的な仕事のスタイルを発展させたもので、自分の仕事の自己評価に頼っている一方で、経験的な研究の成果を関連性がないとし

て無視しているのである。」(Munro, 1998:26-7)

同様にドルフマン (Dorfman, 1996, 93) は、関係性としての実践への個人的アプローチを提示している：

「ワーカーとクライエントとの間の関係は、援助過程の中心に位置するものである。友だちづきあいとは異なり、それは相互性に基づいてはいない。感情的支援、サービス、贈り物、その他の親密さは、交換されるものではない。問題解決においては、クライエントとワーカーはパートナーであるかも知れないが、ただ臨床家の側だけが、治療関係を進めていくことに責任を負っている。つまり臨床家としてのソーシャルワーカーは、変化が生じるその状況を生み出すのである。(たとえば、自分を受け入れてもらえた、ケアされた、安全で大切に思われている等とクライエントが感じるような場合である)。ソーシャルワーカーは暖かみや、思いやる感情や、誠実さなどを発現しなければならないし、クライエントの（過去、現在、未来の）生活状況に真摯な関心を向けなければならない。」

ソーシャルワークのコミュニケーションが関係において生じるということは、ソーシャルワークがプロセスであるという前提に基づいている。コミュニケーションは時間を超えて継続する。それゆえ、関係する人たちはある期間継続して接触する。ソーシャルワークが物語るのは、関係性が二つの事柄を行っているということである。
・人間関係に独特の情緒的性質は「人を感動させる」力を有しており、それゆえ情緒はクライエントに影響を与える。
・人間関係はワーカーとクライエントに協力的な雰囲気を醸しだす。この雰囲気がコミュニケーションを生じるきっかけをつくる。コミュニケーションはまた、ワーカーが影響を生み出すひとつの要素である。単に効果的なコミュニケーションを行うだけでは、クライエントに変化を引き起こすには不充分である。その効果を生むために特別な指示がなされる

とか、組織を組まねばならない。その特別な組織も人間関係を通じて出来上がるのである。フック（Fook, 2002）など、ポストモダン派や批判的見解が指摘するように、対人的関係においてのみ、一定の選択肢について思いめぐらし、またそれを発展させることができる。それにより当面する状況についての、また過去の社会関係や社会経験がもたらし続けてきた抑圧が、どのように人々に影響しているかについての、新たな知識や理解を生み出すことが可能となる。

ソーシャルワークにおける治療の思想は、次の二つの歴史的源泉から構築されている。すなわちバイステック（Biestek, 1961）とロジャーズ（Rogers, 1961, 1980 ; Truax and Carkhuff, 1967; Carkhuff and Berenson, 1977）による著作であり、両者は互いに異なる方法で、治療的人間関係とはどのようなものであるか、またどのようにすれば効果的かを定式化しようと努めた。ロジャーズの「中核的条件」は上記に触れられているが、これら初期の労作の上に今日の解釈がなされている。おそらく、それらの最も伝統的な点を重視しながらコンプトンとギャラウエイ（Compton and Galaway, 1999:176-82）は、ソーシャルワークの関係性をワーカーとクライエントが助け合う目的のもとに共に働くことと理解した。そこには次のような要素が含まれている。

・他者への関心
・関わりをもつことと果たすべき義務
・受容
・期待ないし、ワーカー自身やクライエントの変わりうる能力
・共感……他者の気持ちに入り込める能力
・権威と権力
・誠実さと適合性

ところが、コンプトンとギャラウエイはまた、ワーカーとクライエント間のパートナーシップ（共同性）という考え方にも関心を向けており、そこではクライエントの尊厳や独自性が尊重され、物事は話し合いで決められる。本書の第2章で、「クライエント」には一定のサービス利用者、ケア提供者、

彼らの社会的ネットワークに入る人たちが含まれるであろう、と記した。
　他方ドミネリ（Domineli, 2004: 5）は次のように論じている。

　「相互にやりとりする方法的基盤が、ソーシャルワークを関係性の仕事(a relational profession）としている。この点について言えば、ワーカーとクライエントは別の語りを練り上げる共同参加者となり、その語りから活動の新しい可能性が幕を開く……その『新しい』語りは、ワーカーとクライエント相互の関わり合いと、彼らが個々に抱いている世界観を通して形成されているので、彼らのための可能な領域を形成するのである。」

　デレゾーツ（Derezotes, 2000:77-81）は、人間関係がソーシャルワークの実践の基本であるとして、「関係のあること」を何よりも重視している。これに結びつくものとして、以下の事柄を挙げている。
＊誠実
＊自己の活用
＊互恵性
＊相互性
＊多面性
　リー（Lee.2001）は、ソーシャルワークの実践において人間関係をその基礎に置いているが、彼女がより重視するのは「関連性」（relatedness）である。彼女は結び付き（connection）の意味を以下のように説明する。
＊対人関係的経験と政治的問題とその解決との結び付き（2001:52-3）
＊人間同士の結び付きによる（2001:143, 152）、対人関係的な触れ合いの質が、相互の支援を通してエンパワメントを促進する。
　リー女史にとって、ソーシャルワークについてのこの二つの見地は繋がっている。すなわち他者との結びつきによって力を得ることで、人々が政治的な力を行使できるようになるということである。
　この人間関係におけるコミュニケーションについての説明は、人間関係とコミュニケーションが歴史的にどれだけソーシャルワークに影響を及ぼして

きたかを、治療的思考や時に秩序志向の見地を通して示したのである。そして変革志向の立場は、ワーカーと彼らが関わる人々とが相互に同等であることや、その結びつきを強調しようと努めてきた。「介入」の導入とあいまって、これは歴史的な治療志向の立場を再構築しようとする試みである。ソーシャルワークへの理論や研究の導入、そしてソーシャルワークの基礎としての知識や技術については、以下において論じられるが、そこでは頻繁に、コミュニケーションが結果としていかに効果的であったかに焦点を当てている。

プロセスについて

　プロセスとは、物事の形成あるいは達成をめざす一連の諸行為と、それらの行為に影響する複数の諸要因である（Payne, 2005b-23）。ソーシャルワークをプロセスと見ることは、ソーシャルワークについての治療的な語りにおけるもう一つの極めて重要な要素である。プロセスという考え方は、ソーシャルワークにおけるその過程で物事がどうなされたかを、達成されたその成果から区別するのに有効である（Trevithick, 2005:134）。この点においても、ソーシャルワークは別々の出来事の連なりではない。むしろ反対に、クライエント、ワーカーおよびその他の人たちとの相互のやりとりは、社会秩序の一部でもある。プロセスの考え方は、その場にいる人たちの社会的背景や互いに関わる行為を一つに融和させるのである。それはソーシャルワークの実践活動に含まれるすべてのものの結び付きを強調しており、その点で、社会的なものと個人的なものとを統合するという主張に貢献しているのである。たとえばカウンセリングが、クライエントの個人的な反応が外の世界に影響することに注目するのとは異なり、ソーシャルワークは、クライエントにインパクトを与える、サービスとか変化といった外からの要素を改善するよう主張するのである。この結果プロセスは異なるものとなるが、その理由は、ソーシャルワークが社会的な要素と純粋に私的な要素とをまとめ上げるからである。ソーシャルワークはまた、医療、看護などの専門職とは異なる。それらの職種では人の特定部分の治療やケアに目を向けるだけで、全人的な取

り組みや、その人たちが置かれた社会的状況への関わり、あるいは多職種との連携を求めることなどを必要としない。

　一定のプロセスにおける個々のコミュニケーションは他のすべてのことに影響し、出来事の流れや連鎖を生じる。先に触れた「介入」もまた、社会秩序の中に生活の継続する流れがあることを見込んでいる。参与する人たちとの継続する人間関係によって、ソーシャルワーカーは出来事の連鎖に働きかける手だてを得ている。シェパード（Sheppard et al. 2000, Sheppard and Ryan, 2003）らによる、ソーシャルワークの思考過程の研究では、プロセスについてのさらに異なった捉え方がある。それによれば、ソーシャルワーカーは自らに提示された状況をどのように厳しく査定するか、また実践を方向づける仮説の枠組みづくりのプロセスをどのように進めるか、ということが挙げられている。ワーカーは「日常的出来事の記録項目」（Bull and Shaw, 1992）を設け、それには情報から得たソーシャルワーカーの記録が貯められている。その研究は思考のプロセスについてである一方、プロセス思想の性質を詳らかにしており、どれだけ異なった要素が結びついているかを吟味している。この特殊な研究では、思考のプロセスによってどれだけさまざまな要素が関係づけられているかという点に注目させられるが、その思考のプロセスは、関係形成の手段として言葉、情報、および理論的かつ実践的理解を用いるのである。

　グループ・ワークやコミュニティ・ワークにおいて、プロセスは本来の目的としての別の重要な側面を備えている。すなわち、人々と種々の活動とを結集して、増大する結びつきによって生じてくる様々な差異に対処することである。たとえば、モンドロスとウイルソンは、コミュニティや自助グループとの共同の社会活動を通したエンパワメントを論じている。その中で、彼らは次のように述べている。「望まれる到達点としてのプロセスの目標は、プロセスに焦点が置かれるとはいえ、そのことによって組織はより一層、生み出される目標を効果的なものとすることができる。長期に亘るプロセスの目標は組織を強化する……」（Mondros and Wilson, 1994:137）。けれども、そのようなさまざまな組織と協同する専門職の仕事の目的の一つに、その目

標達成に資するグループや組織の能力強化ということがある。その能力の一つの側面は、そうした組織内の有益な相互交流を生み出す力である。この結果、プロセスの強化はグループ・ワークやコミュニティ・ワークの目標となるが、ケースワークの場合などでは治療的目標とはならない。グループ・ワークとの関係について、ブラウンとスミス（Brown and Smith, 1992:100）は次のように述べている。「グループ・プロセスの最も意味深い特徴のひとつは、そこではグループの全体的なムード、機能、その役割、振る舞い、コミュニケーションのパターン、そしてメンバー間の相互作用を、一定期間に亘って劇的に変えることができ、また変えてしまうという点にある」。ここでは明らかに、プロセスは望ましい社会変化の実現をめざしてグループを変えるというよりも、むしろ治療的な目的を持っているといえる。

　人間関係と同様に、このプロセスの治療的語りには2つの対立する立場がある。
・秩序志向の立場の主張によれば、ソーシャルワークの活動とは、ケア・マネジメントの場合のように、ニーズの評価との関連によって整合性がもたらされる個々別々の事象であるとされる。
・変革志向の立場は、明確な仕事の社会的目的に言及することによって、ソーシャルワークの活動に整合性がもたらされるというものである。

　秩序志向の立場では、プロセスを連続するものと考える。けれども、ソーシャルワークではこれまでアセスメントに焦点を置くことにこだわるあまり、多くの定式化はその連続するプロセスの初期段階に力点が置かれ、モニターに関する資料や、実践の一部としての仕事の評価を特に発展させてきたわけではない。ウッドとミドルマン（Wood and Middleman, 1989:69）は次のように、ソーシャルワークを理解することをそれを為すことから区別している。

　「理解することと実践することとは、同時に第一歩を踏まねばならない。したがって次の第2のステップでは、補完的モデルが必要となる。すなわち、真っ先にすべきこと、そして次にすべきことを指示するプロセスのモデル、さらにワーカーたちに、自ら問うべきこと、その答えから生じる為

すべきことを、あらゆる段階で示してくれるプロセスのモデルが必要である。……さらに付言すれば、原理原則や手続きを分かりやすく解釈してくれる……引き続いて起こる実践行動に導いてくれるプロセス・モデルである。」

同様にドミネリ（Dominelli, 2004:81）が述べるところでは、「介入のプロセスとは、ワーカーはクライエントと<u>どのように</u>関わるかに焦点を置く実践の諸要素である」。ドミネリの示す概念には、次のような多くの段階が見られる。
　・クライエントの委託を受ける
　・情報収集
　・問題点の評価
　・行動プランの企画と了承
　・行動プランの実施
　・行動プロセスの評価
　・行動の結果に対する評価
　・クライエントの実行に対する評価
　・実践家の実績評価
　・今後の活動のための、およびそれについての省察　　（Dominelli, 2004:82）

プロセスについての変革志向の立場では、プロセスの段階や経過についての考え方と、シェパード他が論じるような思考のプロセスとを一つにまとめようとしている（Sheppard, 2000; Sheppard and Ryan, 2003）。たとえばヒーリー（Healy, 2000:95）は、権力と情報との結びつきを重視しているが、それは「……緊急を要する実践の要請が本当であると確認されたとして、その緊急性が本当であると何が、誰によって受け入れられ、排除されるのかというそのプロセスを浮き彫りにしている」。フック（Fook, 2002:91）は、これは思考の4段階を含むとしている。
　・批判的脱構築

・抵抗
・挑戦
・批判的再構築

　ヒーリーとフックは、批判的思考（critical thinking）による真実の追究が行われる社会的状況の精査にかなり比重を置いている。私は他の箇所で、社会的状況それ自体は絶えず変化しており、その時々の社会的状況をソーシャルワークのなかで行われる事柄の不変的な基盤と見なすことはできない（Payne, 2005b）、と強調している。けれども、アーチャー（Archer, 1995）が明らかにしたように、各々の社会構築は、次の社会構築のための歴史的な文脈を形成している。同様に第2章で見たように、アイデンティティは社会関係における差違と同一性から引き出される。フック（2002）は、思考の4段階のプロセスによって、ワーカーとサービス利用者は力関係を明確にするための状況分析が可能となり、それによってさまざまな力関係の活用とそれらの受け入れの再構築が可能となる、と論じている。脱構築には、当面する状況において、それも抑圧的な力関係の下において、考えるべき課題と共有された経験を探ることが含まれる。ちなみにマラリイ（Mullaly, 1997, 2002）は、分析と活動の焦点として抑圧の重要性を重視した。彼の著作には、クライエントの生きられた経験に関する彼らの考え方の探求と受容が描かれている（Healy, 2000:131-2）。ワーカーとクライエントはこうした社会関係の影響に抵抗し、抑圧に立ち向かう途を探し求め、さらにこれらの行動を通して新しい力関係を再構築するのである。ヒーリー（2000）は、集団的かつ共有された関心を、行動のための重要な戦略として明確にするために、意識を高め働かせることを強調している。

知識と技術

　ソーシャルワーカーは知識と技術を仕事のなかで活用する。我々はたいてい、その職業グループの知識と技術の特徴を、それが専門職であることを示すものであると見なしている。なぜなら第1章で見たように、ひとつの職業

の社会的守備範囲の全体に及ぶ力は、しばしば知識の運用からきている。バートレット（Bartlett, 1970:63）は、ソーシャルワークの実践の本質に関する北米委員会の内容を、「……円熟した専門職は知識と価値観の強固な基盤のうえに支えられ、そこから実践家の活動を導く科学的かつ倫理的方針が引き出されている」と報告している。ソーシャルワークでは最も早い時期から知識が重視されており、当時のソーシャルワークとされていた活動と単なる慈善活動とは区別されていた。ロックの（Loch, 1883[1977]:10）「慈善活動」（charitable work）についての手引きの例は次の通りである。

　　「二種類の知識が必要とされる、……ひとつは、困窮状態にある人々が属する階級の社会生活に関する知識、いまひとつは、人の特性に関する一般的な知識、すなわち慈善的支援の形態と可能性に関する知識と結びついた根拠となる価値観を見抜く力である。」

　ここでは再び社会的、心理学的な知識の役割が認められており、それは国際ソーシャルワーカー連盟（IFSW）による現行のソーシャルワークに関する国際的な定義（表２.３参照）にも見られ、また「社会生活」と「人の性格」への言及の中の、社会的な事柄と対人関係的な事柄との繋がりという主張に関する先に挙げた例にも見られる。こうした見解では、知識とは状況の理解に関するものであり、他方、技術は状況に対して何かを働きかける能力に関するものである。そしてこの両者の繋がりは、ソーシャルワーカーは実践で知識を活用する能力、すなわち直面する個別の状況にその知識を駆使し、適合させる能力を持たなければならないということから生じるのである。そのような実践を可能にする技術は、ソーシャルワークのような実践的な活動における知識の妥当性を裏付けるものである。知識の使用を合理的に考える能力は、ソーシャルワークにとって重要な要素である（Lewis, 1982）。満足に応用できない知識は、姿勢と状況の理解に多少役立つだけであろうが、最悪の場合には全く役に立たないであろう。また知識を駆使できないスキルは、知識を駆使できるであろうものよりもスキルに劣るといえる。知識とスキル

をどのように活用すべきか、すべきでないかについての判断は価値にまつわる問題であり、それについては次章で考えてみたい。

ところでヒーリー（2005）は、この知識の確かさに異議を唱えるポストモダンの見解に関心を向けている。彼女にとって知識とは、そうした確かなものはなくて、状況の特定の局面に関する、特定の見地からの言説である。ソーシャルワークにおける主要な言説といえば生物医学的、経済学的、法学的なものであり、専門的知識は、世界に関する我々の理解を定義する権限のある社会的グループにより公認された原典に根ざすべきだと提唱している。けれども、このような言説を知識として認証することは、とりわけサービス利用者となる弱者の人たちを不利にし、抑圧する社会秩序を生むこととなる（Askeland and Payne, 2001a）。知識に対する治療志向の立場は同じ言説から引き出されているが、しかし個人の成長や達成目標に合わせてそれらを適用しようとすることから、それらの言説は特に心理学や社会学のような専門知識から引かれている。けれどもそうすることにより、自ら用いる知識の言説によって社会秩序を支えることとなろう。変革志向の立場は、消費者の権利の源泉や人々の精神性から、知識の言説に優位性を与えることを提唱する。ところで、ヒーリー（2005 : 82-91）はまた、宗教の言説を話題に挙げている。その理由は、宗教的言説が人々に重んじられており、影響力のある社会組織に根ざし、その組織が、人々の自由な世界認識の支えとなっているからである。しかしながら、宗教的な社会組織はまた抑圧的にもなり得るし、他方で精神性にのみ目を向ければ、人々の独自の意味の解釈と、個人的な体験の持つさまざまな重要な側面に注目することができる。

知識とは何か

知識とは自分の外部の実在についての気づき、ないし理解である。それゆえ、私たちは何ものか（存在するもの）を知ることができ、またそれ（その形や性質）について知るのである。この言明は、外的な実体が存在し、その存在を知ることができると想定している。さらには、知識と外部の実在との結びつきが明白であることを前提としている。ソーシャルワークにおける知

識についての議論の多くは、知識に関するこれらの想定をめぐるものである。ソーシャルワークはほとんどが実体のない事柄を論じているのである。

ポーソンら（Pawson et al, 2003）は、ソーシャルワークに潜む五つの知識の源泉を挙げている。

* ソーシャルケア・サービス経営および管理から得られる組織に関する知識
* ソーシャルケアの実践から得られる実践家の保有する知識
* 広範な政策集団から得られる政策グループの知識
* 事前に企画され体系的に収集される調査の知識
* サービス利用とその振り返りの経験から得られる利用者とケアワーカーの知識

マタイニイ（Mattaini, 2002, 97-126）は、ソーシャルワーカーが実践に用いるべく集約しておく必要のあるものとして、多くの知識形態を挙げている。

* <u>実践の知恵</u>、それには経験を積んだ実践家や機関により明確に定式化された規定や手引き、また、やや不明瞭ながら、事態への処し方に関する実践パターン、すなわちソーシャルワークの暗黙的な知識が含まれている。
* <u>生物学および行動と文化に関する科学</u>、これらは、よくソーシャルワーカーが関わる外的環境の現実についての知識を提供している。
* <u>実践に即した研究</u>、個別の目標達成に、どのような実践行動が効果的であるかについての知識を提供する。
* <u>ケースから得られる知識</u>、サービス利用者や支援機関から提供されたもの。
* <u>個人的な経験</u>、これは人間関係やプロセス形成に役立つことがよくある。
* <u>過去の歴史と現在の出来事</u>、これにより、このサービス利用者にとって現在当面している事柄がなぜ問題なのかを、ワーカーに示すかもしれない。
* <u>文化による種々の見方</u>、これは文化の差異により影響されたと思われる、

さまざまな状況の解釈についての知識を提供する。
* <u>芸術と文学</u>、ソーシャルワークに従事する人たちが関わっている状況を、情緒的にしかも知的に理解することができるよう、洞察、隠喩的表現、解釈などを提供する
* <u>理論的かつ概念的な枠組み</u>、これらは知識の整理に役立つ。

　マタイニイの説明では、実践的に活動するということには、さまざまな外的な諸要素との相互影響が含まれるという有益な指摘がなされている。それゆえ、多種多様な源泉から知識を得るさまざまな方法が必要である。「エビデンスに根ざす実践」が、人間が周囲の事物をどのように解釈するかに焦点を置く博物学的な研究から生まれた質的研究よりも、活動のより優れた指針となるかどうかという議論は、集約された全体のささやかな一部に触れているにすぎない（Gomm and Davies, 2000; Payne.2005a:ch 3）。実践としてのソーシャルワークに言及している関連した議論は、それゆえソーシャルワークを科学的であるよりも芸術的であるとしている（England, 1986;Munro.1998:ch 3）。こうした議論は、多様な知識を生み出すさまざまな知的方法に力点を置いている。

　ポーソン等（2003）は知識を評価する基準の枠組みを TAPUPAと題して表3.2に提示している。この表は、さまざまなタイプの知識の価値と正確さを批判的に評価できることを強調している。それゆえマタイニイが述べたように、それを受け入れるべきだとすれば、「実践の型」ということを考慮しなければならない。すなわちこの表から、実践の型はもともとどこから出たものか、どれほどよく考えて定式化されたか、それは我々が対処しているような外的現実についての他の知識とうまくなじむかどうか、ということが分かるだろう。

　ソーシャルワークの知識に関するほとんどの説明は、ソーシャルワークについて秩序志向の立場をとっている。つまりその立場は、外的現実を、エビデンスに基づく合理的な意思決定によって知ることができ、また影響を与えられるものであることを想定している。このことは行動に確信をもたらし、

第3章 実践としてのソーシャルワーク　107

表3.2　TAPUPA 知識を評定する基準の枠組み

基　準	説　明	質　問
透明性 Transparency	知識生成のプロセスは、外部から目に見えるよう開かれていなければならない。	知識生成の過程は外に開かれているか？
正確さ Accuracy	提示される知識は、出来事、経験、情報、および生成過程で使用された資料などに基づき、そしてそれらに忠実でなければならない。	知識は確実な根拠に基づくか？
合目的性 Purposivity	知識獲得に用いられる方法は、実践のために表明された目標に適ったものでなければならない。	その方法は目的に適ったものか？
利便性 Utility	知識は、それが活用される意思決定の場や、知識を求める人が表明する情報ニーズに適切なものでなければならない。	知識は活用に相応しいものか？
礼儀正しさ Propriety	知識は法的、倫理的立場を踏まえるとともに、インフォームドコンセントを含めた利害関係者に配慮して生成され、運用されなければならない。	合法的かつ倫理的であるか？
解りやすさ Accessibility	知識はそれを求める人のニーズに適合する方法で提示されなければならない。	それは解りやすいものであるか？

（原典　ポーソン等〈Pawson et al（2003）を翻案した〉による文献

さらに行動する権限を与えるのである。治療志向の記述では知識の曖昧さに焦点が置かれ、参加する人たちの個人的知識を優先する。そしてこの場合、行動する権限はクライエントの個人的選択に委ねられる。変革志向の立場では、行動への権限の行使は専門職の判断によらず、人々の集団的支援、特に外的状況についての共有された個々人の解釈や消費者運動によっている（Healy, 2005）。

スキル

知識についてさまざまな見方があるように、ソーシャルワークのスキルに

ついてもさまざまな考え方がある。ソーシャルワークのスキルには三つの見方がある。つまり、ワーカーが請け負う活動として、ソーシャルワーカーの個人的な能力として、さらにソーシャルワークを遂行する際の能力としての見方である。

　ワーカーが担う活動：コンプトンとギャラウエイ（1999）は例として、外見的に何かをやれそうなクライエントとの取り組みで「行うことを決めるためのツール」が含むコミュニケーション、データ収集とアセスメントと、「決められたことを行うためのツール」が含む介入の手法、ケース・マジメント、インフォーマルな支援の実施、チームワークと評価とを区別している。モラエスとシーフォー（Moraes and Sheafor, 2001:153）は「二つの広く見られるソーシャルワークの能力」に言及している。すなわち「対人関係的支援と専門家的能力の向上」であるが、それらは、「……ソーシャルワーカーたちを単一の専門職にまとめあげるのを促進する、共通するソーシャルワーク活動のまとまりについて最も明確な指示」を表している。彼らは状況のさまざまな側面を理解する能力、さらに批判的に省察する能力について言及している。クールシェドとオルム（Coulshed and Orme, 1998）は、実践のスキルとして、アセスメント、ケア・マネジメント、コミュニティ・ワーク、カウンセリング、対人関係と事業経営のスキル、そして交渉と保護観察における作業を挙げている。

　ソーシャルワーカーの個人的能力：ソーシャルワーカーの役割と仕事に関するバークレイ・レポート（The UK Barclay Report, 1982:151）では、スキルは3つのグループに分けられている。すなわち、人間関係におけるスキル、人々のアセスメント、状況の分析、結果の評価などの分析のスキル、そして計画事項の実施における効果に関するスキルである。また、「国内ソーシャルワーク業務における職業的基準」（The National Occupational Standards for Social Work, TOPSS UK Partnership, 2002）には、英国のワーカーが実践するために知っておくべきことが定められており、スキルについて特定は

していないが、15の言葉についての記載がある。そこにはコミュニケーション、対人関係、リーダシップ、調整などのスキルに言及したものが含まれている。また「高等教育質的認証機関」（QAA, 2000）は、英国のソーシャルワーク学位取得において教えるべきスキルを定めており、多くの異なる状況で役立つと思われる一定のスキルを明記している。それはつまり、分析的思考、人間関係の構築、組織の一員としての働き、状況への介入、評価と省察である。これらは実際のソーシャルワークには、変化させて適用することになる。なぜなら、それらは異なる文脈の中で、異なる比重の置かれ方をして、問題解決が特に重要であるような状況で適用されるからである。もう一つの変化の例は、同じスキルの向上によってどれだけ多様な目的を達成できるかというものである。その例としては、アカデミックな学術研究の発展に用いられた調査研究のスキルと、同様にクライエントの社会的状況に関する調査に焦点を当てた調査研究のスキルがある。ソーシャルワークのもう一つの特徴は、広範囲のスキルを統合するというニードである。先のQAAによるベンチマーク声明では、ソーシャルワークの学生たちが発展させ、また吸収しなければならない五つのスキルのセットを提示した。そのスキルとは、コミュニケーションと情報の技術、計算のスキル、問題解決のスキル（それには運営上の問題解決、情報収集、分析と統合、介入とアセスメントが含まれる）、コミュニケーション・スキル、他者と共に働くスキル、さらに個人的かつ専門家として成長するためのスキルである。

　ソーシャルワークのタスク遂行に関わる諸能力：このことについては、ティアとマックフィー（Teare & McPheeters:1970）、ベイカー（Baker:1976）、英国ソーシャルワーカー協会（BASW, 1977）などの作業による機能分析から導き出されている。機能分析はソーシャルワークを個々の行為ついての記述に分解するが、その記述には、定義が可能でしかも検証可能なスキルが添えられる。そして支援機関がその業務を組織したいやり方に従って、それらの行為はさまざまな役割に統合される。それらの行為が、スキルをある行為から他の行為へと簡単に移すことができるのは、それらが大きくかつ、込み

入った活動のうちの一部だと学んでこなかったからである。たとえば、ケアを受けている幼児を担当するソーシャルワーカーのような役割は、ティアとマックフィーが云うところの多くのタスクを含むであろう。すなわちそれには、擁護者、教師、行儀をしつける人、介護者、資源調達者、管理者、評価する人、そして機関からコミュニティに出て行くアウトリーチ・ワーカーなどが含まれる。英国ソーシャルワーカー協会であれば同様に、社会的な管理機関、アドバイザー、エネイブラー（精神的介助者）、保護者などの役割を認めるであろう（BASW, 1977）。ワーカーはこれらを見て、それがすべて幼児ケアのスキルだと思うかもしれない。スキルがクライエントごとに別々に習得されていれば、精神的な病いを抱えた人の家族への支援にもより容易に応用し得たであろう。この状況下で、精神病者たちが直面する問題に対処するために、同じスキルがさまざまな知識を活用して適用できるかもしれない。この結果、スキルの分析は、クライエント・グループごとの専門性よりも一層一般的だと見なされている。

　トレヴィティック（Trevithick, 2005）の近著であるハンドブックには、このアプローチが用いられている。彼女はスキルを4つのグループに分類する。すなわちコミュニケーション、聴取と評価のスキル、基本となる面接スキル、支援、指示、指導を施すスキル、エンパワメント、折衝および協力を行うスキルである。
　アダムス（Adams, 2002）は次に述べる理由を挙げて、このスキルの能力に基づくアプローチを批判している。
　　＊このアプローチでは、将来の職業に必要とされる創造性の向上よりも、安定した官僚的な仕事の現場にもっとも相応しい専門領域に焦点を当てている。
　　＊仕事にまとまりを生むよりも、断片的なものにする。
　　＊その考えで行くと、収束する方向で大変狭い考え方をたどり、プロセスを創造的にするよりも結果を当てにしている。
　　＊仕事の実績について、測定できないものよりも、測定できる面に焦点を

当てる。
＊技術やスキルに注目するあまり、価値、厳しい評価、複雑な知識が軽視されている。
＊批判的省察の能力向上よりも、特定の技術の習得に力点を置いている。

ローゼンフェルト（Rosenfeld, 1984）は二つの広範な専門領域を提示している。すなわち、ものごとの優先順位を定めること、今一つは巧みに人々の中に介入することについてである。彼の（治療志向）の見地では、ソーシャルワークのスキルは技量についての明確なリストにあるのではなく、創造的であろうとする能力の中に存在しているのである。たとえ、それぞれの見出しの下に並ぶより詳細な事例を調べてみても、そのような分析では、ソーシャルワークの活動に求められる能力を明らかにしたり、分析するには役立たないのだ。変革志向の立場をとるイッフェ（Ife, 1997:150）の見解では、スキルはむしろサービス利用者とワーカーの両者によって保持され、共有され、一緒に活用するものであり、ワーカーのための専門教育を受けた能力を振り返ることではないという。

数年にわたって知識とスキルに関する解説書や権威ある文書を調べた結果から、これらの実践の具体的な側面が、ソーシャルワークに関する三つの見地をめぐる問題を生み出すことは明らかである。それはまさに、ソーシャルワーク実践が行う他の側面と同様である。

自己活用

対人関係的実践の語りは次のように主張する。ソーシャルワーカーは自分の行うことの一部として、自らの人格や自己理解を活用しており、それは構築された実践の形態においてもそうである、と。「課題中心の実践は、他のソーシャルワークの方法と同じくそれ自身の実践には適用されないが、それは共に仕事をする相手との関係の進展において、ワーカーが自己活用することに依拠している（Ford and Postle, 2000:59）」。ソーシャルワークは対人的

関係であるから、ワーカーとクライエントのそれぞれの人格は共に関係性のうちに含まれているべきで、すでに第2章でみたように、両者のアイデンティティを反映しているのである。その関係性はすでに見たように、誠実で温かいものであるべきで、ワーカーはそのことを感じ、その感情を伝えなければならない。けれども、ワーカーはその関係から、目的を持つことを通じて、クライエントを保護するだけの力を与えられている。ゴールドスタイン（Goldstein, 1995:202）は述べている。

「［自己活用における］重要な問題は、ワーカーが人との関わりにおいて、彼あるいは彼女自身を用いることについて、その意図をよく自覚して訓練を受けたかどうかであり、またクライエントを評価する際に、彼または彼女の行動を基準にしているかどうかである。」

それゆえ、ワーカーとクライエントの関係が友情や愛情に基づく関係ではないということを、誠実に伝えなければならない。

ところで、「自己」（self）とは何を意味するのだろうか。自己は、私たちや他の者がそれをだれであるか認めることができる持続的性質を持つものを意味するので、アイデンティティの観念と関連する。自己は名前や身体以上のものを意味するが、それは自己には、身に付いた思考と行動の特徴があることをも示しているからである。ショー（Shaw, 1974:19-20）は「自己」の観念を次のように要約している。

「……人は社会の一員として人間形成を経た結果、自分の全体性についての見方が、ある部分については自覚されても、またある部分については自覚されなくなる。この構造の内容は、何かに対する一連の態度、あるいは何かについての信念、個人のニーズ、目標、才能、情緒、価値、偏見、自己の性格特性、他者との関わり方の方法、などである。またこの構造、あるいは自己自身に対する眼は、数多くのレベルで機能する。たとえば、フィルターとして外的経験を処理したり、意味の枠組みとして経験に意味

を付与したり、またガイドとして決定し、選択し、可能な他の途を選び抜く。ひとたび自己についての概念が形成されるとそれを変更するには大いに抵抗が伴い、やがて生じる心理的発達の基礎が形成されるようになる。」

ソーシャルワークにおける自己の活用では、次のような事柄がしばしば挙げられている。
　クライエントのための自己成長と自己活性化のねらい：これについて、ホウ（Howe, 1987:113-4）のソーシャルワーク論を見てみよう。

「担当するクライエントを支援するには、ソーシャルワーカーは自らの経験を想像的に働かせて活用できなければならない。クライエントと接すべき事態が生じた場合は特にそうである。『自己の活用』が意味するところは、ソーシャルワーカーの実践の知識と実践行動である。ワーカーは自分の考えや感情に気づいていなければならない。もしクライエントに対して反感を抱くとか自分を守りたいと感じるときは、そのことを知っておくべきだし、ノートに書き留め、それを活用できるよう備えておかねばならない。この他者についての直観的な感じ方と自分自身が受けた印象は、ワーカー自身にとって不可欠なものとなる理解をもたらす。このようにワーカーは、外的な問題を探しまわることにあくせくするよりも、自分の気づきを明確なものにすることによって、自らの理解を得るのである。それゆえワーカーは、自己の気づきを得ることで、自分自身について分かったことを理解し、そして受け入れ、評価できるようになるのである。」

ソーシャルワークにおける個性と創造性について：デイビーズ（Davies, 1994:178）はこれについて、次のように述べている、

「ソーシャルワーカーはそれぞれ独自の存在であり、自己活用はワーカーの仕事のきわめて重要な部分であるため、ワーカーが自らの自信を深めることは本来ふさわしい志なのだ。ソーシャルワークは創造的な職業であ

り、ひとたびその他の資質的要件が修得されれば、実践家としての熟達した技は欠くことのできない要素となる。」

直観：このことについて、イングランド（England, 1986:32）は二つの概念をほとんど同一のものとして取り扱っている。

「……この自己活用はワーカーによる情緒的な関わりをはるかに超えて、実際に専門的知識や行為の性格を決定づけるものである。それゆえソーシャルワーカーの力量は、直観を排除しようと努めることによってではなく、むしろそれを認めさらに伸ばすことによって、また類い稀な常識を生み出すことによって見い出される。ソーシャルワークとは直観的な理解に関わることであるが、その直観とは非常に健全で、滑らかなかつ受容的で極めて注意深い評価に従うものである。」

ワーカーのスタイル：ワーカーのスタイルとは、ワーカーが研修や経験を通じて積み上げた特徴的な行動の仕方である。それには理論的な見地を獲得したものや、自分なりに取捨選択して作り上げた融合的な見地が取り込まれていることもある（Brown, 1977）。このことはワーカーのスタイルを、ソーシャルワークの専門職化についての議論に結びつける。たとえばボレル（Borel, 1997）が論じるように、統合されたソーシャルワークにふさわしいスタイルを創り出すことで、専門家であるソーシャルワーカーは柔軟な実践を抑制しようとする理不尽な政治的、管理的な介入から自らを守ることができる。

自己活用という考え方には幾つかの問題がある。第一に、クライエントに対するワーカーのアプローチが固定して変化しなくなるだろうということである。ワーカーは一定のスタイルを持てば、安定した持続する持ち味を発揮し、一貫した対応をしていくだろう。ところが、これは一貫性ということには役立っても、柔軟であろうとすることからは離れてしまう。第二にそれは、ワーカーはひとたび自己が確立してしまうと、新しい考え方や理論を取り入

れようとしないことを暗示している。第三に、多くの人がワーカーの行動スタイルという概念で連想する折衷的で直観的な特徴が、折衷主義の持つすべての問題を生むのである。すなわち、どのようにそれらの考え方が選ばれ、一つにまとめられたのか。もしこれが人の好みだけで選ばれるとすれば、選択された判断の正当性は何か。人間関係やより広範囲の関係の中で、どのような行動や観察が、ワーカーが感じるという特定の直観を導くのだろうか。ソーシャルワークの関係性の中で自己を意識的に用いるということは、ワーカーは絶えず直観を意識的な思考にのぼらせて、自分の得た直観の根拠と正しさを開かれた態度で探求しようとすることを意味している。

　これらすべての考え方はソーシャルワークの治療的概念に直接つながるものである。けれども、ワーカーの自己活用に注目するというよりも、たとえば社会変化をめざす立場は、人々がどのように自己や自己のアイデンティティを形成し、また新しくしているかに目を向けている（Healy, 2000, ch 5, Fook, 2002, ch 6）。それは、他者との相違に対する反応としてよく起こることである。それゆえ自己とは、我々自身に幸せと発展を併せ持つ面と同様、嫌悪と反抗を併せ持つ面があるように、相矛盾する面を持っているのである。ドミネリ（Dominelli: 2002, ch 2）が指摘しているように、ソーシャルワーカーが支援する多くの社会集団は、自分のアイデンティティを抑圧されているとする見方を強めており、ワーカーを自分たちと同じだとは感じていない。他方、自己活用の治療的な説明は、ワーカーの自己とクライエントの自己との創造的な関係の可能性を想定している。自己を活用する治療的立場の説明では、治療的な自己活用の対象にするよりも、むしろワーカーとクライエントの協働的な連携を創り出すことにより注意を向けている（Cooper and Lesser, 2002:6）。

結論　ソーシャルワークにおける対人関係的な実践

　ソーシャルワークにおける対人関係的な実践の語りには、クライエントの実生活に介入していくことが含まれるが、そこではクライエントとの間でコ

ミュニケーションが交わされ、その過程においては特定の知識、技術、ワーカー自身の人となりが活かされる。ソーシャルワークの実践はまた、価値観に基づいているが、それについては第4章で触れることにしたい。ソーシャルワークの実践は、クライエントとの関わり合いにおける幾つかの役割の柔軟な遂行と見ることができる。第1章で確認した、ソーシャルワークの三つの志向的見地からそれぞれ導き出される実践の要素に代わる新しい概念を、ソーシャルワークの文献に見ることができる。対人関係的な語りは主要には治療志向であるが、実践はたいてい秩序志向の目的を取り入れ、さらには変革志向へと再解釈されることもある。それゆえ対人関係的な実践の言説は、あきらかに治療志向が大部分を占める一方で、それに代わる見地を示す再解釈が可能であり、また複雑な全体の中にある選択肢の幾つかの要素を組み入れることもよくある。

　ソーシャルワークのクライエントとの個人的で対人関係的な活動はしばしば、一貫した対人関係的ソーシャルワークの報告であると思われるが、そこではソーシャルワークの多くの特質が互いに結びついている。しかしながら、語りがソーシャルワークを単に個人的で対人関係的活動として取り扱うだけでは、ソーシャルワークの全容を特徴づけるには不充分である。社会秩序の存在や変革の立場は、個人的かつ対人関係的なソーシャルワークの報告のうちに政治的な特質を認めている。また自己活用、知識やスキル、関係性やプロセスについての報告は、治療的な語りのケアリング、相手との融和、対人支援モデルよりも、それ以外の異なる目的に書き換えることができる。それゆえ、対人関係的実践におけるソーシャルワーカー、サービス提供機関、福祉体制の三つの見解は、対人関係的な要素に社会的な要素を組み込むというソーシャルワークの主張を実現しようと、対人関係的活動に社会的な目標や状況を組み込むことで、バランスが保たれるのである。ソーシャルワークを個人的な活動とする説明は、あきらかに単純でだれにも分かりやすく、また恐らく社会的に受け入れられはするが、それだけでソーシャルワークを語るには充分な内容ではない。それだけでは真理の一面を伝えるに過ぎない。このような個人的な活動には、その実践が遂行される前に、あるいはその実践

が有益な結果をもたらす前に、社会的、政治的および道徳的権威が必要とされる。だからソーシャルワーカーはその職務において、個人的な専門的スキルや実践力を示すだけでなく、特定の政治的かつ社会的目的を自ら具体的に表明するのである。この後の三つの章においては、このことがまた、価値観、サービス提供機関の運営管理、権力の行使を通して、対人関係的な実践にどのように組み入れられているかに焦点を当てている。

第4章
ソーシャルワークの価値観―社会正義とソーシャルケア

　ある医師が、カウソン氏（Mr. Cawson）を精神病院に強制入院させようと電話で依頼し、紹介状に署名しようとしていた。カウソン氏は本気で自殺を図ろうとしていたのである。私の同僚が氏の自宅を訪問したところ、夫人は仕事から戻っていた。彼女は、ここ2, 3日はずっと主人の傍にいる心積もりだった。病院は、3日後の精神科での診断と治療の予約を受けていた。ところが、カウソン氏は診察を了承したが、入院については拒んだのである。氏が希望したのはデイセンターであったが、当地にはその施設はなかった。私の同僚からすれば、デイセンターがないばっかりに夫人が自宅に留まらねばならないのは残念なことであった。だが、少なくとも、カウソン氏がクリニックで診てもらうまでは、夫人は夫と一緒にいられたのだから、意思決定の自由という人権尊重の点からみれば、強制入院は正当ではなかった。カウソン氏についての医師の判断を疑問視するソーシャルワーカーに対し、患者の生命を危険にさらし、ヘルスケアおよび社会的支援の有効性が失われてしまうことになると、医師は苦情を述べた。ここで浮上してくる価値の問題について、幾つかのポイントをまとめてみた。

　＊カウソン氏を強制的に入院させることで、死に到る重大なリスクを減らすか取り除くという価値観と、自由や人権を制限しないという価値観との対立。

　＊ソーシャルワーカーの仲間から、医師の判断に反対するという不同意が

あったことは、医師に対する患者の信頼を損なうかもしれない。

＊強制入院は考えるだけで済んだが、専門家の介入がカウソン氏の静かな生活の楽しみを妨げてしまった。それは、我々が充分な資源を備えていなかったからである。デイセンターがあれば、この問題を未然に防ぐことができた。

＊カウソン夫人に頼って、自分たちの不適切なサービスの肩代わりをさせるという個人的負担をかけてしまった。このことは、適切なサービス提供の代わりに、女性による古めかしいケア役割を都合よく利用した一つの例である。

＊我々は、カウソン氏が自由になしうる合法的行為を強制的に阻もうと考えていたのである。こうした我々の強制的な行為を根拠づけているものは、広く国民の福祉に関与する者には、恐らく国家がそうであるように、「正しきことを為す」義務があり、支援を受ける立場の人がそれを望まない場合においても然りだ、という考え方からきている。

この出来事に関わった人たちが示した見解の対立は、これらの論点を明るみに出してくれた。見解の不一致は、新たな意見もまた生み出してくれる。もし我々が何ら疑問をはさむこともないようであれば、多くの対処は、熟慮を欠いた価値判断に基づくものとなってしまう。その結果として、クライエント自身の心の葛藤に寄り添わない対処が多くなる。広く公認のものとなっているソーシャルワークであるが、多くの疑わしい決定については気づいていない。我々もまた、そうした決定に関わると思われる問題に、いまだ取り組んではいないようである。例えば、カウソン氏は、自殺を図るということの道徳的問題に苦しんだに違いない。世間の人たちは、ソーシャルワーカーがすぐに受け入れたようには、自殺を図る権利を認めようとしないだろう。ワーカーは開かれた態度という職業的信念に従って、一般大衆や政治的エリートであれば拒むであろう行為を、すぐさま受け入れようとするのかもしれない。人々は対価としてソーシャルワークの権限と責任を容認しているのである。米国のホーナーとウィットベック（Horner and Whitbeck, 1991）は、

ソーシャルワーカーの個人的な価値観が一般大衆の価値観とは異なることを示し、その理由として、対人相互関係、他者への支援、開かれた態度、自己という概念を、ワーカーがより重視しているからだとしている。人々が、ワーカーの専門職としての価値を他と比べて異なっていると認めているのは、その仕事が、平等、他者の幸せのために働くこと、開かれた態度により多く重きを置いているからである。この研究は、3，4章で紹介している、対人関係的なソーシャルワークの本質とその価値についての語り（ナラティブ）を支持する根拠となるだろう。人々がさまざまな社会的資源を提供し、ソーシャルワーカーの実践を法的に支持していることから、彼ら民衆の意見が優先的に考えられるべきではないか。もしそうだとしたら、人々の見解をどのように知ればよいのだろうか。それゆえ価値観の問題は、次の3つの観点からみてソーシャルワークを理解するうえで重要なのである。

＊価値観が重要な問題であるということは、ソーシャルワークの本質に触れることである。
＊価値観はソーシャルワークの実践を明確にする。なぜなら、価値観は困難なケースから抽出されたいわば骨子であり、ワーカーたちが実践において、難しい状況にどのように対処しているかを示すものなのである。
＊価値観は専門職としてのソーシャルワークを明確にする。それはソーシャルワークの諸機関が、もろもろの適切な活動に関する慣行を、どのように定式化しようとしてきたかを示すことによってなされる。

このうちの第一番目の点について触れると、第3章で論じた対人関係的ソーシャルワークに関する語りが、ソーシャルワークが明らかに価値観に基づく専門職であることになぜ関連しているかということである。一つの理由は第2章でみたように、倫理規約をもつこと、そして利他主義的奉仕に由来する実践であることが、専門職を遂行するうえで重要な要素だということである。二つ目の理由は、第3章でみたように、個人的な問題解決をめざすソーシャルワーク支援は、人々の私生活に踏み込むことを含んでおり、適切な対

応が求められるということ。第3に、ソーシャルワークは、公共サービスにおける特定の政治的・社会的原理を遂行することであり、価値観に基づいた実践行為は、そうした原理と責務の矛盾を明確にする一つの方法であるということ。

　しかしながら、極めて複雑な要素は、ソーシャルワークに求められるものなのである。ソーシャルワークでは、個人への対人サービスに社会的目標を組み込むことが要求されるのである。そうすると、ソーシャルワークの実践は、次のような対立を孕んでしまうことになる。すなわちサービス支援機関と社会的、政治的言説との責務をめぐる対立であり、またワーカーの実践の言説と、対人サービスで利用者の意識に生じる言説、およびサービス利用者の家族や周囲のコミュニティの言説、これらのやり取りにおいて生じる対立である。会計を担当する人はクライエントへの責務と公共の利益のはざまで、どのように倫理的に振る舞えばよいか思い悩む。ソーシャルワーカーもまた、クライエントの家族とその地域社会の、あるいはより広範な社会や地域の規範における定義し難い要素に悩み、そしてこれらを支援機関や専門的判断とどのように整合性をもたせるかに思い悩まねばならない。

　これまで触れてきたソーシャルワークについての三つの立場は、こうした困難な要求への対処の仕方であり、ソーシャルワークの基礎となる価値観への異なったアプローチを示している。まず治療志向では、家族との関連においてクライエントとそのニーズ充足に焦点を置き、利用者の利益の対立点を主要な対立点とみなす。秩序志向の立場では、支援機関に代表される国家とクライエントのニーズとの相互関係に焦点がおかれる。変革志向の立場では、対立と緊張は日常的にあり、課題は、社会の抑圧的な不平等、不正義を是正すべく、相互に仕事を遂行できるように見える形で仕事をすることだとしている。

　この章の狙いは、これら三つの志向的立場が、ソーシャルワークにおける価値をめぐる討議のなかから、どのように練り上げられたかを知ることである。最初にソーシャルワークの価値観を表現するさまざまな試みを見てみよう。次に、ソーシャルワーカーが価値観の対立に対処する際に直面する幾つ

かの困難について、その解決について考えてみたい。これにより、ソーシャルワークにおける価値観という難題の解決にともなう複雑さを知ることができる。最後に、専門職としてのソーシャルワークにまつわる価値観の政治学について考えてみる。つまりそれは、ソーシャルワークの本質についての言説が、どのように価値観についての言説に表現されているかということである。

ソーシャルワークの価値観をめぐる言明

国際ソーシャルワーカー連盟（IFSW）によるソーシャルワークの定義（表2.3）に提示された二つの価値は、人権（human right）と社会正義（social justice）に関するものである。この定義は、社会の改善を達成するというソーシャルワークの主張が孕む緊張感を表明している。つまりそれは、人間であるがゆえの個人としての権利を有する諸個人と、他方でソーシャルワークの専門職として自らを社会正義を尊重する存在として定義づけている社会との間に存在する緊張感である。そこで人権や社会正義が重要であるとするなら、ソーシャルワークがどのようにそれらを実現しようとしてきたのかを問うてみる必要があるだろう。ティムス（Timms, 1983）は数多くの試みについて評価している。

＊関連する価値観のリストをつくり、それらを定義すること
＊特定の価値観について詳細に探求し、その内容にどのような良さがあり、また問題があるかを調べる
＊「価値の無い」ものを見極め、価値あるものとの関連を明らかにする。

ソーシャルワークにおける価値観の検討の多くは、リスト作成と分析に集中してきた。この作業の成果と難しさについて、本章において検討してみたい。この後に続く三節では、二つの主なアプローチ、すなわち倫理綱領に盛られたルールの一覧と、諸権利に基づくアプローチについて考えてみよう。またさらに、新たな幾つかの可能性についても調べてみたい。

ティムス（Timms, 1983: 66-106）はソーシャルワークに内在する三つの歴史的対立を検討し、それらが示した価値観の問題を明確にした。20世紀初めのフェビアン社会主義者と慈善組織協会（COS: Charity Organization Society）との論争は、ソーシャルワークがクライエントについて道徳的な判断をし、実践するのに、どこまで市民としての責任を負うべきかということであった。慈善組織協会の原則はクライエントやワーカーを同じ社会の一員とみなしたのに対し、他方で社会主義者は社会的な区別、すなわちワーカーとクライエントの間に隔たりがあることを指摘したが、このことは双方の利害の違いや、道徳的関心が違うであろうことを示唆していた。社会主義者は慈善組織協会の個人主義的方法を、個人の失敗に焦点を合わせた秩序維持の立場だと見なし、その代わりに、社会福祉に全面的な政治的変化を求める変革の立場を押し進めた。役人的ソーシャルワークと診断的ソーシャルワークの論争では、ケースワーク実践への非指示的な治療的アプローチを、支援機関や組織的な実践という社会秩序的な責任をより考慮したケースワーク実践へのアプローチに対置している。1970年代のラディカルなソーシャルワークに関する論争では、変革志向の見解が、秩序志向や治療志向の見解に取って代わるべきかどうかに注目が集まったが、これら秩序志向や治療志向の立場はラディカルの立場からは無視されていたのである。これらすべての論争は、ソーシャルワークが必要とする個人的要素と社会的要素の統合という難問の解決に関わっているのである。

ティムス（1983, 61-5）は興味深いことに、ソーシャルワークにおける価値の否定ということを明確にしている。すなわちそれは、ソーシャルワーカーがやってはならないといわれること、肯定的価値の否定である。一例を挙げれば、ワーカーは人々を操作（manipulate）してはならないという倫理観がある。他方で、クライエントのために環境を整える（manipulate）ことは価値あるスキルだということがある。一つには、manipulateという単語に付された意味の違いによってこのようなことが生じるのである。この場合、人々を都合よく操作するというのはずるく、こっそり行われる行為で、もう一方の環境の整備というのは、人にとってニュートラルなスキルだとみなされる。

けれども、仮に「環境」の意味を人格化すれば、今述べた区分はこわれてしまう。人を操作することは、仮にそれがクライエントのためになされる場合であっても、すべて不法とされるだろうか。それが、子どものために環境を整えるといった、ワーカーが子どものために母親を導くことであれば認められるのだろうか。他の例を挙げてみよう。昨年、ヘルスケアの継続事業に出資する地元の人たちに対して、自分が勤務するホスピスのクライエントにもっと資金援助して欲しいと説得を試みたことがあった。私が行っていることは他の団体にも呼び掛けているのだから、もしその政策の変更が間違っていなければ、クライエントの利益のために社会政策を変えるよう主張することは認められるだろうか。私は自分のクライエントのためにこの利益を得ようとしており、この方針は他のクライエントにも利益をもたらすであろう。しかし、もし私が自分のクライエントについての要点を論じている、その法改正の議論を提起することが、自分のクライエントに資金が提供される一方で、他の人たちの集団に不利益をもたらすとしたら、これは受け入れられないであろうか。

　この価値を否定する例が示すところは、その主張からして、ソーシャルワークの活動すべてが、特定の個人に直接の恩恵をもたらすものではないということである。もしそれが集団としての行動であれば、多義的ないし対立する価値観を含むかもしれない。それゆえ、個人に焦点を合わせた価値観の方式は、医師やカウンセラーにとっては適切に機能するであろうが、ソーシャルワークには充分とはいえないかもしれない。だが、集団的活動では、さまざまな集団の利害関係で非常に複雑な問題点を抱えることになろう。

　倫理と価値観への他のアプローチとしては、実践を注視しつつ、ワーカーの倫理的責任を熟慮する場合に、ワーカーの想像力を刺激するという考えを明確にすることである。例えば、デリゾーツ（Derezotes, 2000）は実践の倫理的要素として、愛情、つながり、気づき、傷つけない、正しいこと、をあげている。ある特定のワーカーは、クライエントへのアプローチに気をつかったり敏感になっている、と我々はよく言う。これは事業所本位の、あるいは徳目に基づく倫理観の一例である。つまり、人の振る舞いにルールを当て

はめられないと思えるが、その代わりに、我々のサービスはこうあるべきという見解を思わず述べたくなるようだと、その人の態度を判断するのである。このアプローチは第3章でみたように、ソーシャルワーカーは多様な意味で、ソーシャルワークの本質と内的矛盾を具体化していることを認めるのである。しかしながら、ソーシャルワークにおける価値観への主要なアプローチは、諸原理のリストに具体化されている倫理や権利の綱領に盛られた諸規則に焦点を当ててきた。そこで、これらに眼を転じてみたい。

規則に基づくアプローチ──倫理と実践の綱領

　前節で、非常に簡潔に社会正義や人権などの原理全般が述べられているのを見てきた中に、さまざまな複雑さを見出すことができる。しかしながら、これについての一つの答えは、ソーシャルワークの専門職が準拠すべき倫理規則を示すより詳細な一連の言明を、経験を通して入手することである。ソーシャルワークの価値の慣行は、倫理と実践綱領に盛り込まれたソーシャルワーク倫理に関する公式文書に広く表明されている。国際ソーシャルワーカー連盟は、ソーシャルワーク実践の諸原則に関する国際的な手引きを作成することで、その定義を詳述してきた（IFSW, 2004）。これらに加えて、多数の各国のワーカー団体も独自の倫理綱領を作成してきた（IFSW, 2005から参照可能）。米国には一定の専門家によるソーシャルワーク団体があり、その多くが倫理ないし実践の原則について独自の文書を作成している。また行政当局においてもソーシャルワーク実践基準を設けている。例えば、英国のケア審議会（Care Councils for UK nations）は、ソーシャルケアワーカーとその雇用主に対する実践綱領を承認している（表4.1参照）。その結果、これらすべては、我々が関心を向けるべきティムス（1983）が「価値観のリスト」と呼んだものを構成するのである。とはいえ、そのリストにある問題は複雑すぎて、直面するかもしれない実際の状況に対処できないということはあまりない。

　バンクス（Banks, 2001:ch 5）は世界中から得た20項目のソーシャルワー

表4.1 英国ソーシャルケア審議会による実践規則

雇用者の規則
ソーシャルケア業務における雇用者は下記の項目に記載の事項を守らねばならない。
＊雇用者は従事する者が従業者の一員に加わることに、またその職務と責任を理解するのに適切であることを確認する。
＊雇用者は書面による方針と手順を整備し、ソーシャルケアワーカーが中央ソーシャルケア審議会（General Social Care Council: GSCC）によるソーシャルケアワーカーのための実践規則に従うよう取り計らねばならない。
＊雇用者は研修および向上の機会を提供してソーシャルケアワーカーがその技術と知識の強化と向上に資するよう取り計らねばならない。
＊雇用者は書面による方針と手順を整備し、またそれを実行して危険で、差別的、搾取的な行為や実践に対処しなければならない。
＊雇用者はGSCCによる実践規則をソーシャルケアワーカー、サービス利用者、介護者に奨励し、GSCCの一連の活動に協力しなければならない。

ソーシャルケアワーカーの規則
ソーシャルケアワーカーは以下のことを守らねばならない。
＊サービス利用者および介護者の諸権利を守り、利益を増進すること。
＊サービス利用者および介護者の信頼と自信を確立し、かつ維持するよう努めること。
＊サービス利用者をできる限り危険や危害から守るとともに、その自立を促進すること。
＊サービス利用者の行為が彼ら自身や他の人々を害するものではないことの確証を求めるとともに、彼らの諸権利を尊重すること。
＊ソーシャルケアサービスに対する人々の信用と信頼を高めること。
＊サービスの質には責任をもって対応し、また知識と技術の維持、向上に責任を負うこと。

原典　中央ソーシャルケア審議会（GSCC: 2005）及び北アイルランド、ウェールズ、スコットランドの各審議会より入手

ク倫理綱領を比較している。彼女が概略述べている点は次の通りである。
・ソーシャルワークの倫理綱領は、ソーシャルワーカーが身につけるべき誠実さや正直のような明確な「徳目」にではなく、むしろ自己決定や秘密保持などのように、何かを実行する行動規範に基づいている。
・出資者の利益に応じた意思決定のための原則を設けるような、倫理的決定に功利主義的アプローチを押し進めるのではなく、人々の諸権利や義務を打ち出している。

シリーズ 臨床の思考

看護的思考の探究
「医療の不確実性」とプラグマティズム

吉浜文洋

A5判・上製 三〇〇〇円

「〈公式モデル〉に依存して、思考過程を踏まずに、看護行為のみを行う看護師が多い」こうした状況は一部の現場にとどまらず、事態は深刻である。看護教育や臨床における「思考」は、これまでどのように理解されてきたか。それは、クリティカルシンキングや臨床推論、その根底にある「医療の不確実性」に深く関わっている。これまでの臨床推論の主流が確実性を求めてきたのに対し、日常の「思考」の中の不確実性を哲学のテーマとして掲げたのが、プラグマティズムの特徴である。職場であれ生活の場であれ、現実の世界は「不確実性」を抱え込んでいる。不確かな条件下で、推論に推論を重ねることで一歩一歩問題解決に迫っていくのが、臨床の思考である。マニュアルでは対応できない場面でこそ能力を発揮する、看護実践者の《看護的思考》とは何か。著者は、「不確実性」と正面から向き合ってきたプラグマティズム哲学、とりわけパース、デューイ、ショーンを補助線として、この困難なテーマに挑戦している。

第Ⅰ部 看護の実践的思考
1 看護過程と「思考」／2 クリティカルシンキングと看護過程／3 看護過程概念をめぐる論争／4 中西の看護過程論
第Ⅱ部 プラグマティズムと反省的思考
1 プラグマティズムとは何か／2 パースの可謬主義と三つの推論／3 デューイの反省的思考／4 デューイ哲学で読み解く「臨床の思考」
第Ⅲ部 デューイからショーンへ
1 反省的思考と看護教育／2 実習における自己意識のゆらぎ／3 探究の過程としての対人的援助関係／ショーンの専門家像と大学改革

シリーズ 臨床の思考

看護実践のアポリア
D・ショーン《省察的実践論》の挑戦

ゲーリー・ロルフ著 塚本明子訳

A5判・上製・248頁 二五〇〇円

《D・ショーンが提唱した「省察的実践」はなぜ、事後に、その場を離れて回顧的に振り返るツールとなってしまったのか？》
《P・ベナーはなぜ排中律の論理的な罠に陥ってしまったのか？》

技術的合理性に基づく看護実践を超えようとするさまざまな試み（EBN、NBN、GT、現象学・解釈学的研究、リフレクション…）は、最も解明されるべき日々の臨床実践がもつ可能性を開示するどころか、見えなくさせてはいないか。D・ショーン《省察的実践論》の革新的な意義をデューイに立ち戻って再考し、ガダマー、レインに依拠しつつ《人間科学としての看護》の構築を目指した画期的な論文集。

第Ⅰ部 行為内省察（reflection-in-action）が開示する地平─再帰的実践から唯一性の科学へ／第1章 看護実践行為─理論と実践を統合する／第2章 ナース・プラクティショナーの教育／第Ⅱ部 人間科学としての看護の構築─デューイ、ショーン、ガダマー／第3章 技術的熟達を超えて─P・ベナーが陥った排中律の罠／第4章 学的対話／第5章 省察的教育とは何であったのか─デューイならどうしたであろうか？／第6章 人間科学としての看護の構築─ガダマー、レイン、そしてケアリングの解釈学

本書へのご感想、ご意見、ご質問を、読書カードか、下記のメールアドレスにお寄せください。

ゆみる出版 yumiru@jcom.zaq.ne.jp

書評再録

看護を原理的に論じた貴重な書　村上陽一郎・評

　やや変わった成り立ちの書物である。この翻訳書には「原本」に相当するものがない。出版社の「編集」と謳（うた）ってあるように、訳者と書肆（しょし）の編集部との間の相談・合意があって、著者の書いた六篇ほどの論考を独自に集め、訳出したのが本書である。無論この企画を喜んだ著者自身の参加もあって、序文は本書全体の解説として、新たに書かれたが、この文章の公刊された原文は存在しないことになる。

　内容という点でも、なかなか複雑で、斜め読みして大体のところが掴（つか）める、という類いの書物ではない。もともと、日本では、というよりは、世界的傾向でもあるのだろうが、一般に実践と理論との間には、埋め難い溝がある。特に看護という領域では、実践の手引き書は、書店店頭に溢（あふ）れているが、看護を原理的な側面から論じた書物は少なく、その双方の橋渡しに成功している書物はさらに少ない。本書は、その意味でも貴重な一灯を点じてくれた、と言ってよい。

　理論と実践の乖離（かいり）、これは著者のいるイギリスでも重要課題だった。問題は、かつて看護師の養成や知識の受け渡しは、専門学校で、言わば徒弟的な構造のなかで行われてきたが、一九八〇年代になって、その役割が大学に移管されるようになった、という制度的なところに淵源（えんげん）する。この変革は、看護師が医師と対等な立場に立つための必然的措置だったが、ここで看護の原理的、理論的な把握の欠如が露（あら）わになった。この事情は、日本でも全く変わらない。一部の看護大学では、ヒューマン・サービスという概念を基礎として、理論を組み立てようとする方向などが、試みられている。これは、国際的にも広がっていて、地道な蓄積はあるものの、目覚ましい成果には今のところ繋（つな）がっていない。

　本書の著者は、かつてアメリカの異色の哲学者、実践教育哲学者、そしていわゆる企業イノヴェーションの教祖的な存在でもあったドナルド・ショーンの理論を手がかりに、論を進める。ショーンは日本では紹介される機会の比較的少ない人物だが、今年二月に、主著の一つが翻訳出版された（『省察的実践者の教育』柳沢昌一・村田晶子監訳、鳳書房）。もともと理論と実践の乖離の源の一つは、理論が科学的な真理、言い換えれば普遍性に重きを置くのに反して、実践ではしばしば一対一の人間関係が問題になるところにある。そして、実践的な場面でものを言うのは、個人のなかに蓄積された、言語化され難い暗黙知である。ショーンは、そうした知識を暗黙知としてそれ以上の追求を諦めるのではなく、内省という行為を通じて、ある種の合理性を以（もっ）て、利用可能にすることができると言う。著者は、「普遍的」ではなくとも、「共有可能」な、理論知の構築が可能だと主張するように見える。

　もう少し鳥瞰（ちょうかん）的に言えば、理論と実践とが乖離していると見なされる事態は、トーマス・クーンがパラダイム論で述べた「異常科学」の段階であって、将来に新しいパラダイムが構築されることを予感させるのであり、まさにそれが本書の課題でもある、ということになる。

　こうした立論には、科学哲学ばかりではなく、ハイデガーから、ドゥルーズやガダマーらポストモダンの哲学に至る諸論が下敷きにされており、その意味でもなかなか意欲的な著作である。こうした紹介の労をとってくれる書肆及び訳者に敬意を表したい。

『看護実践のアポリア』（毎日新聞 2017）　　　　　　東京大学名誉教授・科学史

多くの綱領の重要な側面は次の通りである。

・人を尊重する原則（Downie and Telfer, 1969）
・利用者の自己決定
・社会正義への関心
・職業的誠実さ
・利用者、同僚、雇用主など異なる利害に対する義務の範囲の確認
・広告、手数料、ビデオ撮影、秘密保持など実践課題の確認

非常に多くの難題が倫理・実践綱領に生じるので、それらを表4.2にま

表4.2　倫理及び実践規則における困難な点

想定される前提	もうひとつの見方
専門従事者から提示される規則。	……倫理規則はワーカーの価値観を等しく反映する。
ソーシャルワークの多くは規則や職務として表現され得ない。	……それらには他者への思いやりや尊敬などの態度を培うことを含みうる。
規則は一つの職種だけに関するものである。	……業務はますます多職種化しており、職種が変わると同じ問題とは関わりをもたなくなるか、自分たちの職種の規則を優先する。
規則は利用者への説明責任を前提とする。	……専門職はまた、社会的規制を行使しなければならないし、他の家族やコミュニティの成員に対する責任もあり、資源や優先順位を管理しなければならないこともある。
規則は、同職種の同僚、他職種の専従者および一般の人々との価値観における同意を前提とする。	……けれども、利用者、他職種の従事者、メディアや政治家により解説された世論などは、それぞれの価値観がより重要だと主張するであろう。

原典　バンクス（Banks, 2001:107）からの引用内容を翻案

とめてみた。

　倫理綱領の一層の難題は、バンクス（Banks, 2001:102-6）も認めているように、ソーシャルワーカーが思い描く職業的自律に対して、ワーカーは所属機関の組織的ルールにほぼ支配されているということである。たしかにこのことは、時には批評家など第三者が、ソーシャルワークの職業的立場に疑問を投げかける点である（第5章参照）。したがってバンクスは、だれが、どのように、ソーシャルワークの職業的実践をコントロールしているかを、さらにそのコントロールを正当視する根拠を調べたほうがよいだろう、と述べている。そこで、本書の第5、6章においてこうしたアプローチを進めてみたい。

　ところで、倫理・実践綱領の慣習では、ソーシャルワーク実践の何が良くて、何が悪いかについて厳密な基準が提示されていない。綱領はさしあたり実践に適切なアプローチであるという見解を示す。けれども、綱領が当面の職業的慣例としての見解にすぎないのであれば、綱領が変わることや更新されることもありうるだろう。もしそうであるなら明確な基準となるものに、当面示されている言説の根本的な不確実さが隠されていることがわかるだろう。この点については、IFSWがソーシャルワークにおいて適用される価値基準の問題領域に関して文書で明らかにしている（表4.3参照）。それによれば、広く受け入れられ適用されているソーシャルワークの価値についての言説に、多くの複雑さが存在することを認めている。

権利に基づくアプローチ——人権とソーシャルワーク

　ルールに基づくアプローチに代わる価値観の問題を解決する方法は、人権について検討することである。人権に関する数多くの国際的な取り決めがある。表4.4には、IFSW（2005）による、ソーシャルワークに適切な幾つかの考え方が挙げられている。人権の政治的重要性、すなわち人権が多くの法体系に組み込まれていることや、人権がさまざまな協定などに明確かつ複雑に提示されているという事実が、人権の広範な普及をもたらした。一例をあ

第4章　ソーシャルワークの価値観

表4.3　国際ソーシャルワーカー連盟による倫理綱領の問題領域

2.3　問題領域
2.3.1　倫理に関する規則事項から生じる問題の領域は、文化や政治の差異によるものであり、直接的には必ずしも普遍的なことがらではない・・・。しかしながら次の問題領域は広く知られているところである。
1．ソーシャルワーカーの誠実さが対立する利害の真ん中に置かれるとき。
　　＊ソーシャルワーカーの利害とクライエントの利害の間
　　＊クライエント個々の利害と他の人たちの利害との間
　　＊クライエント・グループ間での利害対立の間
　　＊クライエント・グループとそれ以外の人々との間
　　＊システムや制度とクライエント・グループとの間
　　＊システムや制度における雇用者とソーシャルワーカーとの間
　　＊さまざまな職種・職業グループの間
2．ソーシャルワーカーは支援者としてまた統制者として働くということについて。ソーシャルワークをめぐるこの二つの対立する面の関係については、入り混じった動機、活動内容、活動の結果についての不透明さを除くために、選ばれた価値観を表明して事態をはっきりさせる必要がある。市民が国の統制下にある際にソーシャルワーカーがその役割を期待される場合には、ワーカーの役割に含まれた倫理的意味と、ソーシャルワークの基本的倫理原則に関してその役割をどれほど果たしうるかを明確にせねばならない。
3．クライエントの利害を保護するというソーシャルワーカーの務めは、効率性と利便性の要請と容易に対立することになる。
　　この問題はソーシャルワーク領域に情報技術を持ち込み、またそれを利用することにより重要さが増している。
原典　インターネット・サイト　www.ifsw.org/home（アクセス時期は2005年3月19日）

表4.4　国際条約（International Convention）

国際的人権宣言およびその条約は達し得た共通基準であり、また国際社会によって受け入れられた諸権利を承認する。ソーシャルワーク実践と活動に特に触れている文書は次のとおりである。
＊世界人権宣言
＊市民的・政治的権利に関する国際人権規約
＊経済的・社会的・文化的権利に関する国際人権規約
＊あらゆる形態の人種差別の撤廃に関する国際条約
＊あらゆる形態の女性差別撤廃に関する国際条約
＊児童の権利に関する条約
＊原住民及び種族民に関する条約
原典　国際ソーシャルワーカー連盟（IFSW, 2005）

げれば、欧州での調査（EASSW, 1995）では、法的権利、市民権、参加の権利、サービス、文化的感受性、こどもの権利、等々の概念が吟味されている。芸術や表現に関する作品にも価値を付与していること、これらすべては、人間であることがどれだけ人権に関連しているかについての熟考から生まれている。

　イフェ（Ife, 2001）は、人権をソーシャルワークの道徳的基盤として論じている。彼は人権には三つの世代区分があるという。第一世代におけるアプローチと実践は、手続き上ないし分配上の正義である。その意味は、手続きが万人を平等に取り扱い、資源が公平なプロセスで分配されるということである（Weale, 1978）。この考え方の利点は、その方法の下では人権が明確に定義され、実施されるということだが、これに対して他の二つの世代における権利は、よりいっそう論議と複雑さにさらされることになる。支持、利用者参加、フィードバックのようなテクニック、それに自己決定、効果的な苦情申し立て制度や規則といった価値観の促進は、すべてソーシャルワークが示した対応である。これらの対応の大半は社会秩序志向の対応であり、現存する社会システムにおける、正しい社会秩序維持に焦点を置いている。

　第二世代の人権問題では、分断された社会における集団間の不平等に、そして特定のグループを差別するそのやり方に、よりはっきりと焦点が当てられる。これは平等の本質に関わることである（Weale, 1978）。すなわち、我々は公平に人々に接することよりも、人々が受け取る成果や利益が平等であることを目指すべきである。その反応としておそらく、実践や組織を変化させるとともに、人々が不平等を認識し、それに対処しようとするであろう。例えば、私の勤務するホスピスに紹介されて訪れる少数人種グループの人の数は、ホスピスのサービス区域の人口とは比例しない。そこで我々は、スタッフの配置やサービスに多様な対応を含める方針を設けることにした。例えば、ホスピスの食事メニューに、利用する人の文化になじんだ食事を用意するとか、建物の内部や作業のなかに、常に諸宗教が示されている領域を拡げるようにした。ホスピスではまた、治療プログラムにおいて文化的少数グループの人たちの独特の表現の仕方を奨励し、また患者を委託するためにやって来

る人たちに調査と面接を行い、プログラムの運営に当たっては文化的にも適切なサービス提供を行っていることを説明し、納得してもらえるようにした。さらにスタッフ研修を行って、起こりうる差別に気づかせ、無意識の人種差別や性差別を防ぐようにした。このように、西欧的な振る舞いや環境がこの施設の患者に常に相応しいとか、サービスに男女差は当然だとする、そうした思い込みから抜け出たいと我々は願っている。実際に、我々はより補完的な治療を提供し始めた。それは多数の女性たちに好まれたが、さらに芸術活動もまた追加することになった。男たちは、コンピュータやデジタル技術を活用している芸術活動を、男らしくないものと見なした。それゆえ男性たちは、自分の好みの範囲内でアートセラピーを利用できたのである。このようなアプローチの核心は、社会的分断が存在し、それによってサービス提供にも個別的な対応が求められること、さらにそうした分断がもたらす結果に対して、より公平なサービスを提供するという対応が大切だということである。

　第三世代の人権問題は、平等の実現を阻むというソーシャルワークとはかけ離れて見える社会に潜むものの見方に焦点を合わせている。一例をあげれば、高齢者は郊外のスーパーマーケットの安い食料を購入することができない。その理由は、高齢者には車がないので重い買い物を運べないからである。国際的な食糧における不平等は、西欧諸国の優位を低下させており、その結果、西欧社会における安価な食料が資源貧困国を疲弊させている。私が勤務するホスピスでは、資源貧困国の緩和ケア従事者教育に資金を配分しており、これは開発途上国ないし非工業国と先進工業国との間の格差を幾らかでも狭めるためである。このことはまた、第二世代の人権問題から生じた結果でもある。

　我々は数少ない資源を供給するサービスのテクニックを学ぶのだが、その限られた資源をより効果的に活用でき、スタッフも我々の地域に住む少数民族グループの祖国の文化を目の当たりにすることができたのである。我々の地域に住むすべての人たちに充分な緩和ケアを提供するには資源が足りない現実を認めながらも、我々としては教育プログラムを新たに設けて、人々が地域で死を迎え悲嘆にくれるという感情的かつ実際的な困難に対して、地域

社会と学校がより効果的に対応できるよう支援を行ったのである。

職業倫理への別のアプローチ

バンクス（Banks: 2004）は、社会的専門職の倫理について検討した多くの他の方法を明らかにしている。彼女はそれらの方法を、公正を追求するもの（前半4項）と適切さを追求するものとに分けて、つまり特定の観点から価値を論じている。

* 原理原則に基礎をおく価値観。それらの価値は多くの中核的な倫理原則に還元されよう。例えば、
  ・カントの原理である「ひとを尊重する」
  ・ミルの功利主義における「最大多数の最大幸福」
  ・契約主義者（contractarian）の見解では、ロールズの原理としてよく知られている。すなわち「他人の自由をも受け入れ、最も恩恵の少ない人にも利益の備えのある不平等を受け入れる、個人の最大の自由を求めることにだれもが同意する原理」である。
* 人権に根ざす価値観は、生存や自由の権利、あるいは言論、信教の自由の権利を含んだ他者の侵害から護られるべき重要な諸権利を含んでいる。
* 言説に基づく倫理では、価値の原理を生み出すときの視野が広くて、合理的で、強制されない関与のように、価値観を位置づける原理が確立されるのである。
* ケースに根ざす倫理、あるいは詭弁。これには主要なケースにおいて結論を見た諸原理の吟味が含まれ、またこれらをより幅広い諸原理、慣例法として活用することが含まれる。
* 支援機関に焦点を置く倫理では、道徳的決断を下す人の徳性に焦点が置かれる。例えば、その決断は善意でなされているかどうか、また対象者の文化的好みを尊重しているかどうか、などである。より広い立場からウイルクス（Wilkes: 1985）が論じたところでは、専門家の歴史的概念

からすると、専門家は思慮深くて考え方の批判的習性を身につけている人であり、それゆえ複雑かつ困難な事態によりよく対処できるのである。
* コミュニティに根ざす倫理では、例えばコミュニタリアニズム（Etzioni:1995）である。それは人間性が開花するための重要な基盤として、よき地域社会での生活のニーズに焦点を当てる。そのため、人々の振る舞いが協力や連帯を進めるか否かを吟味する。
* 関係性に根ざす倫理は人間関係に焦点を置き、とりわけフェミニストの立場では（Gilligan:1982）、権利や正義よりも、他者への気遣い（caring）の義務が重視される。
* その他のものに根ざす倫理としては、自分たちの周囲の者に対する責務、特に自分たちの身近に生活する者に対する責任に焦点を当てる。

これら多くのアプローチはソーシャルワークと密接な関連がある。ケースに根ざす倫理では、利用者のグループと作業する際に役に立つ。例えば、児童が施設のケアを適切に受けているかどうかを評価する際のその意図や、ワーカーの介入を判定する際の文化的な配慮に注目する。誰かが自分たちの地域に良い貢献をしたかどうか、義務感を超えたケアリングかどうか、自分たちの回りの問題に手を差し伸べる対応をしたかどうかに注目する。

ベケットとメイナード（Becket & Maynard, 2005: ch 3）らは、宗教を倫理の源であると指摘している。ソーシャルワーク綱領が、しばしばワーカーの個人的な価値観を排除してきた一方で、とりわけ人道主義的（それゆえ非宗教的）なソーシャルワークの起源が強調される。キリスト教は社会的な関心や社会奉仕の重要な歴史的起源といえる。キリスト教は、多くの自律的なワーカーたちを社会に送り出している。仏教、ヒンズー教、イスラム教、シーク教などの他の宗教も、次第にそれぞれの開祖の地から遠い地域や、他の宗教が支配的な社会において重要な存在となっている。そのため、倫理に潜む宗教的差異を考えることは、実践においていっそう重要となる。それは、すべての社会において、支配的な文化や宗教とは異なる価値観にサービスを提示し、対応しなければならないということである。

もう一つの重要な価値観の源泉は政治哲学である（Clark, 2000）。というのは、国家の役割への異なるアプローチは、人々に対処する異なる原理によるとみなされているからである。それぞれの政治哲学によるソーシャルワークの提供について、人々が持っている見解が表4.5に要約されている。この中で注意を引く点は、すでに論じられているソーシャルワークにおける実践的価値観についての考え方が、社会・政治的思想とも結びついているということである。それらはめんどうな差異と関連している。例えばある人々は、人間として、消費者として、市民として、地域社会の一員として、さらにはケアリングの関係性において、その権利をもつと感じているであろうが、一方で他の人たちは、これらの権利に異なった定義を下すであろう。

　さらに、宗教的信念や政治的イデオロギーの衝突は、コミュニティや社会の結束と活力が衰弱したり、対立したりする感情を象徴することが多い（Hough and Briskman, 2003）。人権に関わる倫理的次元を含んだテロリズム、難民者間の対立と広範な政治的論争への懸念は、とても手に負えぬほど複雑であり、人々にふりかかる問題についての倫理的議論では対処しえないという点からも、人々には社会運動や社会変革に向き合うことが求められている。人が自殺を図る権利や障碍者である身内の死の幇助（ほうじょ）についての種々の考え方は、解決しがたいほど難しく思えるが、広範な宗教や政治の対立と同様、社会はその解決の必要性に向き合っていない。この結果、今日の倫理的問題は、我々が現在の社会的・共同体的な活力をいかに保てるかということであり、これが人々に広く不安や確信のなさをもたらし、そして新たな社会問題に対する葛藤や困惑の思いをかきたてているのである。このことは特に専門職にも影響して、サービス提供に対する信用が失われている。その理由として、抑圧や不平等が特定のサービス利用者の態度に影響しているか、それとも、全体的に専門職や公共サービスに対する信用の低下や、選択と自由への要求の拡大があるからである（Banks, 2004: ch 6）。

表4.5 福祉についての見解とサービス利用者の見解

福祉についての見解	利用者の見解	説明
社会民主的立場	クライエント	国には困窮する人々を支援する責務がある
消費者保護運動家	消費者・利用者	国は個人の選択に従ってサービスを提供する
コミュニタリアン（共同主義の立場）	会員	福祉は地域による寄付・貢献との交換物
男女同権論者	ケアを受けている相手	ケアは人々との間で引き継がれる関係から生じる
市民権を共有する立場	市民	福祉を得る権利は経済的繁栄から生まれる

原典　クラーク（Clark, 2000, 2002）

価値観のもつ複雑性——実践の難所地図

　価値観の表明には常に、さまざまな関係性における複雑さが現れており、ある価値観の表明とその他の表明との間の論争がうかがえる。倫理綱領は実践における困難が潜む所在を示す地図である。綱領のそれぞれの簡潔な記述から複雑性が見て取れる。実践を導く明確な価値観の声明が、選択肢についての広範な変容性と有効性を秘めていることは明らかである。だが、この交錯するアプローチ（Adams, et al, 2005）をたどると、手引きや説明が最終的な定式ではなく、行動予定表として示される。たしかに手引きは、取り組むべき問題が存在することにソーシャルワーカーが気づいた地点に注意を向けるのである。表4.6ではソーシャルワークの諸原理が取り上げられ、ソーシャルワークの価値観論争の言説に導く幾つかの複雑さを明確にしている。

　たとえば、秘密を守る規則は二重性を前提としている。つまり、それとは反対に公開性について知り、理解しなければならないのである。複雑さの思考を通してこのことを探求するためには、どのようにこの相反する両者が互いに関連し、共に結びついているかを検討する必要がある。そのことは、秘

表4.6　価値観の複雑性

価　値	二　重　性	複雑さの様相
個人化	集団化	どのような時にクライエントのニーズを個人的に取り扱うか、また共有された利益を集団的に取り扱うのだろうか？たとえば環境を変えたいと希望する住宅地の人々と、人々の住宅の修理をどのように行うかということ。
受　容	非依存	人々が自立するための支援過程において、支援のニーズをどのようにバランスよく受け入れているだろうか？たとえば学習障碍のある子どもに世話を焼きすぎる両親。
判断の留保	批判的評価、対決	判断の留保、行為を批判的に評価する必要、不快な行為や社会的現実との対決、これらのバランスをどのようにとるか？例として虐待を受ける児童の保護の場合。
反差別的アプローチ	レッテル付けや不当な犠牲の回避	少数ないし抑圧されているグループの人たちに周囲からの目を気にさせず、また彼らにそうする余裕も余地もなく闘わせることはせず、また影響力や行動の自由を持たない単なる犠牲者として扱うことを避けつつ、不当な差別による障壁を打破するにはどのようにバランスを取ればよいであろうか？反差別的アプローチは、ラベル付けと犠牲者扱いに焦点を置いていることがある。クライエントとワーカーは、反差別的実践の役割としての相違を表現するか避けるかという価値観について、その立場が異なることがよくある。
自己決定	規則準拠または相互依存的	相互依存的であるべき場合などに、より自律的であるように支援するにはどうしたらよいか？だれもが規則や行動の申し合わせに従う。自己決定はある意味で、人は規則に準じるか否か、あるいはどのように規則に従うかを選択できることである。
人々を尊重すること	コミュニティを尊重すること	コミュニティの支援や参加の意義を心に留め、どのように人々個々のニーズを大切にするか？ときには、より広範囲の社会的ネットワークが個々人に優先することがある。

秘密性	公開性	秘密性と公開性とを同時に進めるにはどうすればよいか？秘密性は公開性を制限する決定である。すなわち公開性は、何らかの理由で公開性を選ぶために秘密性をやめるという決定である。

密と公開という二重性以上の事柄である。多くの状況において秘密が必要とされるが、また同時に公開も必要とされるのである。ソーシャルワーカーはこの両者の均衡がとれるように熟慮し、秘密が人にリスクをもたらしそうな場合や、公開が個人を苦境に立たせてしまいそうなときには、人々を保護しなければならない。ワーカーが、仕事中に密かにもたらされた秘密を守るべきことは広く行き渡った慣例である。けれども、この慣例に対する例外も広く認められている。ひとの生命が危険にさらされたとき、あるいはクライエントにとって利益があると思われる場合には、秘密を破ることができる。もっとも、通常は事態が急を要さなければ、当事者と相談せずにはそのようなことはしないものである。秘密を堅く守っている別のワーカーに、つまらないレベルの秘密漏れがあったとしても、わざわざ当事者とは相談しないであろう。明確な規則に対する明らかな例外は、実生活における複雑な判断を含んでいる。状況の違いや重要さの程度によって、禁止命令や例外扱いとなろう。一例を挙げると、私は児童擁護の仕事に従事していたが、それは児童のケアに責任を持つ支援機関に対して、その子たちの思いを伝えるというものであった。業務では、生命が危険にさらされる以外は、児童の許可なしには機関側に何も話してはならないという規則があった。それが職務であり、それゆえ児童の、児童だけの、彼らの意見の立場に立つべきだったからである。その支援機関はいつも児童の「最大の利益」に気を配っており、児童が相談されることもなく、他の専門職種から気懸りなことを聞かされていたのである。この事例が示す重要性は、日常のワーカー業務では、実際には守秘義務の慣習が柔軟に適用されていることである。さらにいえば、守秘の慣習は、西欧社会に特徴的ともいえる個人主義に基づく文化的な前提ともいえる。多くの社会において、個人の問題に対処する方法として用いられているのは、

その解決に友人、隣人、地域社会を関与させることである。シラウエ（Silavwe, 1995）は、ザンビアでソーシャルワークが議論された際にこの例を挙げている。家族問題の支援で、拡大家族（extended family）、部族、長老たちに頼ることも起こりうる。これによって、当事者の周囲の人たち、ないし影響を受けた人たちに毅然と介入できる権限が与えられるのである。ときにワーカーは、コミュニティで問題解決に取り組んでいる人たちに助言するという立場におかれることもあり、これこそ本当のコミュニティケアと言うべきであろう。西欧のソーシャルワーカーもまた、誰かの治療やケアのために、実際に家族や隣人に参加を仰ぐことがあるが、通常どの程度情報を公開するかについては話し合いで決める。いったん他者が介入してしまうと、守秘よりも公開するほうにいってしまう。このことで、支援と理解の力によって、行動と関与の権限を得てしまうかもしれない。我々はこれらと、プライバシーの喪失、他者から干渉を受けない自主性、思想の自由、ワーカーやクライエントへの働きかけなどとのバランスを保たねばならない。

　そのほかにも多くの複雑な点が、特定のソーシャルワーク原理の中に存在することが認められてきた。キャンベル（Cambell, 1978）は、福祉サービスはよく「権利として」提供されるとみなされてきたと述べているが、これは次のような事柄によって限定されている。

・システム内で意思決定する人たちの裁量権
・その仕事を遂行できるだけの能力や知識、例えば、その職務を行う能力がある訓練されたワーカーの人数が十分でない場合、クライエントはサービス供給を受ける権利を求めないほうがよいであろう。同様に、まだ生み出されていないか未完成な医学やソーシャルワークの治療を受ける権利を我々は持っていない
・資源が入手可能かどうか
・活用できる資源がサービス供給に足りないようであれば、サービスを提供するなり、サービス供給を始めることは倫理に反するであろうとする考え方

ステイリー（Stalley, 1978）は同様に、次のように論じている。ソーシャルワーカーは、ただ一人のクライエントに明確な焦点を当てるということでたった一つの目的しか持たないのではなく、ソーシャルワークや支援機関の場に現れる家族やより広範な社会的対象に対処するのである。またレイトン（Leighton, 1985）は、ワーカー、クライエント、クライエントの家族たちの個人的価値観、そしてワーカーとその同僚らの職業的価値観、これらすべてが一つのケースでどれほど互いに関連しているかを指摘している。

　ソーシャルワーカーは社会で道徳的役割を果たしていて、複雑な社会状況において誰が、そして何が善であり悪であるかを判断している（Payne 1999）。一例を挙げると、英国の児童養護サービスの評価において、両親の失敗に対する非難や責任について道徳的な判断をすることがしばしば期待されている（White, 2003）。ソーシャルワークに対する政治的・社会的批判が度々生じるのは、ソーシャルワークが、職業的な不偏向を貫く道徳的中立性を表明していると認識されているからである。その時まさに、誰が良い親か、良い子かといった道徳的な判断を「社会が期待している」のである。多くの福祉サービスの供給において、ソーシャルワークは道徳的に中立ではありえない。それは多くのサービスが社会的報酬として生み出されたり、また限られた資源は、サービスが誰にも一様に届けられるものではないからである。この両者の場合においては、道徳的な決定に中立的ではないものがむしろ要求される。そして反抑圧的、反差別的実践の思想は、少なくともある部分で、道徳性に代わるものの正当性を証明する試みである。

　それゆえ、ソーシャルワークにおいて価値判断をすることは、あいまいな状況のなかで複雑な判断をすることをしばしば意味している。このことは、倫理綱領の公文書にしばしば明確に定められる規則や権利が必ずしも支持されないことを示唆している。慣習やガイドラインは、そうした実践にふさわしいアプローチにはより柔軟さがあるが、それは職業的集団内の政治的状況から生じてくる場合である。ギル（Gill, 1992）は、倫理的決定を含む問題に取り組むことになるそのアプローチについて、すでに合意に達しているような「モラル・コミュニティ」（'moral communities'）が存在する、と述べて

いる。そのような合意点とは、そのグループの伝統や経験の共有から導かれるものである。このように、すべての人が合意するであろう状況については、ある特殊な意見に全体をまとめることはできないが、多くのソーシャルワーカーが同意するであろう「職業的倫理」を認めることは可能であろう。我々はすでに幾つかの根拠に言及したが、少なくともある国のソーシャルワーカーたちは、一般市民やモラル・コミュニティの人々とは違った眼で世界を捉えているのである。同様に、ワーカーがそうした関連する問題に直面し、理解さえしていれば、価値が何であるかを述べられるのである。1980年代には、反差別主義の原理がより大きな位置を占めるようになった。そのような原理は人を尊重する考えや、偏見なく行為することと一致し、これは我々が議論してきた種類の原理からきているともいえよう。1980年代にそれらが目立ってきたのには、主要な西欧社会における多くの少数民族集団の存在がある。さらにはジェンダーや、特にそれまで民族的に同質と見られてきた国々での少数民族集団などをめぐる社会的対立も生じてきた。このように何かありそうだが推測の域を出なかった価値観がはっきりと姿を現すようになって、やがてその形を整え、議論されるようになった。こうして、価値観がソーシャルワークをめぐる議論の主要な要素となったのである。だが、このように課題となるまでは価値観として浮上する機会もなかったのである。他にどのような重要な職業的価値観が隠れていて、考えたこともなく、話題となるその時を待っているかなど誰が知っているであろうか。専門職がそうした価値観の問題に未だ直面していなかったのだから、どの人々の集団が抑圧され、無視されているかなど誰が知っているであろうか。

　リーマー（Reamer, 1999）はこの問題に取り組むために、価値観の複雑さがどこで生じるかの考えをまとめるルールを考案しようとした（表4.7参照）。しかし、そのルールがすべての複雑さを解決するとは述べていない。そうした指針は、問題を明確化するのを助け、人々に考え始めるよう促すのである。

　国際ソーシャルワーカー連盟が提示する、ソーシャルワーカーの実践でしばしば生じる実践の「問題領域」（表4.3参照）は、複雑性を考えるもう一

表4.7 価値観の複雑さを考えるリーマーのガイドライン

ガイドライン	複雑さ	事例
基本的な損害に対するルールは、人的ミスや過剰な添加物が引き起こす損害に対する規則よりも重要である。	すべての価値観が同じ重要さを持つわけではない。	生命、健康、食物、住居など（基本的損害を与えうる）は、嘘をついたり、秘密を守ることやレクリエーション、教育あるいは財産（が引き起こす損害）よりも重要である。
他人の自己決定権にまさる個人の幸福に対する権利。	人々が持つさまざまな権利の葛藤。	宗教的信条を振りかざして、たとえば悪霊に取りつかれた子どもを暴力で助けるといった親族の自由よりも、虐待からその子どもを保護するほうがより大切である。
個人の幸福に対する権利にまさる個人の自己決定権。	人々はさまざまな権利をめぐって葛藤を経験する。	高齢者は自宅に帰ることができるが、それでもなお、彼らが自分自身に適切なケアができないであろうことを恐れる。
我々が自分の願望や利益を追求する自由よりも重要であることに同意した法律を遵守する義務。	法律や正規の政策は人々の自由と衝突する。	たとえクライエントに不利な影響を与えても、また後にその法律を変えるにしても、あるいは仕事を辞めるにしても、ワーカーは法律を実行せねばならない。
幸福に対する個人の権利は法律や規則に優先しうる。	法律や正規の政策は人々の幸福とそりが合わない。	もしその場所が彼らの安全にリスクを伴うなら、ワーカーはクライエントへの訪問を断ってもよい。
基本的損害を防ぎ公共善を促進する義務は、財産管理権に優先する。	私的利害は公共サービスと対立する。	弱い立場の子どもや成人に対する虐待の確かな申し立てがあれば、ワーカーは状況を調べるために建物への立ち入りを強く要請できる。

出典：リーマーからの適用と発展

つの足場として役に立つ。まず第一の問題領域には、さまざまな利害の対立がある。すなわち、クライエント、家族成員、コミュニティの成員の間に見られる個人的な利害の対立であり、またクライエント、支援機関、他の支援機関や専門職の間に見られる施設に関する利害の対立である。そのような対立は、ソーシャルワークの中で個人的な事柄を社会に繋げようと「要求する」

際の緊迫とは別の事例である。ソーシャルワーカーがこれらの問題領域に直面するのは、ヘルスケア、カウンセリングなどの専門職と異なり、ワーカーは「患者」とか「クライエント」が一番重要であるべきとは言えないからである。その理由として、ワーカーは個人的なものと社会的なものとの繋がりをつけることを求めるからである。

　第2、第3の領域は、ソーシャルワークを遂行する上で困難な特殊事例である。ソーシャルワーカーが直面する対立、すなわちクライエントと支援機関との対立、あるいは一般社会の期待と、支援を受けたいというクライエントの期待や、第一に支援者でありたいとするソーシャルワーカーの期待との対立、そうした状況に支援者かつ管理者として焦点を当てるのである。

　3番目の問題領域では、効率的な組織に対する一般的圧力と、効率的とは言えない人々の権利やニーズとの対立する利害に焦点が向けられている。一見したところ、これは第一番目の問題領域の特殊な事例である。すなわち支援機関は効率よく組織化されねばならず、このことが人々の時間や抱える問題に必要なニーズとの対立を招くのである。一例を挙げれば、ジョアンの病状が改善され退院が可能と思われたので、素早く病院のベッドを空けるよう手配するのは効率よいと思われるが、その理由は、それによって病院の資源をより必要としている他の人に利用してもらえるからである。けれども、退院後に自宅でジョアンのケアをするための準備が必要となる。場合によっては、ジョアンは自宅に戻ることをあきらめ、ナーシングホームに移らなければならないかもしれない。このことは、合意を得る前に、誰かが事の成り行きを充分に考え抜く必要があるような、いわば彼女の人生そのものを変えてしまう決定である。この「充分に考え抜く」ために与えられた時間は、効率的運用のために病院のベッドを空けるためのものではない。

価値観の政治学とソーシャルワークの専門職化

　この章では価値観をめぐるソーシャルワークの言説がどのようなものであるかを取り上げてきた。価値観や道徳はソーシャルワークにとって重要であ

り続けてきたが、その理由の多くは、他の職種に対して利他主義や社会に対する使命を示し、また困難な諸問題に対処する際の手引きをする点においてであった。けれども、私が初めに主張した事柄はそんなことよりもさらに重要である。つまり社会的な事柄を個人的な事柄に組み込み、また個人への介入を通じて社会改良を実現するという、ソーシャルワークが主張することの困難さゆえである。このことは、社会と個人が著しく複雑な相互作用を孕んでおり、ソーシャルワーカーは日々の状況の中で、何をすべきか真剣に考えていることを意味している。

　これらの問題に取り組むために、ソーシャルワークの価値についての広範な議論は価値観の問題を考えるさまざまな視点を生み出してきたが、このことは日常的な実践にほとんどインパクトを与えることはなかった。これは倫理綱領、価値観についての議論や文献に起因している。

・それらは、社会問題化や教育目的に使われる。ほとんどのワーカーは日頃、価値観に言及することがなく、ワーカーには研修の際、特別に紹介されるだけである。
・それらは公的な場における行政的文書であり、公のものとして人々にソーシャルワークを理解してもらいたい形で提示ないし、説明するのに主に用いられる。

これは倫理綱領が、多くは従来からの受け入れやすい指針として提示されており、また起こり得る複雑性を示すよりも、ソーシャルワークの秩序維持の立場を示していることを意味する。
　ワトソン（Watson, 1985）が述べるように、倫理綱領は公衆に、ソーシャルワークの活動を試してみる機会を与えるものである。綱領はまた、ワーカーやクライエントに対して人々が苦情を言い立てそうな領域、あるいは問題に決着を要する領域に注意を喚起している。先の価値観の文書の効果に言及した二つの理由は、公的領域の中のものである。それら教育的、政治的目的がともに単純化に導くのは、ソーシャルワークの意思決定や公開討論に慣れ

てしまっている人たちには複雑性がしっくりこないからである。

　クライエントを最優先する治療志向の立場も同様に、対人関係的実践に社会的目標を組み入れたり、そこから社会改良の達成を主張するソーシャルワークからの支持は得られない。このようにソーシャルワークにおける倫理綱領や価値観の論議で、治療目的に潜む過剰な単純化に直面してもなお、そのワーカーの主張は変わらない。ソーシャルワークにおける治療志向と秩序志向の両者の立場とも、変革志向の立場は価値の議論が明示する複雑性に没頭しているのであろうと見ている。なぜなら、その複雑性は今日の社会システムにおける耐え難い対立が何であるかを示してくれ、それを変革へのチャンスにしてくれるからである。しかしながら、変革志向の立場は価値観論争におけるその目的の複雑さに直面させられており、こうした事実によって、多くのソーシャルワーカーは秩序志向や治療志向の立場に後退させられているのである。

結論

　本章及び第3章では対人関係的ソーシャルワークに焦点を当ててきたが、それはまさに出発点であり、ソーシャルワークに関する多くの概念の中心となるものでもある。対人関係的ソーシャルワークは治療的言説から生まれてきたが、秩序志向や変革志向の観点においてもそうした解釈ができよう。価値観の言説はソーシャルワークのために道徳的な社会的基準を設けようと試みているが、ソーシャルワークの主張が直面しているそうした複雑さへの挑戦はずっと続けられている。この後の2章では、ソーシャルワークに社会的基準を設けようとする他の試みを検討することになる。とはいえ、ひとつ注意しておきたいのは、これから取り上げる事柄も同様に複雑だということである。だから価値観の言説の中に、見出すべきソーシャルワークの社会的な基準化についての易しい答えがないのであれば、他の試みもまた管理や権力の中にその基準を見出すことは難しい。

第5章
ソーシャルワーク、マネジメント、支援機関

　私は慈善ボランタリー団体のホスピスに勤務しているが、そこでは死に往く人、近親と死別した人、その家族および介護者たちにケアが行われている。私の仕事のひとつはボランティアをまとめることである。エヴァンス夫妻が、我々のソーシャルケアのデイセンターでボランティアとして働きたいと、私に会いに来られた。夫妻は愛想よく献身的で、適任だと思われた。また、その2年以上も前にこのホスピスで、エヴァンス夫人が父親の死を見送ったこともある。彼らは弱い状況にある人々に関わる上で差し支えがないかどうか、健康や犯罪記録などのチェックを受けた。その結果はすべて良好だったので、夫妻は仕事を始めたのである。時を同じくして、彼らは十代の子どもたちに社会的責任を学ばせる実際的な方法だとして、組織の資金集めに彼らを参加させた。しばらく後に、エヴァンス夫人からボランティアとして、親族への死別カウンセラーをやってみたいという申し出があった。彼女はトレーニングを受け、仕事を開始したが、彼女の実践には不安なところが見られた。そして彼女を監督するソーシャルワーカーが、夫人はこれ以上この仕事をやるべきではないと決断したのである。彼女はこの決定にひどく感情を損ねてしまい、ホスピスでのこれまでの努力が虚しいものであったと感じた。私のところには募金担当の課長が、夫人に対する決定が変えられる余地がないかどうかを尋ねてきた。ということは、夫妻のこのホスピスでの助力は得難く、またエヴァンス家は成功ビジネスの重役として、彼らの没後の遺産によって

巨額の寄付者となることもあり得るということであった。そこで私は、夫妻に再びデイセンターに参加してもらえるよう説得してみたが、エヴァンス夫人の夫は彼女がホスピスを退くことに賛成し、一家全員がホスピスでの奉仕から手をひくことにしたのである。

エヴァンス夫妻の数人の友人らもまた、ホスピスを公然と非難し始めたことを後になって気づかされた。

支援機関を拠点とするソーシャルワーク

ソーシャルワークは通常、支援機関（agencies）において遂行される。たとえ個人のささいな私的実践であるとしても、その実践の組織は普通の支援機関と同様である。請け負う仕事の内容についても明解である必要がある。たとえば、サービスの宣伝、問い合わせ処理のための対策、クライエントに対する支払いや便宜など、これらが万全である必要がある。より一般的に言えば、ソーシャルワークは公的組織の一部であり、ワーカーは政府に代わって仕事を果たしているわけであるが、それゆえワーカーたちの業務は法律において示されている政策や社会政策に左右される。時にはその業務が民間またはボランティア・セクターで実施されることもあるが、その際には企業のプランや参与する組織の目標に準拠しなければならない。

この章では、支援機関を拠点とするソーシャルワークに関連した二つの問題を取り上げることとする。

＊ソーシャルワークの業務が常に支援機関において遂行されるということは、ソーシャルワーク自体が専門職の活動ではないということを意味するのだろうか。ソーシャルワークにおける専門職化に関する幾つかの意見では（第7章を参照）、ソーシャルワークは専門職ではあり得ないとしている。なぜならソーシャルワーカーには、十全な専門職であれば通常有している重要な特質、つまり専門職が決定を下す際の独立した裁量権がないからである。その代わりにワーカーは、法律上の命令や、彼らを雇用する組織の

管理上の統制に従うのである。医師、弁護士、牧師などは、同様の雇用に服していないので、自らの実践をより直接的に自分の意思で行うことができる。
*それでは、支援機関の経営管理がソーシャルワークの実践を損なってしまうのであろうか。ソーシャルワークが専門職として自立するのではなく、支援機関の管理に従うということは、マネジメントや政治的思惑の大勢に服することになる。ことにマネジメントは政治的権限の面でもより強大となっており、20世紀の最後の四半世紀においてはより支配的な存在になってきている。

我々はソーシャルワークと支援機関との関係を、次の三つの異なる観点から捉えている。すなわち：
・専門職と組織の関係性として
・管理された関係性として
・責務の複雑な構造として

まず専門職と組織の関係性としての観点では、組織を次のような文脈で捉えている。組織は効率的な専門職の実践を促進し、また専門職の実践を用いて組織によるサービス提供を可能にする。ソーシャルワーカーは「部局の専門職」と見られているが、彼らは責任の位階制ピラミッドに組み込まれている。位階制のそれぞれのレベルは、より上位のレベルに対する自らの仕事の責務であり、より上位のレベルから行為の権限を委任される。この位階制の中で、専門職は定められた規定の内で、職務遂行のための広い裁量権を与えられる。既に第3章で見たようにこのことが必要な理由は、ソーシャルワークは自ら身につけたスキル、知識、価値観に依拠したさまざまに変化する「活動」であることから、監視を受けるとか記録をチェックされることなどがあってはならないからである。そのことが組織にとっても有益であるのは、ソーシャルケア・サービスが、システマティックな規則によって解決できる案件よりも、むしろ人々の生活の中にある複雑な問題を取り扱うからである。
次に管理された関係性としてのアプローチでは、支援機関の政治的・社会

的指示が優先され、それは組織全体に周知される。公的組織においては、責任と財源は団体からもたらされるが、その権限は民主的に選出されたという事実に基づいている。私的な任意団体ではその責任と財源は、組織目的（ほとんどの任意団体にも適用される英国会社法にある、団体の覚書や規約）を定めた人たちや、財源を出資した人たちによって任命された理事会からもたらされる。

そして責務の複雑な構造という観点では、いま説明した二つのモデルで述べなかった幾つかの複雑さを表明している。諸団体はしばしば非公式なやり方で、さまざまな責務の形式を調整している。我々はエヴァンス夫妻の事例に、こうした非公式なやり方を見てとることができよう。肉親との死別への支援サービスは、組織が定めたサービスの専門的基準に準拠し、また支援を受ける親族に対しても責任がある。組織としてはコミュニティに対しても責任を負っている。

エヴァンス夫妻らの不満を解消させる一つの方法は、夫妻が組織の理事会に、自分たちの処遇について苦情を言うことである。夫妻と友人たちにとっての今ひとつの方法は、ホスピスに対する資金的援助を減らすことである。もしこのことが広く行われるなら、ホスピスの財政の未来は危険にさらされる。まさしく、同じようなことがより間接的な道筋で公的機関でも起こり得る。もしワーカーが、養子に引き取りたいと望む人たちを支援しないとか、あまりに横柄な態度で子どもたちをケアしたりして、人々がソーシャルワークは助けにならないとか間違っていると思ってしまうと、世論の非難によって、行政上の支持や、政府からの財源を喪失させてしまったり、さらにはソーシャルワークを締め出すためのサービス組織の再編など、ソーシャルワークの重要性を減じてしまうことになろう。公共およびコミュニティ支援に対する責務を果たすには、専門職が備えている基準とバランスが保たれていなくてはならない。支援機関にはそのバランス維持のための仕組みを設けるという、また管理運営側にはその仕組みを機能させるという役割がある。この均衡を達成しつつ、両者は第4章で吟味した専門職の価値観といったものへの支持にも正面から向き合わねばならない。

このようにして、支援機関はソーシャルワークの実践に社会的秩序の諸要件を注入する。それは支援機関が、ソーシャルワークの本質に及ぶ政治的・社会的影響についての認識を必要としているからである。純粋な治療志向のソーシャルワークであれば、クライエントへの責務だけにこだわるから、そうした影響については受け入れないであろう。けれども、すでに第3、4章で見たように治療的ワークは、ソーシャルワークのより幅広い社会的目的や価値観を取り込んだワーカーの関わりを内包しているのである。それゆえ、行政的かつ社会的目的は治療的ワークにも組み入れられているが、それは行政が示す基準や優先順位に準じた公的サービスの提供を、ケアマネジャーが率直に評価するほど透明ではない。

秩序志向の見地を治療志向のソーシャルワークに加えることは、多くの専門職がその解明の難しさを知るような行政的かつ社会的圧力が後者に加わることを認識する必要がある。ソーシャルワークの実践におけるその分析解明はたやすいことであるが、仕事の際に社会や支援機関から受ける圧力に対して何かをすることは決して易しくはない。支援機関がソーシャルワークの実践に統制と介入を行うことによって、その過程を明確にし、解明することが可能となる。また私が主張したいことは、秩序志向の見解は治療中心のソーシャルワークとは互いに相容れないものではないので、両者は支援機関において組み合わせられるということである。このようにして支援機関にもソーシャルワーク側の言い分を受け入れてもらい、ソーシャルワーク側も支援機関との共存を学ぶ。支援機関は、準自立とも言うべきソーシャルワークの要請に対応し、他方ソーシャルワークは支援機関の権力に対して適応する。

このような共存関係に対する疑問は、支援機関の権力を受け入れ、その権力をいくらか柔軟にすることで、治療志向のソーシャルワークが、ソーシャルワークの変革的な目的を否定する社会秩序志向と結びつくかどうかである。これは変革志向の立場からみれば、支援機関に取り込まれたり支援機関を取り込むことは、顧客である抑圧された人々と協調し得る可能性や、社会との相互作用を組み入れるというソーシャルワークの主張の正当性を放棄するものだ、ということであろう。

ソーシャルワーク支援機関とその運営管理

ソーシャルワークは次の三つの重要な管理運営上の設定を持つまでに成長した。

・最貧の人々に対する政府の対策で、最も新しいところで救貧法による貧民救済院。(Poor Law workhouses)
・救済と改善運動で、主に慈善団体によっている。
・病院及び市政当局による支援機関を通じてのサービス提供で、支援機関の主な目的は例えば、教育、健康管理、住宅供給であって社会的供給ではない。

社会福祉の発展の多くは、19世紀の産業化社会のもつ複雑性の増大に対応することで進展した(Payne, 2005c)。その発展にはたいてい大規模な居住施設がつきものであった。救貧法による管理運営は、中央政府の施策に準じた地方行政としての大都市の官僚機構に委ねられた。あらゆる実践的な社会問題に取り組んでいるバーナード博士児童館や、多くの慈善団体のような救済と改善の運動は、より独立独行の社会的事業としてほぼ地方で営まれていた。ところが20世紀の初期には、機能調整というものが重要な目標となったのである。20世紀が進むにつれて、病院や学校については政府の責任が増大するようになり、ソーシャルワークはそこを持ち場として、彼らの主要な目的が生まれ、その妨げともなったさまざまな個人的で情緒的な複雑さに対処することとなった。しかしながら、彼らの仕事の主要な分野は、例えば医療、教育であって、ソーシャルワークはあくまで副次的サービスに過ぎなかった。

20世紀の中頃には、これらの社会的支援システムはともにソーシャルサービスを形成するようになり、それらの管理運営の幾つかの特徴は、社会的に計画された官僚的システムへと発展していった。それは次のようなものである。

・行政的かつ社会的目標は、社会的な関係者であるエリートによって練り上げられ、これらエリートは適切な社会的対応についての文化的な推測に影響を及ぼし、また市長、地方議会議員、それに慈善団体運営委員会のメンバーとして、社会福祉団体の組織化とその政策立案に参加した。
・ソーシャルワーカーは主として公務員としての専門職に就き、いくぶん小さな地方当局の部署で働いている。
・ボランタリー団体やヘルスケア組織は、実践のための別の環境が提供されることで、別の実践の形態のためのより大きな自由を得たのである。その理由は、それら団体組織が政府の権限からの独立を認められ、医療の立場においても独立した自由裁量による専門職的実践が許されたからである。

こうした背景は、英国における独自の専門職としての実践の発展を保護する環境をもたらした。同じような発展の形は、他の多くの西欧諸国でも実現したが、それは主要には、治療的見地に立つ北米のソーシャル・ケースワーク（第2章参照）からの国際的な影響によるものであった。このソーシャル・ケースワークは、多くの秩序志向のソーシャルワークに用いることができたかもしれない。

イングランドとウエールズにおける1971年のソーシャル・サービスの再編成は、1968年のシーボーム報告を実行に移させるとともに、1974年の地方行政府と保健サービスの再編成とを結びつけ、新しい状況を生み出した。主要なソーシャルワークの組織は、大規模かつ地方行政的に重要な、より目に見える機関となった。同時に、慈善団体やボランティア団体が地元コミュニティの機関として、コミュニティ・ワークの評価と改善という役割を発展させた。さらには消費者運動が、最終的にサービス利用者が参加し、発言権や選択権を持つことにより、ソーシャル・サービスが重要なものとなったのである。その後、介護者による運動が、保健やソーシャルケア・サービスの受益者を介護する自分たちにも同じ影響と権利が及ぶことを求めた。各地方当局の種々のサービスが合同で管理されることになっている共同管理の政策や、

地方行政や保健サービスにおけるより大規模な公共団体の創設には、一層効率的なマネジメントが必要だと思われた。特に保健サービスにおける「合意形成による運営管理（consensus management）」では、さまざまな専門職グループがそれぞれの専門領域の知識や技術を交えて協議しているが、グループ間の考え方や関わり方の相違についてある程度認識することは不可欠だとしても、どうやら良い結果を得られないことがわかってきた。そして今では、それは多職種による仕事を通して促進されている（第7章参照）。

ハリス（Harris, 2003:17）は、このシステムにおけるマネジメントの4つのレベルを挙げている：

- 中央政府……政策および全体的指針の設定、司法および行政システムの発展
- 地方政府……地方議員および上級管理者によって、地域のニーズに見合うサービス提供が達成されるよう政策の調整を行う共同管理
- ミドル・マネジメント……政策の実施、資源管理、規準の設定
- 第一線のマネジメント……専門職の実践を支援し、指示を与えるが、それも特殊なケースではしばしば専門職の監督によって行われる。

専門職の実践は最下層のレベルに置かれ、独立した専門職の判断という医学的モデル（Glastonbury et al, 1980）に由来する独立した専門家の裁量を、官僚機構が徹底して抑え込もうとする非難にさらされたのである。それと同様に、利用者の好みへの対応に欠けるとして、コミュニティ、消費者運動家、介護人等からも非難が浴びせられた。それはまさに挟み撃ち作戦のようであり、利用者の選択や効果的な運営に対しては誰も批判しようとはせず、それどころか専門職の判断や裁量は窮地に立たされ、擁護する必要があるように思われた。

ソーシャルワークに視点を移せば、管理運営方式の変化は1980年代に導入されて継続しており、ワーカーの専門性の向上よりも管理がいっそう強化さ

れたのである。このことはマネジリアリズム（managerialism）、すなわち経営管理主義の展開として、より広く行政や社会的文脈のうちに見られるはずである。

マネジリアリズム（Managerialism）

ソーシャルワークにとって、マネジリアリズム（経営管理主義）の二つの側面が大切である。その一つは、「経営管理についてのジェネラリストの見解」である。この立場の主張は、管理はそれ自体、規律と実践であって、管理された、多くの種々の組織に一般的に適用できる活動とは区別できるというものである。もう一つの側面は、公共サービスにおけるジェネラリストの管理から生まれたテクニックの応用である。とりわけその背景として、1980年代に米国と英国において、国家についての認識とその組織を変えてしまった新保守主義の政策が挙げられる。クラーク（Clarke, 1998）はこれを三つの側面からまとめている。

- ・「経営管理の権威と権限の拡大」を主張するイデオロギー。目標をより効果的に達成するための、組織のすべての業務を「管理する権限」
- ・「計算上の枠組み」。これは、以下で検討するテイラー方式の「合理的管理」という考えに由来するものである。それによれば、作業は数学的に設定された目標で定められるが、その目標はしばしば金銭上の目標であり、作業の投入量（インプット）と達成した産出量（アウトプット）を算定し、目標達成度の比較一覧表において組織の位置を比較するというやり方によっている。
- ・品質、卓越性、人的資源などの管理の方法に関する「言説」。これらの言説が求めているのは、管理を可視化するために組織を再構築することであり、それによって「効果を上げること」と「管理」の意識を広く人々に伝えることができる。この結果として、管理経営者の力は高められるのに対して、専門職の仕事はあまり評価されなくなる。組織の階層化が進行し、そのため専門職の作業水準は高まるが、管理はさらに上層部分を占めるよ

うになって（Causer and Exworthy, 1999）それとともに専門職は下層を占める「雑種」となるのである。

　ジェネラリストの見解は、ソーシャルワークの日常的経験に直接的なインパクトを与えた。20世紀の最初の第3四半期に、英国のソーシャルワークは、すでに定評のある類似した専門職、特に医学や精神医学に由来する専門職のモデルを発展させた。こうしてすでに第2章、3章で見たように、中産階級の実践家は、個人的実践における一定の自立性を正当化するために、社会科学に基礎を置く大学レベルの教育を発展させたのである。これには第4章で見たように、クライエントへのソーシャルワーク・サービスが負う道徳的・倫理的責任という職業的エートスが支えとなった。このモデルでは、ソーシャルワークの管理者たちは専門職であることを促され、独立した実践家という自律性と献身を尊重する医療から受け継いだ、いわゆるスーパービジョンの形式を訓練したのである。ジェネラリストは、経営管理者は実践経験や実践能力からは切り離されたものであろう、とその見解を述べている。このモデルにおけるスーパービジョンは、専門職が目指す目標よりも、金銭や組織の効率性のような組織の目標を追求するのである。

　2番目に述べた政策としてのマネジリアリズムは、ソーシャルワークに間接的なインパクトを及ぼしていた。というのはそのことが、1980年代及び1990年代の新保守主義政権による米国、英国、そして西欧社会ではより一般的であった、国家の役割を変えようと努力することと深く関連していたからである。この政策が命じたことは、多くのソーシャルサービスが存在している地域行政の供給サービスにインパクトを与えている。この結果、地方及び中央政府におけるマネジリアリズムの政策は、ジェネラリストの管理モデルの進展に都合よく働いた。これに対してポリット（Pollitt, 1993）は、マネジリアリズムの政策はテイラー流の合理的経営管理で、これはジェネラリストの管理モデルの部類に入るという。テイラー方式では経営管理の本質的な目的は「操作」（control）であると考え、組織が望む成果を達成するために要する努力の基準を数量的に明確化することによって最善の結果が得られる、

としている。それには実績指標のようなテクニックが用いられる。

経営管理の政策的な状況は、1980年代と1990年代に、オーストラリアのリーズ（Rees, 1991）やイフェ（Ife, 1997）らが「経済的合理主義」と呼んだ新保守主義の流れを汲む大きな政治勢力によって変えられたのである。英国や北米においては、これに「サッチャーリズム」や「レガノミクス」のような有名人の名が付されるようになった。このマネジリアリズムの転換には二つの要因がある。ひとつは経済哲学から導入された国家の役割についての独特の見方、そしてその見方の上に、公的サービスの管理に対する行政的アプローチを築くことである。

ポリット（1993）によればマネジリアリズムは第二次世界大戦（1939-45）終結後の社会的動向に対応して姿を現した。ヨーロッパ諸国は福祉国家を立ち上げたが、それは人々や地域社会の福祉を支える社会政策を維持し、発展させる経済成長が拠り所だった。二次大戦後すぐに、ほとんどの国の歳出は社会問題に消費されてしまい、その結果、社会的支出は増加の一途をたどった。しかしながら、経済成長と景気後退の度重なる変動は、はたして経済成長が引き続き支出を賄えるかどうかについて不安を増大させた。高齢者人口や主として女性が切り盛りする一人親家族の増加は、社会的支出に圧迫を加えるに到っている。また全体的に子ども人口は低減し、それによって学校教育への歳出のニーズは少なくなってきている。

1980年代の「新保守主義」の政府は、これらの経済問題に対処するには経済的発展を優先させねばならないと主張した。この経済発展を達成するために、国家の社会的費用を抑制せよというのである。そうしなければ経済は年金を支え切れなくなり、また国民の依存的体質や不道徳（たぶん一人親たちの）を排除するための社会改革が必要となり、さらにまた（教育などの）予算削減の余地がある、というものであった。しかしながら政治的には、これらのサービスに政府が関与し続けることに大衆は同意し、この結果、新保守主義の政策によってサービス提供は一層経済色を帯びるとともに、マネジリアリズムの思想は政策を遂行する政治哲学に対して好意的な方策をもたらした。

クラークとニューマン（Clarke and Newman, 1997:ix）は、マネジリアリズムは1980年代以降、市民と政府、それに経営管理者と政治の関係に新しい「合意」を提示している、と論じている。彼らは、その合意には三つの側面があると考える。第1には「政治と経済」の合意であり、それは先ず資本主義と自由市場との間の、次に社会主義と政府による公共サービスの提供との間の合意である。その議論によれば、経済の市場誘導による不平等と平等との間の容認されるバランスに、市民権が与えられたのである。1980年代のサッチャーリズムはこのバランスを投げ捨て、ブレア政権の「新労働党」または「第三の道」が1997年に政権を得ると、新しい均衡樹立を目指して努力が払われた。さて第2の「合意」のいま一つの側面は「社会」である。福祉国家はその社会の中で国民的統一と市民権を支持するのは、たとえ男性の完全雇用と家族内分業の状況を社会が維持しているとしても、福祉的支援を受ける権利は普遍的だからである（Williams, 1992）。労働の「家族内」分業とは、そこで男性が働き、女性は主に家庭を切り盛りしながら、家事や子どもの養育を行うのである。最後の3番目の「合意」として「組織の」合意があり、これが官僚行政と専門職とのバランスをとることで政府による供給を調整する。官僚制は公的規則の体系による運営を通して、社会、行政、個人などに対する確実性、明朗性、中立性を保証する。他方で専門職は、専門家の判断に基づく何らかの介入の容認を通して得られる柔軟性をもたらす。これこそソーシャルワーカーがどのように官僚機構の内部で専門職となったかを示すものだ。彼らは政府の官僚機構のなかで活躍してはいるが、専門職の自律性や裁量権が、人間性を加味した公的規則による柔軟な運営を可能としているのである。

　このような安定状態は1970年代から1980年代にかけて、英国はじめ主として多くの英語圏の国々では壊されていった。まず第1に、経済的衰退により「政治と経済」の合意が台無しにされた。これが新保守主義の政治運動を引き起こしたが、経済的平等の可能性を取り去るための変革を主張して、あえて平等に対して原理的に反対したのである。他方、社会運動は家庭内分業を疑問視し、家族関係が多様であることを支持した。これら社会経済的変動は

公的サービスに悪影響を及ぼし、公的サービスはこの変動に対処する試練に立たされた。

この新保守主義がもたらす試練に対処する一つの方法は、政府のサービス提供を組織化する施策を通して、経済と家族の価値観を再確認することであった。この結果、社会保障、社会福祉サービスが、経済や家族の責任を重視して再組織されたのである。これに対し、社会の多様性や変化を認識するよう迫る社会的圧力が高まった。しかしながら、社会の多様性や変化を認識するためには、新しい経済や家族の動向を知る必要があった。明らかに、これらの圧力は人種グループ間の平等、男女間の平等、それに広範な差別反対を求める運動からきていた。このことから、サービス供給にはさまざまなアプローチが必要だと思われた。こうして公的サービスは、これらの運動勢力がしのぎを削る闘いの場となったのである（Payne, 2000）。そしてこの闘いの場においてソーシャルワーカーは特別に注目されたが、それはワーカーたちが公的サービスにおいてとても柔軟で寛大な役割を果たしたからである。一方、その新保守主義派は公的サービスを改変し、サービス文化を別のものにしようと努めた。新保守主義派は、「官僚機構と専門職」が結びついた権力を追放しようとしたのである。

民営化と自由主義市場経済への移行

ソーシャルサービスにおいて達成されたことのひとつは、ソーシャルサービスを含む公共サービスの民営化と自由主義市場経済へのプロセスであった。民営化の種々のプロセスでは公的所有や組織統制を少なくする。市場経済化では、さまざまなサービス提供者が、その提供をめぐって競い合うようにサービスを組織化する。そしてこの双方を実現するにはさまざまな方法がある。

そもそも市場が物品やサービスの供給に最も効率的であるという主張はその底流で、保守または新自由主義の政治哲学、経済哲学、価値観と結びついているのである。これらの前提にあるのは次のようなものである。つまり、諸個人が自分の欲しいものは何であるかを一番よく知っており、それゆえそ

の欲望を充足する最も効果的な方法は、個人がものの供給者——それについて思い浮かぶイメージは一列に並ぶ屋台の市場で、そこでは大なり小なり同じようなものが売られている——の中から自由に欲しいものが選択できることである。それに対して社会主義の立場では、最も効果的なのは供給システムを計画することであり、それによって同じ物品を競合して提供する複数の供給者に無駄は生じないから、供給に不足はないという。市場に必要なものがあるかどうかについては、仮に人々に金を支払う余裕がなければ、多くのソーシャルサービスがそうであるように得られる保証はない。いずれのシステムにも規制が必要であるが、その理由は例えば、意図的にゆがめられた広告などで市場が不公正な競争に堕することや、供給物が質的に、あるいは資源が量的に不十分であれば、計画的供給は人々を絶望させずにはおかないからである。

　ソーシャルワークをビジネスまたは企業とする考え方も、公的部門からの民営化ということと連なっている。民営化は1980年代に、政府が国の所有権をめぐる財政的危機に対処するところから立ち現れた社会政策である。民営化は公的サービスの経費を節約する手段であり、その結果、国民の減税を一層推し進めたのである。民営化は自らが運営している国のサービス提供を投げ出して経費節約を遂行した。電信・電話通信のような事業は、かつては戦時において戦略的な重要性を持つものと見なされ、その発展のため巨額のインフラ費用をつぎ込んできたが、今日ではより拡大した発展の可能性をみせており、ビジネスとなって民間組織の運営するところとなった。けれどもソーシャルサービスにおいては、支援機関が民間企業に転じるということは通常ではあり得ないことであった。代わってさまざまな形態の市場メカニズムが、競争によるコスト削減をめざして市場や疑似市場に導入された。疑似市場とは公共サービスをとりまとめる手段であり、それによって疑似市場に含まれたさまざまな要素が互いに競い合うというものである。また公的支援機関に対しては、民間支援機関と提携および調整をして、施設サービスや在宅ケアなどの具体的サービス提供がなされるように必要な体制が整えられた。

　ドレイクフォード（Drakeford, 2000）によれば、民営化にはいくつかの

要素があるという。

- 人々を「クライエントではなく顧客」として扱い、そうすることにより人々に提供されるサービスやサービスを受ける方法において選択の余地が広くなる。ビジネスの顧客であった場合に行う選択と同様である。
- 「サービス提供者ではなくサービス購入者」としての政府当局は、それゆえいつも役所のスタッフを使ってサービス提供を行うわけではなく、他の団体のサービス提供にお金を支払い、競争させてコスト削減を図り、さらに圧力を加えて供給機関の効率を高めようとする。
- 役所の職員を「行政官（administrators）ではなく経営管理者（managers）」にさせる、これにより彼らは、コスト抑制や公的機関に従事するスタッフの監督により多くの責任を負うことになる。
- サービスに充当される財源の分割方法として、「配分ではなく競争原理」が奨励される。
- 公共組織はプランナーではなく事業管理者となる。
- サービスが提供するのは「成果の平等ではなく、機会の平等である」。なぜなら市場が生み出すその成果は、資格についての何らかの公的な見解よりも、むしろ人々の功績や能力に依るからである。

ドレイクフォード（2000）の論じるところでは、民営化政策は支持を得ていたという。その理由は、民間諸組織に社会的権利に対する責任を負わせることで、社会的権利は失われていないとの政府機関の主張が通ることになり、それによって国の財政問題が実際に解決したからである。それらの民間組織は投入財源を増加させ、経営をより効率的に遂行したのである。民営化はまた、平等と社会的統合の実現を試みようとする思想への幻滅感に応えた。すべての人を対象とするサービスは、そのサービス供給において官僚的硬直に陥らせ、またグループないし「政治的正当性」をめぐって不公平感を抱かせてしまい、それが多様な社会に対応した柔軟性ではなく、単一性を生み出した。新保守主義の政治思想はまた、公的所有よりも私的所有を、またヒエラ

ルヒーによる公的運営管理よりも個人企業を好ましいと考えた。
民営化政策がソーシャルワークにもたらしたものは以下の通りである。

＊別の働き方を選ぶ機会の創出
・雇用機関を通じて正規雇用スタッフに代えて人を派遣すること。
・ソーシャルワーカーによる居住施設および在宅ケア・サービスを民間ビジネスとして立ち上げること。
・ソーシャルワーカーが独立してカウンセラーとして働くとか、養子縁組みシステムの訴訟のための後見人のような児童保護の役割を果たすこと。

＊ソーシャルワーカーを、契約しているサービス体系に含まれる役割に参加させることで、ワーカーはサービス担当の役人に代わって人々のニーズを測定する。

＊ソーシャルワーク・サービスはより明解に定義し得るようになるとともに、さらにサービスとして市場性の高いものとなる必要があった。そのサービスは、サービス利用者や自治体の役人に選び抜かれ、契約の対象となり得るもので、部分的役割ではなく領域を越えた専門的な支援供給であり、治療志向、秩序志向、変革志向のそれぞれの目標を視野に収めていた。

企業としてのソーシャルワーク

企業（enterprise）という発想はマネジリアリズムの発展にとって大切な一面であった。企業はソーシャルワークにおいては新しいものではない。というのは、そうした創業は一部、19世紀のバーナード博士や同じ改革者である社会事業家たちが、自分たちの社会的目標を達成するための組織を立ち上げたことに遡るからである。ところが、20世紀後半には新自由主義の思想が企業に独特の風味を添えたのである。

起業家（entrepreneur）は新しい組織を立ち上げ拡大することにより、新しい発想を生み出し、それを実行する。フランス語の「アントレプレナー」

は、英語では「エンタープライズ」（enterprise）の意である。エンタープライズはビジネスまたは活動を意味するもう一つの言葉であるが、とりわけフランス語が英語のなかで使われる際には、それ以上の意味を持つことはよく知られている。起業家的であるということは、自分の仕事や組織を設立することを望んでいること、そして影響力をもち、想像力豊かな「進取の気性に富んだ」仕事のスタイルを意味している。これはどのような職業や活動にも通じることである。起業家精神とは、ビジネスを創設し経営することを意味するもう一つの言葉である。この二つの言葉が一体的であるのは、従業員たちが企業家的であれば、成功しているビジネスはさらに多くの目標を達成するとほぼ見なされるからである。これと対照的なのは、発展や拡大を追求しないビジネスや人々、特に大企業、政府職員、公務員など官僚システムで働く人たちである。官僚制は非起業家的と見なされがちだが、その理由は、組織全体に合理的に分散された権限に寄りかかっているからであり、その権限とは、行動の命令を受けて与えられる権限を行使できる権利のことである。明らかに起業家主義を対立的に捉えていると思えるのは、法律ないし組織上の権限によって命令される権利を持たずに権限を手に入れていることや、これが受益者である組織や従業員の利益となる創造性や発展に繋がるという点で有利であろうと見ていることからもうかがえよう。ここで問われるのは、誰が判断を下すのか、そしてそれはどのような権利においてか、さらに組織とサービス利用者にはどのような利益があるのか、ということである。その答えは、自分たちの起業家主義により権限を手にした者ということになる。

　1980年代から90年代にかけて、公的組織の企業化がさらに押し進められた。ピンカー（Pinker, 1990）はこの流れを代表した。彼の主張は、社会が経済的成果を収めるためには企業が必要であること、また進取の気性に富んでいることはより世間の評価を受けることになるというものである。ソーシャルワークはそれゆえ、企業の要素をさらに大きく取り入れる必要があったが、それはより想像力豊かで革新的なだけでなく、ビジネスやマネジメントの実務を反映した組織構造や政策をも取り入れることであった。

　ハリス（Harris, 2003）が指摘するところでは、ソーシャルサービスはビ

ジネスについての何らかの実践や用語を実際に取り入れてきたという。例えば支援機関の部局は「ビジネス・ユニット」と呼ばれたり、事業発展のために「ビジネス・プラン」の作成が求められていた。公的部門で働く職員には、サービスの利用を呼びかける広報よりもむしろ、自分たちの仕事の「売り込み」が奨励されていた。このようなやり方の利点の一つは、公的サービスと民間サービスの類似性に目を向けさせることであり、幾つかの同じテクニックを用いて、公的サービスを「顧客」のニーズにより適切に対応させることで、「顧客ケア」は無視できない考え方となった。ところが、このことが実現するなかで、政治的、社会的趨勢がソーシャルサービス機関の概念や役割を変えてしまったのである。それはマネジリアリズムの発展とともに、ソーシャルサービスやそれらが提供したソーシャルワークの民営化および市場化の過程を経て生じてきたのである。このことはサービス支援機関がより「政府の」要素を少なくし、より画一的ではなくなり、むしろ利益を配分するものと非営利活動の組織とが、サービス供給ネットワークでの事業展開を行うという政府の混合経済の中で仕事をしたのであり、そこには業務組織間の一定程度の競合が存在した。

新しいマネジメントの挑戦

こうした変化の結果として、マネジメントとソーシャルワークとの関係についての伝統的な関心が、新たな挑戦により高まってきたのである。表5.1は、1990年代初頭からのソーシャルケア・マネジメントに関する一冊の書と、ソーシャルワーク、保健、ソーシャルケア・マネジメントに関する3冊の最近の文献から主要な題目をリストアップしたものである。アダムズら（Adams et al, 2002）によるソーシャルワークの入門書には、マネジメントに関する章がある。そしてどの書にもマネジリアリストの題目が含まれている。すなわち、品質保証、財務状況の重視、予算と契約交渉、有効性と管理、目的、達成目標そして成果などである。マーティンとヘンダーソン（Martin and Henderson, 2001）、さらにセデンとレイノルズ（Seden and

表5.1　マネジメントの挑戦―4つの公式

テーラーとヴァイガース（1993年）ソーシャルワークの新世界	マーティンとヘンダーソン（2001年）マネージャーとしてのあなたの仕事	アダムス他（2002年）マネジメント	シーデンとレイノルズ（2003年）マネージャーになる―行為と反応
目的と目標そして結果を得ること	・サービス利用者に成果をもたらす ・基準に準じた仕事		
ニーズとマーケティングの評価	・顧客とサービス利用者 ・管理プロセス	評価と企画	
費用、予算、契約	・プロジェクトの計画と管理 ・予算に準じて仕事をする	財務管理	予算の管理と最適な価値の提供
質的保証	サービスの質	質的保証	
人々が力を合わせて成果を得ること	・マネージャーとしての実効性を高めること ・価値観とビジョン ・運営管理	仕事量の管理	・チームの運営 ・失敗の処理と挑戦
ネットワークの形成と共同作業	運営管理とリーダーシップ	調整とチームワーク	・リーダーシップとビジョン ・職種と機関の横断的マネジメント
トレーニングと成長	有効な実行の進展	スーパービジョン	・重要な人生の出来事の処理 ・専門性の向上を図る
変化への対処	変化に対処する	再組織	変化に対処する
	サービス計画の責任とリスク	リスクと意思決定	保護するための対処
	仕事と情報の流れ		情報管理と新しい技術の活用
	証拠と調査		根拠に基づく実践と探求心への支援

Reynolds, 2003）の著作は長編で、より多くの項目を盛り込んでいる。ところが、より最近の著作には新しい題目として、リスク、法的保護、意思決定、仕事と情報の流れや情報技術、さらにエビデンスに基づく実践などが含まれている。こうした最近の題目は、より構造化された実践に関する21世紀に向けてのマネジリアルな関心を示しているが、反面、量的かつ目標準拠のデータや経済効果などによるマネジリアリストの管理についての想定には全く眼が向けられていない。専門性の発展、スーパービジョン、業務量の管理などに向けられる継続的な関心は、専門職の業務管理に対する長年の関心を反映しており、また変革や組織再編の管理運営に対する変わらぬ注視は、組織の要請によって生じる圧力への専門職の対応に対する引き続く関心を示している。

　ところで、組織運営の過程の数量的管理への着目から離れて、専門職の実践への構造化された対応をより強く注視する動きが認められる。こうした展開は、専門職の業務管理に挑戦するマネジメント側の複雑な事情を示している。もしソーシャルワークが効果的に管理する方法を見い出し、その仕事の内容と成果の判定による結果を明示できれば、マネジリアリズムの流れは今後、専門職の影響を受けてより均衡のとれたものとなるだろう。

結論　変わりゆくマネジメントの評価

　ソーシャルワークにとって経営管理の変遷の意味をどのように捉えればよいだろうか。
　第1に、マネジリアリズム、民営化、市場化、企業体などが、ソーシャルワークや他の職種になくてはならない文化的環境を創り出したことであり、ハフ（Hough, 1999）はこれを「市場の文化」と呼んでいる。マーケットを活用することが、商品やサービス供給の最もよい方法だと見なす社会文化を創り出すことは、保守主義であれ新自由主義であれ特定の政治哲学を実践することであり、多数の人々が自らの経済的利益に基づいて個人的判断を下すことを、ソーシャルワークのような活動に相応しいと見なすのである。これ

は秩序志向のソーシャルワークの立場からすれば最適であり、先ず優先されるべきは、利用者の好みに応じてサービスを提供し、問題を解決することなのである。一方で市場文化は、治療志向のソーシャルワークにとってはそれほどよいものではない。なぜならそれは、自分たちが今気づいている以上の個人的かつ社会的充足をより一層進展させることができる資源の利用や、人々の物事の理解の自主性を高めようとする計画の持つ価値を認めないからである。このようであれば、コミュニティ・ワークや個人の成長などは無視されてしまうだろう。市場文化は変革志向の立場を認めはするが、それは市場やマネジメントが了解し、現存する文化的諸前提に受け入れられるところまでしか認めない。その決定的な限界は、なされた事柄やそのなされ方ではなく、マネジリアリズムやマーケットが、協力よりも競争をよいとするその特有の文化を生み出す点にある。この点については、フォスターとワイルディング（Foster and Wilding, 2000）による、実際のマネジリアリズムの結果を分析したものが明らかにしている。彼らのより詳細なマネジリアルな管理とは次の通りである。

・「手続き優先」や「官僚主義化」による、仕事の質の低下をもたらす。
・専門職のモラル、動機づけ、関与への悪影響。
・国家権力に専門職として挑戦しうる影響力を減ずる。
・消費者に力を与えることにより、専門職と消費者間に対立関係を生み出す。
・自己防衛的で慎重な実践活動となる。
・サービス倫理、同僚同士が統制し合う責任、質の高い仕事への関与といった専門職化の力の構築に失敗する。

こうした問題点のいくつかは、ソーシャルワークを市場とみる官僚制下の専門職組織にも等しくひどい弊害を与えているかもしれない。しかしながら、過去四半世紀に及ぶマネジメントの変遷をつうじて我々が学んだ事柄のうちで際立ったことは、専門職組織のもたらす恩恵の存在と、マネジリアリズム

がそのことの利用に失敗するような文化を生み出したことである。

　この結果、これらの諸変化がソーシャルワークの非専門職化を招いたのだと言う人たちがいる（Charles and Butler, 2004:58-61）。しかし、ドミネリ（1997b）はこのことを、ソーシャルワークの専門職化の性格が変化したと表現するほうがより正確だと述べている。いずれにしてもこの問題は、本書第6章で権力とソーシャルワークの問題点を考察した後で、第7章において再び取り上げる。しかしながら本章全体では、支援機関の経営がどれほど専門職の活動としてのソーシャルワークに強い影響を与えていたかに関して、さまざまな形で議論が継続していることを知ることができる。それらは互いに対立というよりも、複雑な関係のうちに絡まっており、ソーシャルワークを行うためにはその複雑さの分析を理解することが求められる。

第6章
ソーシャルワーク、権力、社会

実践における権限の行使について

　シルヴィアに初めて出会ったのは、私が保護監察官として同僚に代わって、一連の彼女の窃盗罪に対する監察指導を引き受けた時であった。その頃私が行っていたことは、今日で言えば若者の犯罪グループを更生させることであったといえる。彼女は活発な十代の女性で職に就いたばかりであった。けれども、彼女は数日にわたり仕事に出て来なかったので職を奪われていた。そこで私は同僚と、夫のいない困惑した母親に代わってシルヴィアを事務所に呼び、彼女の態度に忠告を与えたのである。彼女は面接している間、ずっとくすくす笑い続け、私の言うことをことごとく無視する様子であった。しばらく後に、私はソーシャルサービス課で新しい取り扱い件数記録を入手したが、そのなかにシルヴィアの名前があった。シルヴィアは情緒および行動に障碍のある若者たちの寄宿学校で、年上の職員を部屋の脇に投げ飛ばし、逃げ出していて不在であったが、彼女は身体的に頑健であったのだ。再び私は母親に近づいて、彼女が再度現れるのを待った。やがてその時がやってきて、警官が家の近くで買い物をしている彼女を見つけたのである。警察署の小さな部屋で、私は彼女に語りかけてみた。彼女はおよそ半年間、家の中で過ごしていたが、新しいボーイフレンドを見つけていて面倒は起こしていなかっ

た。

　私としては今後どう対処すべきか戸惑っていた。在り来たりのコースといえば、彼女を学校に戻してプログラムをやり遂げることである。けれどもそれは適当ではないと思った。その理由のひとつは、彼女が既に仕事を離れていることが分かっており、今さら学校に連れ戻すことは、彼女の個人的な成長を後戻りさせることになると考えたからである。残念ながら我々としては、彼女に就労ないしは仕事を経験させる施設を持っていなかった。とにかく学校での人間関係が断たれているのだから、彼女を学校に送り返せば、おそらくまた暴発が起こるだろうと思われた。また次のようにも考えた。彼女は窃盗を犯した経歴こそあるが、家庭で6ヶ月を過ごし、この間何ら警察の厄介にはならなかった。もう一つ心にあった点は、彼女のボーイフレンドとの前向きな関係である。他方でまた（社会サービスを提供している公的立場から）、私には暴力、逃亡、犯罪記録を見逃すことはできない。そこで彼女と約束を結ぶことにした。彼女に言ったことは、私が彼女を寄宿学校に入れなければならないということだったが、彼女はそうすることがなぜ必要なのか分かってくれた。その上で私が言ったことは、彼女を別の途に送ろうとしていることだった。もしシルヴィアが、家にこもって「逃亡していた」数ヶ月間のように、何ら問題を起こさずに振る舞うなら、私としては、2週間後に彼女が家に戻れるように精一杯上司たちを説得してみようということであった。そうすることにより、彼女は処罰を受けたことになるであろうし、また自らを抑えることを示さねばならなかった。けれども、そこにははっきりとした目的があった。それは彼女がやがてボーイフレンドのもとに戻れるということ、また彼女が逃げ出した所には行かなくて済むということであった。

　この取引については、自分の側の務めを果たしたが、彼女のほうといえば寄宿学校で全く申し分のない生徒だった。その後、事態がもし悪くなればどうするのだという上司たちからのひどい警告や非難の脅しがあったが、私にはこの線にそって行動することが許されたのである。そして1年後、私は彼女を監督する役を免除されたのであるが、その理由は彼女が非常に首尾よく家庭に落ち着いたからであった。その後シルヴィアの母親は亡くなり、末の

子が孤児として残された。このことを、シルヴィアが彼女の夫、つまりかつてのボーイフレンドと共に私の同僚に会いに事務所にやってきたとき、私は初めて知った。妹の面倒を彼女が見ることについて、何か支援ができるだろうか。というのは、十代の彼らの収入ではその子の世話には事欠いたからである。我々としては保護者手当とその他の支援を用意したが、シルヴィアが親代わりとして相応の振る舞いをしていたことが分かった。彼女が私の同僚に話したところでは、ともかく支援事務所にやって来ようと思ったのは、彼女が数年前、困り果てていたさなかに、私が彼女に示した配慮がそうさせたのだという。多目的支援機関としてのソーシャルサービス部局が本来備えている考え方の優れている点は、さまざまな社会経験をつなぐこの種の連携が可能だということである。

　シルヴィアに対して、私はたびたび職務権限を行使した。保護監察官として彼女のふるまいを叱りつけることで、職務権限に基づく責務の形態を行使したわけであるが、これなどは厳しい権限の行使であり、何か価値ある成果をもたらすわけでもない。その理由は、そこには彼女の関与ないし参加がなかったからである。それはせいぜい、幾つかの規則違反に気づかせたことで過ちを正したと言える程度のことである。保護観察の命令が下ると、裁判所や世間が保護監察官に期待することは、その命令に定められた要件を明らかにすることと、保護観察を受ける人たちが、自らの責任を自覚していることを確認することである。先の第5章で、支援機関が代表して、社会のさまざまな利害間の交渉を行うのを見た。職務権限の行使それ自体が有効でない場合に、職務権限の行使の形式を経ていることは、その交渉から生まれるひとつの歩み寄りなのである。それは別の観点からみると、それによって有益なソーシャルワークの実現が可能となり、また世間の人々は公正な社会であると感じられるのである。こと正義に関しては、権限行使のあり方が非常に重要である。それは、正義がなされるのを見てはじめて、その重要さが理解できるからである。

　ソーシャルワーカーとして私は、裁判所から与えられた権限を用いてシルヴィアを寄宿学校に送り込んだ。このことはまた、シルヴィアにとって彼女

自身の責任を明確にしたが、私の行ったことは裁判所や世間が求めたことでもあった。したがって、そのことは、彼女が自分の仕事に専念しなかったことを叱りつけるという社会的責任と同様の意味があった。その権限行使にはいっそう厳しい処置となる余地もあったが、職務権限のとても価値のある行使であった。ここでは職務権限は適切に行使されたが、その根拠は、たとえ同意が得られなくとも相手の理解と参加があり、さらにシルヴィアと一般大衆にとって有益な結果をもたらすであろうという（この件ではそうなったが）目的とともに権限が行使されたからである。私はまた、専門職の権限をさまざまな形で活用した。すなわち支援機関における有益な施策のために努力し、それについて議論をした。その際私は、管理職の人たちを私の意向に沿わせるように、自分の思考力、分析力、そして説得力を発揮したのである。このように個人的な力はクライエントに対して使うことができるのだが、それは管理職たちの利益に対してではなく、クライエントに対して、恐らく彼らの利益になるように、さらには第三者に対して、クライエントの利益になるか否かに対して使うことができるのである。保護者手当を確保する過程で、私たちは知識やテクニックを用いてシルヴィアと妹の手当を受ける権利を得たのであった。

　このように、ソーシャルワークにおいてはさまざまな権限を認めることができるが、その権限もまた、さまざまな社会体制から派生するものである。
　・法的秩序に基づく法的権限。
　・第3章で見たように、個人が与える影響力はソーシャルワークにおいてとても重要であり、それは個人的な活動として発揮され、そして対人的関係の社会的局面から派生する。
　・知識や権力の体系から派生する専門知識や技術。
　・クライエントに対し、彼らの利益ないし不利益に対して使われ、彼らの所属する階層、性別、その他の社会組織によって評価される。
　・第三者に対し、クライエントの利益ないし不利益に対して使われ、彼らの公的ないし組織の社会的規律によって評価される。

第6章　ソーシャルワーク、権力、社会　171

　もう一つの別の事例を紹介したい。私はフォーブス夫人に会うよう電話を受けたが、彼女には非常に深刻な統合失調症の後遺症の問題があった。たまには病気が再発することもあるが、今ではほぼ普通の生活を営んでいる。だが普通の暮らしとはいえ、彼女の生活はカオス状態で、住んでいる狭い共同住宅には数年に及ぶ新聞、雑誌が山のように積み上げられていた。積み重ねられた20枚以上の汚れたままの皿や、テーブルクロスにしている新聞紙にくるまれた食べかけの食品も見つかった。そしてベッドは、ゴミ箱から仕入れてきたいろんな物で覆われていた。彼女の幾つかの症状は疲労からきていると思われたが、ベッドがこの状態ではちゃんと眠ることもできなかったからであろう。私は部屋を片付けて掃除する手助けを、多少いやでも受け入れるよう説得した。そして、ホームヘルパーのチームが部屋をすっかり片付けたのである。ところが悲しいかな、一週間後に出かけてみると、ヘルパーたちが立ち去るとすぐにほとんどの物がゴミ箱から回収され、部屋に戻っていたのである。

　このケースで私は法的権限を行使しなかったが、権限の行使を差し控えていることを彼女は知っていたと思われる。というのは、これまで何人ものソーシャルワーカーが過去に、彼女の精神病院への強制入院を真剣に考えたことがあるからだ。このようなことが、生活環境を整えるようにという私の押しつけを受け入れさせたのかもしれないが、にもかかわらず後から考えると、彼女の部屋の不潔な積み重なった物を取り去ることは、彼女にとって明らかに悲しくて不快なことであった。おそらくフォーブス夫人は、この快活な若者の言い分を受け入れはしたが、もし何もかもやり過ごすことができれば、最後は自分の思い通りになると分かってのことだったのだろう。私の会話力、精神力、彼女を助けたいという熱意、そして多分、私が中流階級に属していることや公職に就いていることが、彼女を動かしたのであろう。彼女は本当には望んでいないことに同意し、そして私の企ては失敗したが、それは私が彼女の真意を汲み取る努力を怠ったからにほかならない。その一方で、彼女は自らの力と状況の支配を保ち続けたのである。

　こうした事例から明らかなことは、我々はあらゆる公式、非公式の権限を

持ち得るということである。我々は法的に規則遵守を確認したり、非公式な形で結果を出すために、よくそれらの権限を行使する。しかし、これらの事例が重ねて力説する点は、第2章でも触れたように、我々が対人的に行っていることは、ある種のパフォーマンスなのである。そのパフォーマンスにも肯定的な面と否定的な面とがある。たとえば、これらの事例の中に見られる、人の不安感や込み入った事情に触れることなく物事を押し進めるやり方は、まさしくある役割を演じているということになる。心からの真実の合意や関与がなされないのであれば、我々の努力が無に帰すこともありうるだろう。このことは民主制における古参の政治家が、最も高いレベルの政治活動に学ぶ類いのものである。すなわち、人は最終的に、人々の合意か人々に対する強制なくして統治はできないということである。ソーシャルワークはソーシャル・ガヴァナンス、つまり社会的統治に近いものであるという意味で、これはソーシャルワークにおいてもまた真実なのである。

しかしながら、あらゆる方法で人々の「同意」が得られるとしても、その多くは目に見えるか、目に見えない形の強制的なものである。これらの問題に関しては、ソーシャルワークの論議の中で二つの異なる次元が明らかとなる。

・社会的統治ないし管理システム下にある職業グループやソーシャルサービス機関の役割。

このレベルは専門職としてのソーシャルワークに関係することである。トンプソン（Thompson, 2005: 19）は社会的安定性および社会的変化に関連する職務権限を分析し、社会的変化と社会的安定の維持の遂行には、双方ともに権限と権威とが必要だと論じている。

・クライアントに、社会政策や支援機関の方針、ワーカーの意向などを順守させようとするソーシャルワークの実践におけるさまざまな職権の行使。

このレベルは個人および対人的ソーシャルワークに関係することである。

第3章では、実践や知識に関するさまざまな理解の仕方に関心を向けることが、行為する権限に種々の根拠を与えることを述べてきた。すなわち秩序

志向の立場には、「確かな」生物医学、経済学、法学から、また治療志向の立場には、心理学や社会学によって説明されるクライエントの個人的目標から、また変革志向の目標には、既存のものに代わる精神性（世界の概念や世界に付与される意味）と団体行動から、それぞれ根拠がもたらされる。フリート（Fleet, 2000: 8）は、「法定の『枠内』でのソーシャルワークにおいては、どれだけ慎重に練られた命令であっても、抑圧的な状況や権力の不均衡が生じてしまうこと、またそれにより、どこまで同意できるのかという疑問や、あるいはクライエントがカウンセリングを止めさせたり、その限界を見極める実際の能力について、疑問を呼び起こす」と示唆している。

権限にまつわるソーシャルワーク論議

これらの問題に関する論議は、これまで三つの局面で起こってきた。この節ではそれらを順に見ることにする。
・権限の問題：支援機関が社会的統治や統制に関与しており、従事者たちが法律、専門職、支援機関のさまざまな形態の権限を有している場合に、治療志向のソーシャルワーカーの業務の進め方。
・権力の問題：権限の問題解決の実践が、社会における権力行使、とりわけ人々を抑圧する行使における複雑な行使への対処にどのように失敗するのか。
・エンパワメントの問題：サービス利用者を力づけるか、少なくとも圧力を取り除くために、ソーシャルワークをどこまで実践できるのか。

権限の問題

1950年代に権限の問題が生じたのは、ソーシャル・ケースワークがソーシャルワークの治療的ボランタリーモデルに影響を及ぼした時期である。治療志向のソーシャルワークについて重要な点は、その権限がクライエントから引き出されるということ、権限はクライエントの自己決定権に委ねられるということ、つまりソーシャルワーカーがクライエントのために何をどのよう

に為すべきかをクライエント自身が決めるということである。たとえ他の権威筋に対して、ソーシャルワーカーが責任を負うことによってこれが制限を受けることがあってもそうなのである。これについて二つの有力な論述があるので見てみよう。

　「今日、専門職としてのソーシャルワークの最も揺るぎない確信のひとつは、人は生まれつき自己決定の能力を有しているということであり、それゆえケースワーカーが故意にクライエントの自由を侵害するようなことは専門職にあるまじき行為であり、クライエントの自然権に背くだけでなく、ケースワークの処置を損なってしまうか、それを出来なくさせてしまう……。」（バイステックBiestek, 1961）

　「支援機関と歩調を合わせて前に進むという〔クライエントの〕決定は、自己決定したもの、その人が出来る限り自由に、よく理解して選んだものでなければならない。この共に考え話し合うという行為の結果が、自分で決めたということと、他人の意思、ないし周囲に押されて決めたということとの違いを生み出す……。」（パールマン Perlman, 1957:135）

　第1に引用した内容では、クライエントがその目指すところを決めない限り実践はできないことを示し、第2の引用文では、クライエントもまた支援機関の役割を受け入れなければならないことを示す。しかしながら、ソーシャルワーカーは時にクライエントに示唆を与え、押し付け、指図をし、また支援機関のなかには社会的期待に沿うよう働きかけ、法的な要請を実行し、公共政策や法律による公共サービスを提供している。

　さらにソーシャルワーカーと支援機関との関係（第5章参照）を分析した結果、その両者の連携の進展により、また公的支援機関では法律を背景にして社会的権限がもたらされ、ソーシャルワークの実践を通して人々の生活に介入する権限が合法化されることが示された。このことで、ソーシャルワーカーの要求がどのように達成されるかが理解できよう。すなわち社会的目標

は、法的、行政的権威に基づく支援機関の権限により、ソーシャルワークに組み入れられているのである。

このことから、社会統制の行使は承認されたものであり、社会的に有用な役割を果たすことが理解されたが、論議された内容は緊迫したものであった。

> 「ソーシャルワークの処遇は、ケースワークであれグループワークであれ、逸脱行為を示す個人を社会的に統制するもう一つの社会的方法である……。社会ではそれ以外の統制方法が用いられる、……これら統制の形態は明らかに見分けられるが、治療による抑制にはあてはまらない。治療のサービスとは、その目的において個人の社会的機能を高めることであるが、とはいえ統制の要素を含むものである。」(Weisman and Chwast, [1960] 1962:252)

イェラジャ (Yelaja, 1971:170) は、当時のソーシャルワーカーに対して次のような問題を提示した。ソーシャルワーク実践における職権の行使は、ソーシャルワークの基本的価値観や原則と相容れないのではないだろうか。そして、権限をもつソーシャルワーカーがクライエントの支援に呼ばれたとして、どのような葛藤や制約が生ずるだろうか。このような問題提起は、ソーシャルワーカーの専門性にも関わることでもあった。つまりソーシャルワーカーは自律的であること、それゆえ支援機関の運営や社会的要請に対して独立していなければ「専門家」たりえないという主張であった。そこには、ソーシャルワーカーが実践のさなかに権力や権限行使することにより、専門職として理解された立場を奪い去られかねないという憂慮があった(たとえばオーリン他〔Ohlin et al, 1956〕による保護観察と関連職務を参照)。ソーシャルワークの権限行使の仕方を分析した結果は、既存の著作の上に支援と権限との緊張関係を盛り込んだ1970年代のテキストを生み出した(以下を参照)。

・非指示的な治療的ケースワークの必要なクライエントは、「独断的な方法、より指示的なテクニックが支援効果をあげる人たち……」(Foren and

Bailey, 1968:24) とは区別される。 後者は「'クライエントのためになるとして'（1968:29 原文強調）強要され、操作される」。このことは特に保護観察、刑務所での福祉支援、仮出所者に対する業務において見られる (Ohlin et al, 1956; Fink, 1961; Hunt, 1964)。

・統制するテクニックの活用は多くのさまざまな場面で見られ、ところによっては、支援機関がボランタリー団体や非営利団体であることもあり（それらの団体では、権限行使は定款の規定によるばかりではない)、さらにはまたその設置目的自体が特にクライエントの管理を目的としないもの、たとえば病院におけるソーシャルワークなどでさえも見られる (Foren and Bailey, 1968:114-32, 196-225)。

・統制することは、多くのケア行為の事例にも見られる。親たち（または児童のケアや福祉にたずさわるワーカーも）は、成人が担っているしつけや社会化の役割の一部として、許容できる行為の境界設定を行っている。また、抑うつ状態の人は自殺を図るかもしれないので、統制することが人命の損失を防ぎ、その後のより満足できる人生を築く機会がもてるのである。サティアムルティ (Satyamurti, 1979:95) によれば、英国においては貧民救助法が消えたので、抑圧的な機能と、合意によって成立する機能が一体化するようになり、第2次大戦以前のボランタリーセクターを起源とするソーシャルワークの伝統が、新しい地方当局による福祉行政や1950年代の児童局において、貧民救助法の伝統と密接に交流し始めたという。

・統制は公共政策として正当化されている。私たちは皆、配偶者に暴力をふるわないこと、また親が子どもを虐待しないこと、そしてそのような行為を防ぐことが広く社会的義務だということに関心を寄せている (de Schweinitz and de Schweinitz, 1964; Yelaja, 1965)。我々もソーシャルサービスを提供し、さらに他の支援機関はこれらの責任をより広範に担っている。

・医療や司祭職のような他の専門職には、仕事内容と社会的地位のゆえに権限がある。ときにはそのような職業にも法的権限が付与される（たとえば、精神症を持つ人が強制入院するとか結婚する際の医学的勧告を行うよ

うな場合である)。これらの要素は、専門職として認められた地位の保全を妨げるものではない。
・権威と権限はソーシャルワーカーの活動内容を高め、「クライエントの支援と教育」に一層効果を発揮させることができよう(Studt, 1954:122)。

　問題となるのは、ソーシャルワークにおいて権限や権威を行使するこれらのアプローチが、人々の合意を基本とする社会を想定していることであり(Day, 1981)、我々がみな秩序立った社会に関心を寄せていることである。それゆえ、抑圧される人は助けを受け、権威や権限を行使する人はその為すところにより社会に利益をもたらすのである。権限を行使して規則遵守を成し遂げることはよい評価を受けるが、それは組織を効率よくし、また整然とした社会秩序に導くからである。けれども、よく秩序だった社会は、現下の体制によって利益を得ている人たちに主として恩恵を与えているのである。その権限の行使は権限をもたない人々を不利な状態に置き続けているが、それはもし彼らがそれほど法律に従順でなかったならば、彼らは社会からより多くの利益を得ていたと思われるからである。これらの見解はまた、ソーシャルワークの個人的かつ対人関係的側面に焦点を合わせる。すでに強い権限をもつ立場の代理として権限を行使している、ソーシャルワークの専門職の立場がもたらした問題点を、彼らは無視するのである。これらの論点は全て、治療志向のソーシャルワークが持つ秩序的要素に対するラディカルな批判として表面化し、1970年代に展開し始めたのである。

権力の問題点
　ラディカルな見解は権力についての新しい社会学的分析を援用し、ケースワークにおける権限の問題に関する解決の独りよがりを指摘した。これは政治学における前提、つまり権力とは人を意のままにし、自分の望むところに他者を従わせる能力であるという前提から出発する。そしてその能力は、個人的な資質や種々の方法で強制する財力を含めて、さまざまな源泉から生まれてくる(Lukes, 1974)。これをより複雑な仕方で考えてみると、ルークス

が述べるところによれば、権力は集団や組織に幾通りかのパターンで割り当てられていて、それには種々の予定や人々の期待をまとめる人たちの手腕が反映されるため、実際の配分は表に出てこない。人々や集団が権力行使するのは、自らの利益を追求するためである。強制を発動する権限が通常は行使されない場合ですら、社会や組織における権力行使のパターンは続けられる。ラディカル批判の始まりの一つは消費者調査であり、クライエントは中立的な非指向的アプローチに困惑し、伝統的な非指向的ケースワークにみられるアドバイスや意見の欠如を嫌い、むしろある程度の方向づけを望んでいる、という結果が示されている。(Mayer and Timms, 1970; Rees, 1974)。このことは、福祉的支援を受け入れる側がどれだけ権威に服しているかを示している。もう一つの要素は、1970年代以降、多くの国で設けられた規模の大きな公的支援機関の経験である（第5章を参照）。そこではソーシャルワーカーの権限行使に注目が集まった。一例を挙げれば、ワーカーのさまざまな権限行使の経験に関するギャレット（Garrett, 1980）の報告は、ワーカーがクライエントのニーズや願いごとに対応する中で、組織の中で管理者たちの対立が生じた、としている。サティヤムルティ（1979:97）による地方当局に勤務するソーシャルワーカーへの面接調査の報告では、ワーカーたちがすべて権限行使を嫌っていたという。ハンドラー（Handler, 1974）による裁量権行使の研究によれば、一方で明らかに専門職としての決定を下していながら、幼児養護担当のソーシャルワーカーは、伝統的に社会でお決まりとされていることを押し付けていた、という報告がある。他の職種に対するラディカルな批判に繋がるものもある。たとえばラディカルな精神医学である(Steiner, 1975)。

　ある活動家が表明する専門職の問題点は次の通りである。

「もしもソーシャルワーカーの職務規律が、彼らが主張するようにクライエントのニーズ、過労、そして様々な問題を熟慮することであるなら、ワーカーのとる行動や忠告は、これらの熟慮によってのみ動機づけられるべきである。それゆえ、資源が乏しいのが分かっているソーシャルワーカ

ーが、クライエントに向けて上から圧力をかけるときは、そのワーカーはよくてシステムの手先、下手をするとシステムの執行官ないし警官の役割を果たしているだけでなく、専門職に反する行動をとっているのだ。」
(Bailey, 1980:224)

ラディカルなソーシャルワークの立場は、権力に関するマルキストの階級分析に拠っており、その権力は主に生産手段を所有する資本家階級によって維持され、社会的組織化が進むと労働者階級の人たちが主要に産業的生産物の需要を充たすのである。国家はソーシャルワーカーを含めて資本家の権力を維持するシステムの一部であり、場合によっては、法的責務や専門職の権限が強調する体制維持に深く関与している。これが次のような分断を生む。つまり、専門職と支援機関という立場によって権限や強権を手に入れるソーシャルワーカーと、一般的に権力とは程遠い立場にあって、職務や機関による強制に抗う手段をほとんど持たないクライエントとの間の乖離である。福祉国家は、労働者階級による体制内における集団的利益の確保をめざす闘争の結果であるが、それはまた資本家たちにも受け入れられている。その理由は、福祉国家が富の拡大を図るシステムを維持するからである。この結果として、ワーカーは矛盾する立場に置かれる。彼らは労働者階級の人々を支援しているが、他方でそのことにより資本家の力を維持することとなる。ワーカーの権限行使に対して急進的な批判は問い質す「あなたはどちらの味方なのか?」と。恐らくその答えは「クライエント」であろう。もしそうでなければ、クライエントに敵対することとなる。ミュレンダーとワード(Mullender and Ward, 1991)は、ソーシャルワーカーの職務権限とクライエントへの圧力とは分かち難く結びついている、としている。

「ヒエラルヒー (hierarchy)」の考え方がこの分析には必須であろう。力を有する人たちは自分たちの意思に従わせるべく、他の人たちを社会のより低位の立場に置くことができる。このことはまた、家庭においても同様である。権力のヒエラルヒーではふつう男性を「世帯主」の形に、女性は「母親」に、そして子どもはその階層のより低位に置かれる。ヒエラルヒーはまた、

多くの組織においても、そして見習いから新参者、さらに主任へと進む職業的経歴の進展においても重要である（Hugman, 1991: 53-81）。ソーシャルワークに関する多くの急進的な見解の重要な点は、支援機関や家族における階層的な機能を拒絶し、より協同参加のスタイルを追求することにある。

ハーンが述べる急進的なソーシャルワーク実践とは次の通りである。

「急進的なソーシャルワークは、二つの主要な、ときには相矛盾する傾向によって特徴づけられる。すなわち、まず肯定的な要素としては、社会変化や社会革命すら呼びかけようとする社会主義者の集団主義の推進である。次に否定的な要素としては、儀礼化した信頼できないクライエントとの関係を回避することであり、クライエントの卓越性やクライエントによる管理すら追求するものである。」（Hearn, 1982:23）

後者の実践では幅広い人道主義的かつ職業的な支援を得られるであろうが、第2章で急進的な治療志向の実践を論じた際に見たように、その実践が源となって急進的なソーシャルワークが影響を及ぼし続けているのである。けれども、公的なソーシャルサービス提供の観点からすると、社会革命は多くのソーシャルワーカーの心を引きつけそうになかった。急進的思想の批判主義は、ソーシャルワークにおける人々を個人として扱う立場と、集団的社会変化を追究する立場との矛盾を抱え、また心理学的な問題への対処や実践の処方箋の提供における弱点をもち、さらには抑圧された社会集団のさまざまな利害と、常に批判的で、挫けてしまう社会問題へのアプローチとの間で葛藤している。

ここで見逃せない問題は、権限を支配と一体化させることであった。このように急進的なソーシャルワークは常に、社会的統制の実施を資本主義のための抑圧だと見なしてきた。しかしながら、ソーシャルワーカーはクライエントとの力強い関係を常に保つべきで、それはそのような関係の職業的な特性および、その役割に付随する責務の故である。第3章で見たように、専門職の人間関係は、友情のようにただ互いの関心をひくといった関係ではなく、

ソーシャルワーカーは常に特定の目的を持ってその状況に居合わせている。ワーカーがもし能力を有し、その力量を発揮しようとすれば、職業上の目的を持っていることによって、多くの実践を力強く積み上げていくことだろう。そして人々は彼らを見て頼もしく感じ、ワーカーは実際にその権限を大いに活用するであろう。こうした分析から考えられることは、仮にソーシャルワーカーが自らの権限を発揮するつもりがなく、あるいは混乱した不確かな目標のもとに人との関わりを模索するとすれば、権限を発揮しようとしてもその力を浪費し、また影響力はさらに弱いものとなるだろう。権限は役に立ち、社会関係における権限の役割は欠かせないものである。問題となるのは、不利な状況に置かれた人々に、ソーシャルワークの役割を利用し易くすることを先ず優先しなければならないことである。

そこで、抑圧に対する広範な分析が進み、その結果、階級よりも社会的分断の思想に近づいたのである。次の二つの重要な社会運動が抑圧理論をしのいだのである。

・フェミニストすなわち男女同権主義者は、「家父長制」的関係のシステムが存続するところでは男性はひとつの階級として支配し、女性に対して権力を振るう、と分析する。このことは、主に女性の仕事であるソーシャルワークに影響し、人々や彼らの社会問題の評価に影響する。

> 「ソーシャルワークを構成する最初の主要な活動に戻ってみよう。すなわち介入を要する福祉の問題についての定義である。今日の女性運動によるフェミニストの活動は、社会問題の地図上に性的抑圧を位置づけ、性抑圧によって女性の福祉に不利益な結果がもたらされていることを暴露した。それによりフェミニスト運動は数多くの方法で、家父長的社会関係が全女性の幸福を踏みにじっていることを明るみに出した。この幸福すなわちwell-beingには、女性の情緒的かつ身体的健康、物的資源が入手できること、政治力、恐怖からの解放、自らの性と才能の享受と決定、これらについての権利が含まれている。」

(Dominelli and McCleod, 1989:11)

・反人種差別主義や反差別活動の立場は、「人種」や民族的差異と見なされることからくる不平等は、少数者に対する個人的偏見からきていると理解されてはならない、と主張する。(Husband, 1991:50)。そうではなく、不平等は民族的少数者に対する偏見や差別に基づく社会関係のシステムに起因しているのである。これについてドミネリは反人種差別主義との関連において次のように論じている。

> 「…福祉国家の他の諸要素に共通していることだが、公的サービスの受給者からさらに多くの人々を締め出すことで、ソーシャルワークは骨抜きにされ解体され続けている。この傾向は公共サービスを、最も困窮した人々だけに限定しようとするものなのだ……ソーシャルサービス資源を制限するという公共支出が削減される風潮下で、政府はソーシャルワーカーたちの社会統制の機関としての責務の強化を図っているが、その部局の仕事には、乏しい公的サービス支給の需要を減らすことさえも含まれているのだ。」(Dominelli, 1997a:31)

トンプソン(Thompson)は反差別主義の活動における権力の重要性に注目している。すなわち、

> 「ソーシャルワークは『政治的』な活動である。すなわち、それは一連の権力関係を背景として機能している――その権力とは、法律や政府の権力、そして階級、人種、性差のような社会的分断に根ざす権力、さらには個人的諸関係の微視的レベルの権力である。たしかに権力は、個人、文化、社会構造の三つすべてのレベルで行使されていることがうかがえる…またソーシャルワーカーが取り組む問題の多くは、権力の乱用にそのルーツを持っている。」(Thompson, 2001:163)

エンパワメントの問題

　抑圧の源泉についてのこの広範な見解に対して、ソーシャルワークにおける権限付与の進展という対応がなされてきた。それは民族意識や性差から生ずる社会的分断に大きな関心を呼び寄せただけでなく、ソーシャルワーカーに高齢者、障碍者、性差をめぐる他の領域の社会的分断にも関心を抱かせたのである。ところで権限付与の実施の二つの要素は次の通りである。

・アドヴォカシー（advocacy＝弁護）には、利害の当事者グループの代理としての訴訟の弁護（cause advocacy）と、個々人のために行うケース・アドヴォカシー（case advocacy）とがある。後者のケース・アドヴォカシーにも二つの異なる要素がある。先ずワーカーがクライエントのために、既存の支援機関内で、あるいは支援機関をまたいで検討する場合であり、次にアドヴォカシー支援が、ソーシャルケアにおいて（Brandon et al, 1995; Schneider and Lester, 2001）、養護児童（Dalrymple and Hough, 1995）や学習障碍をもつ人たち（Brandon et al, 1995）のような特定グループによって、あるいはそのグループのために編成される場合である。
・エンパワメントの実施もまた二つの要素に分けられる。先ず、反差別、反抑圧、反人種差別の運動は、差別、抑圧、人種差別がどこから生じるのか、そしてそれとの闘争に光を当てる。（Dalrymple and Burke, 1995; Dominelli, 1997a, 2002; Thompson, 2001）。次に、より広範かつ積極的なエンパワメントの実践は、個々のクライエントに、個人的にもグループとしても、自らの問題に独力で対処できる自信と技量を会得させることを目指す。この実践は個人、集団、地域社会の目的（Solomon, 1976; Braye and Preston Shoot, 1995; Gutierrez et al, 1998; Lee, 2001）を達成するために、その障壁を明確にし、理解し、克服することを目的とするが、特殊なものとして自助グループ（Wilson, 1995）によるものがある。

　ソーシャルワーカーやソーシャルサービスを持つ他の職種に関する認識を明確にするための思想もまた幾つか展開されてきた。たとえば、ノーマライ

ゼーションの理念がワーカーたちに要求しているのは、社会的に評価される環境や、ケア・サービスを受けている人たちの生活パターンの充実を図る方法の追求であるが、それらはできるだけ普通の人々の生活に近いものでなければならない (Brown and Smith, 1992 ; Race, 2003)。障碍者（生活能力を失った人）ケアのアプローチは、障碍のある人たちが、自ら大切にする生活パターンを充実させるサービスをうまく利用し、調整できるようになることを重視する (Morris, 1993)。障碍者の社会モデル (Oliver, 1990, 1991)、高齢化の政治経済モデル (Laczko and Phillipson, 1991)、そして高齢者差別 (ageism : Bytheway, 1994) は、その影響を受けている人たちにとって障碍や高齢化が、より劣悪で不利な生活をもたらすような状態ではないことを示そうと努力している。むしろそれでは、彼らの社会的孤立化や多くの「問題」につながる障碍や高齢化の影響を受ける人たちを排除する社会を組織することになるという。このような考え方は、ワーカーが積極的に人々やサービスにアプローチして、人々の生活の質を社会的に見限ってしまうことに陥らないように自らの活動を組織する、そうした実践を追求するのである。多くのこうしたアプローチが特にサービス利用者に目を向けている一方で、ケア提供者もまた同じ考え方を重視していながら、彼らのニーズはサービス利用者の利益からますます離れているように思われる。

　サービス利用者の重要な運動も展開したが、その運動は、医療的ケア、ソーシャルケア、その他のソーシャルサービスにおける抑圧体験に端を発している。虐待を耐え抜いた人たち、とりわけ性的虐待を受けた児童 (Bass and Davis, 1988) や家庭内暴力を受けた女性たちが虐待される状況から逃れることの難しさや、公的支援サービス機関の耳に入ることの難しさ、さらには長期にわたる過酷な体験の影響などに注目が集まった。受刑者の権利、抗議運動、刑務所内の反乱 (Adams, 1992)、精神医療復帰者運動 (mental health survivors' movement, Campbell, 1999) などはすべて、ソーシャルケア実施機関を含む公的支援機関が行う職権の行使や保護の欠如への問いかけに影響力を示した。

　21世紀初めの重要な概念は排除 (exclusion) であり、この概念は欧州の

なかでも特にフランスにおける政策論争から生まれた。バーン（Byrne, 1999）によれば、この用語が他より勝る点は、社会とその社会の内部にいる特定の人々とを継続するプロセスの中で結びつけている点であり、ある人たちを社会の外部に存在する経済的に恵まれない、怠慢で有害な集団の一部だとは見なさないのである。このことは特定の社会において、何らかの社会的関係から、ある人たちやグループを排除してしまう社会的プロセスが長期にわたり生じていることを示している。その社会的関係とは、除外された人たちの生活状態のみならず、社会的に排除されていない人々の生活状態をも決定するものである。しかし、この社会的プロセスについての別の見解も見られる。すなわち新自由主義の見解は、排除されたグループを疎外された不要な下層階級であるとし、彼らが置かれている状況に対する彼らの責任に目を向けている。これに対してマルクス主義者たちが注目するのは、排除されたグループがどのように搾取されてその状況に到ったかということである。社会的包摂（social inclusion）に対する一つのアプローチは、投票、労働、コミュニティの設備や資源といった主要な社会的プロセスにおける包摂の可能性を高めることである（Askonas and Stewart, 2000; Percy-Smith, 2000）。そのことを進める上で重要な方法は、社会資本（Baron et al, 2000; Putnam, 2000）を充実させ、ボランタリー組織、ボランタリー活動、社会参加などの仕組みによって、人々のつながりを強めて疎外を克服することである。このようにコミュニティ・ワークの取り組みとその刷新は、社会的包摂の政策における重要な役割となる。改善された社会関係にソーシャルサービス利用者を積極的に取り込もうとすることが、彼らの社会的ネットワークを拡げ、彼らが政策やサービスの向上に市民として参加することを進展させ、それにより社会参加は有益で保護されるという成功体験がもたらされてこれらの人々に力が与えられるのである（Barry and Hallett, 1998）。このようなアプローチは、締め出された人々とその人たちを受け入れている社会との相互利益を強調する一方で、相対的に弱い立場の人々を参加させようとする社会正義や権利を視野に入れた実践については、これを考慮していないのである。

　エンパワメントの実践は、より込み入った形態の抑圧を見落としてしまう

と主張する論者によって、しばしば批判されてきた。たとえばブレイクモアとボーンハム（Blakemore and Boneham, 1994）は年齢、人種、民族性の相互作用について探求している。ハンフリーズ（Humphries, 1996）は、機会均等政策のように数多くのそれとわかるエンパワメント実践は、不平等や分断に対して立ち向かうのではなく、不平等な資源や非民主主義的政策と結託し、抑圧されているすべてのグループに資源をより多くもたらすよりも、むしろ資源を求める抑圧されたグループ間の競争を煽るありさまだと示唆している。ハンフリーズはまた、キリスト教原理主義者や妊娠中絶合法化反対グループのような社会的に強力な集団は、エンパワメントの考え方をしばしば構築して、彼らの主張が抑圧されていると訴えているが、一方で社会的分断により抑圧されたグループは、意思決定や権力から著しく遠ざけられていると述べている。最終的にハンフリーズ（1996）は、エンパワメントの実践はしばしばニヒリズムに導き、抑圧されたグループは、自分たちは社会的に疎外された状況から抜け出せない犠牲者だと感じている、と述べている。

　ヒーリー（Healy: 2000, ch 5）は最も広い意味で実践的であるが、最近のソーシャルワークにおける権力と統制の討議での理論的な報告で、急進的なソーシャルワークは言説でみる限り一層複雑な権力の分析を採用していた、と述べている。またマラリー（Mullaly, 1997: 113）は次のように論じている。

　　「……権力はさまざまな現場、状況、また社会的立場で見出される。刑務所、学校、収容所、病院、さらにはソーシャルワーカー事務所、これらは総て権力が分散し、また階級、性別、あるいは民族性などの組織的な戦力として独自に構築される場所の例である。」

　この結果、急進的な見解では、ソーシャルワークが支配的か非支配的かは判別できず、むしろ総てのソーシャルワークはその双方の立場を含むとする。この見解は、初期の権威ある議論、すなわち専門職の役割と組織的な構造は必ず権力行使を含むが、しかしこれには問題がある、という主張を受け入れる。しかしそれは、ワーカーには権限があって、クライエントには権限がな

いと考えるのでもない。つまり彼らはすべて、共に違った点で権限があり、また権限がないのであり、彼らは権限をコントロールできるような側面を強化する種々の方策を用いている。一例を挙げれば、テイラーとホワイト（Taylor and White, 2000）は、クライエントはどのようにして、とげとげしい空気の社会支援機関のなかで信用とモラル、そして他の援助を受ける資格を獲得したか、さらに情報提供や参加を保留するか自制することにより、専門職の権威に抵抗する方法をつかんだのかを明らかにしている。またヒーリー（Healy, 2000: 74-7）は次のように論じている。幼児保護を担当するソーシャルワーカーは、クライエントの行動に特定の緊張をもたらす状況に影響している要因は何かを、また貧困や社会的圧力に対する脆弱さといったより大きな重圧となっているものを見定めねばならない。その社会的圧力は乏しい子育て経験、抑うつや不安などの精神症、劣悪な教育および社会的施設に起因する、とも。さらにヒーリーの述べるところでは、急進的ソーシャルワーカーが自らを伝統的なソーシャルワーカーと差別化しようと主張するのは、少なくとも環境と資源への権限を、ミーティング、相互支援、追加の資源や機会を促進することでクライエントが入手できるよう、その能力を高めるべく彼らが権限の行使を準備しているということなのだが、その一方で、児童の利益のために取らざるを得ない抑圧的な振る舞いに対する責任もまた甘受している。権限の行使はこっそり、軽々に行われてはならず、オープンで明白なものでなければならない。そうすることによって、クライエントの法的権利に取り組み、応えることができよう。ヒーリー（2000: 82）は示唆しているが、コミュニケーション・スキルはクライエントによる権限の行使にとって重要である。たとえばソーシャルワーカーは、話し手が順番に話せるよう配慮する必要がある。そうすることで誰もが話を提供する機会を得られ、誰もが自分の言いたいことを言える十分な時間があると確信でき、そしてワーカーや他の人たちが自分たちの言うことに興味を示し、まじめに考えてくれていると感じさせるのである。このことは保護の業務、たとえば児童や傷心の成人から話を聴く場合などに重要な点とされてきた。ソーシャルワーカーは、自分たちが直面する状況のコントロールを断念するときに、自らの弱

さを感じることを認識し、そして自分たちの仕事における、リスクのある方策への支援と承認が得られる手立てを見い出すべきである。ソーシャルワーカーはまた、自分とクライエントとの違いが、不適切な権限の行使や適切な対応につながることを見極める責任を負うべきである。

権限行使における法律とリスク

ソーシャルワークにおける権限との関わりについての議論には、共通する三つのテーマがある。

・治療志向の関連では、専門職の役割や個人的な影響。
・変革志向の関連では、支援機関、政策、階級、分断、排除から生じる社会的権威。
・秩序志向の関連では、法律。

どのような社会においてもすべての人間の行為は法律の制約に縛られているが、それは政府機関といえども法律の求めに従って設置されねばならないし、市民も法律が課する義務や制約に従って行動しなければならないからである。しかし、多くの社会においては、ソーシャルワークもまたクライエントに法的な制約を押しつけるか、法律がソーシャルワーカーの為すことと為し得ないこととを定めている。だが我々はそうした制約を、自分たち自身のシステムが構築されてきたのと同じ観点から理解していることに気づかなければならない。たとえば、クーパーら（Cooper et al, 1995）による欧州諸国における児童保護の法的措置に関する研究では、英国のシステムはことのほか融通性がなく、強大な権限を裁判所に与えて、児童たちを永久に両親のケアから切り離そうとしていることが分かった。フランドルおよびフランスのシステムはより練り上げられた柔軟なシステムを持ち、家族や社会的期待を補強する法律が必要とされるプロセスの一部として、法的措置がとられる（Hetherington and Cooper, 2001）。同様に価値観（第4章参照）を検討する

際にも気づくことだが、いくつかのアフリカ文化では家族や共同体が物事の決定に参与しなければならない。英国ではそのようなことは、社会的・法律的専門家と個人ないし、せいぜい家族との間の私的な事柄ということになるだろう。ギルモア（Gilmore, 2001）によれば、ソーシャルワークによる意思決定は漠然としていて、予測的で価値を含むが、一方、法律的な意思決定は価値自由かつ明瞭であらねばならず、起こりうる将来のことよりも過去の出来事に言及する、と述べている。このように福祉に関する法的裁定は将来図を描くよりも、合意をめざすとか、過去にあった出来事の解決を拠り所にすることがしばしばある。他方でダット（Dutt, 2001）のように、ソーシャルワークと法律はともに、さまざまな論点から生まれてくる連携によって人種差別のような社会的な問題に取り組もうとする、といった主張もある。

　このように、我々は法とソーシャルワークとの関係を、ソーシャルワークは比較的あいまいな状況下で法的な要請を強要しがちであると考えているが、目指すところは将来における社会関係の改善であり、その際には過去の行動が法律的に明確であることにそれほどこだわらない。一方で、ソーシャルワークの決定が法律と関わる場合、たとえば児童保護に関する事柄で措置がなされた場合に、その根拠を求めることはソーシャルワーカーの情報提供とアプローチとして不適切だといえよう。その理由は、ケースの問題解決を目指す相対立するアプローチが、連携した解決が必要な状況の調査を認めることなく、一方を他方に対抗させるからである。そのような調査は、欧州やスコットランドのシステムではより詮索好きな方法とされている。ソーシャルワークと法律の双方は、互いに異なった途から真実に到ろうとしている。すなわち、より柔軟で、その分ときに明らかに独断的でもある判事の権限が、権威主義的に思えるリスクを冒しても、複雑な個人的なケースでは、裁判上の公式の取り調べはおそらくより適切なものとなろう。

　法的枠組みはサービス供給や政策にもさまざまな面で影響を及ぼしている。英国の「権限」についての法律（ultra vires）は公共当局に対して、サービス供給が実施できる前に議会から法的命令を受けることを要求しているが、ほとんどの欧州諸国の関係当局は、自分たちの目的にかなう妥当な活動を自

由に展開している。さらに言えば、英国の政治体制は欧州本土に比べてはるかに中央集権的であり、第5章(Payne, 2000)で見たように、経済的な経営管理を追求するマネジリアリストの手によりこの傾向は著しさを増してきた。こうしたことから、英国におけるソーシャルワークは公共サービスの責務の確保や、自らの活動や資源の配分などを法的に正当化する法律の運用に、ことのほか気を遣っている。コミュニティでのケア・システムの例を挙げてみると、サービス利用者たちは、ソーシャルワークのサービス配給量の評定に関して、自分たちの見解を強く主張して法律に訴えたが、このことはソーシャルワーカーに圧力をかけているようだ(Braye and Preston-Shoot, 2001)。

ソーシャルワークにさらなる衝撃を与えてきたのは、それがまるで法的な手続きであるかのように構成された公開質問状を用いたことであり、それには健康状態の悪化やソーシャルケアのスキャンダルといった事柄への非難を列挙する意図が見られた。(Reith, 1998; Corby et al, 2001; Butler and Drakeford, 2005)。このようにソーシャルサービスは広範な社会的趨勢から影響を受け続けて、複雑な社会はますます疎外感を深め、醜悪な様相を呈している。その結果、人々は最新の技術の活用を試みており、このケースではリスク回避のためにソーシャルワークのようなサービスも含まれることになる(Beck, 1992; Cvetkovich and Lofstedt, 1999; Adam et al, 2000)。同様に、公共機関には、汚染食品や無責任な企業の振る舞い、さらには実際に環境に生じているリスクから市民を保護することが期待されている。それゆえ事態が悪化すれば当局は非難を受け、そして公務員は個々に責任を担っていて、ソーシャルワーカーも例外ではなかった。

このことは、リスクを負う覚悟があること、あるいはクライエントの利益のために融通をきかせることが、ソーシャルワーカーの活動への法律的、行政的な締め付けによってより厳しく制限されていること、そしてこの圧力が、第5章で検討したマネジメントの質に対するマネジリアリストの圧力にさらに加わることを意味している。ソーシャルワーカーは法律を守らせ、またサービスへの法的権利を行使しているが、その文脈での法的圧力は、20世紀の

第6章 ソーシャルワーク、権力、社会　191

専門家の議論の焦点であったソーシャルワークの治療志向や変革志向に関わるものよりむしろ、秩序志向のソーシャルワークに向けられている。

結論　ソーシャルワークの権限について展開される言説

　本章では、ソーシャルワークにおける権限をめぐって展開されている議論を検討してきた。この議論は価値観にまつわる専門職の議論と関連している。なぜなら治療志向のソーシャルワークの立場は、卓越した技術とその影響力が不利な条件に置かれたクライエントのために役立つであろうという、そうした前提に立つ専門職としての価値観に守られて専門職化を目指したからである。さらに秩序志向のソーシャルワークの立場は、社会的、法的権威を押し付けているといった印象をもたれている、ソーシャルワーカーについての価値観を受け入れている。現在の変革志向の立場は社会変化を認め、またその複雑な事態を理解し、かつクライエントに権限を与える方向でそれに取り組もうとすることを認めている。けれども、複雑な分析に加えて、専門家、法律家、利用者や介護者の権限、これら相互の関わりを理解することが、この複雑な領域における活動を可能とするためには必要となる。

　我々としてはソーシャルワークは専門職ではないとは言えない。なぜならクライエントは、ソーシャルワークの支援機関への法的要請と、専門家的関係性への社会的圧力の中で、自由に行動することができないからである。もしだれかが大雑把に専門家ではないと考えていたとしても、より複雑な理解がこの見解に取って代わるだけのことである。我々は今や、すべての専門職がさまざまな権限や権威の側面を行使することを、そして専門職のワーカーたちは、その権限や権威を回避したり強制したりしながら、自らの専門職の価値の活用を理解し、実行しなければならないことを理解できる。専門職のすることは何なのか、それはなぜ自由の価値と複雑な社会におけるエンパワメントから導き出されるのか、また同じく共同と自己管理の価値からそれが導き出されるのか。

　各種の権限が行使され、さまざまな方法で利用されることは、ソーシャル

ワークがどのようにその要求を満たすかを理解するひとつの要素となる。また人々に社会的権限を行使することは、社会変化を遂行することである。社会的規制のもとでそのようにすることは、社会的目標に向けて社会変化を進めることになる。権限の行使は人々に大きな影響を及ぼす。それゆえ権限や権威についてソーシャルワーク内部でぶつかりあうことは、本章で論じてきたように、ソーシャルワークの目的達成におけるこうした社会的権限の重要性の証左となる。

第7章
ソーシャルワーク──さまざまな専門職の一つとして

　一時期、英国では旅券に職業の明記が義務づけられていた。ある時、友人のひとりが私のパスポートを見て、そこに「ソーシャルワーカー」とあるのを見たとき彼女が発した言葉は、「あなたはソーシャルワークなどしておられないでしょ、大学の先生かマネージャーもしくは文筆家といったところでは」だった。自分自身の思いは、これまでも、それらすべてのものであると考えていた。けれども、私の職場の同僚たちはよく分かっていた。医局長や看護師長は私がソーシャルワーカーとして仕込まれてきたことや、多方面にわたりソーシャルワークについての本や論文を書いていたことを知っている。この方たちはソーシャルワーカーの登録制度が実施されたとき、社会福祉ケア協議会（GSCC: General Social Care Council）、すなわち英国におけるソーシャルワーカーの登録団体が私を登録し、病院の人事部長が確認したことをご存知だからである。この登録によって、私には英国の法律上でソーシャルワーカーと呼ばれる資格が与えられたことになる。現在私は「心理・社会およびスピリチュアル・ケア」と称されるサービス部門の管理を担当しているが、そこにはさまざまな課が存在する。ある課は「ソーシャルワーク課」と称し、課長がその課を率いている。スピリチュアル・ケア課との違いは、その課に「スピリチュアル・ケア先導者」として牧師が在勤していることである。またデイ・ケア課とも異なっている。その課は音楽療法士が管理しており、他には補完的役割の療法士、看護師、さまざまな種類の芸術療法士、

園芸療法士が含まれている。精神保健チームは、さまざまな水準のトレーニングを受けてきた非常勤の精神科医によって構成され、コンサルタントの精神科医師や精神科の教授に率いられている。そしてこれらの異なった部課のすべてが、我々の守備範囲である南ロンドンの一部地区のために、末期患者とその家族のための包括的なケアの、よく見るとその違いがわかる各々の役割を果たしている。それぞれの課は見た目にもわかるように互いに異なった存在なのだ。そこに働くだれもが、さまざまな専門職がソーシャルワーカーも含めて「心理・社会およびスピリチュアル・ケア」に関与していることを受け入れている。ただしソーシャルワーカーは、精神科医を除いた医局長に監督される医師と異なり、またデイ領域や補完的な療法に従事する人たちを除いた看護師長に監督される看護師とも異なっているのである。これら別扱いのスタッフは私の監督下に置かれて、複雑な様相を見せる専門職としての組織的な責務に貢献するのである。

このようにとても小規模な民間組織においてすら、職業上の肩書きの入り混じったシステムの中で人々は働いており、その職業の多くは広く専門職とみなされている。先の第5章と第6章では、組織における説明責任についての考え方や、このことが社会における権限の配分とどのようにつながっているかを指摘した。我々の組織ではたまたま、「ソーシャルワーカー」と呼ばれる人はソーシャルワーク課以外では雇用されていない。ただし例外としてこれもまたたまたまであるが、部長や私のような上級管理職はソーシャルワーカーである。もっとも他の職種から管理職になる場合も無いわけではない。別の肉親を失った児童支援のプロジェクトでは正規のソーシャルワーカーを雇用しているが、ソーシャルワーカーという肩書きで呼ばれていない。それでは私と音楽療法士が、看護師や「保健専門職提携グループ」（AHPs: allied health professionals）を管理し、さらにまた私が精神科の医師たちを管理するということで組織はどのように進展するだろうか。我々としてはさまざまな方法でそれをこなしているのである。このホスピスは精神保健国民保険サービストラストとの間で契約が結ばれており、私もそれに関っているが、精神科医は精神科医としての自分の専門職業務に対してのみ専門職としての責

任を負う。万一よくない事態が生じた際の私の仕事は、コンサルタントの精神科医にホスピスとしての要件を充たすよう要請することであるが、このコンサルタントの仕事は精神科医の意思決定で何が適切かを判定することにある。私どもはよく話し合うが、実際に頻繁に昼食を共にして事態の推移や、事態の改善には互いにどういう手が打てるかを話し合う。仮に問題があった場合には、我々の責任の範囲内で事態を処理しようとする。音楽療法士はデイサービス領域のスタッフを管理し、保健専門職提携グループ（AHP）では（この音楽療法士もその一員であるが）音楽療法を実施するとともに、その間に実施する看護については看護師長からアドバイスを受ける。看護師は全員、個別の専門職グループのスーパーヴィジョンを行うが、それは管理体制とは関係がない。ホスピスは自営のコンサルタントに、スピリチュアル・ケア指導と音楽療法士に対して独立した専門的監督を行ってもらうために報酬を払っているが、その理由はこれら自営のコンサルタントは、ソーシャルワーカーである私の管理下に置かれているからである。

　どのような組織構成にあっても多様な複雑さは生じるものである。多くのサービス提供においては、さまざまな職業により異なるアイデンティティ、知識、技術的基盤をもつ人々の入り組んだ連携というものがある。これはソーシャルワークにとってどのような意味をもつのだろうか。ソーシャルワークはそれらの職業のうちの一つなのだろうか。ソーシャルワークの固有のアイデンティティを維持しながら、どのように他の専門職と関わり合えばよいのであろうか。これらに答えるために本章では次の二つの問いを提示したい。

　・どのような点でソーシャルワークが専門職といえるか。
　・ソーシャルワークの多様な専門職的要素が、どれだけその専門職としての立場に影響するのか。

　次節では「専門職」のさまざまな意味を探ってみることにする。まず次の二つの節では、ソーシャルワークが専門職となるためにどのように模索してきたかを考察することを通して、その意味するものといかに合致しているかを探り、その検討を試みる。さらに私は、多様な専門職的業務がどれほど専門職としての立場に影響するかを検討したい。

職業、仕事、専門職

次の幾つかの問いは、活動としてよりもむしろ職業（occupation）としてのソーシャルワークの性格に関わるものである。そもそもソーシャルワークは専門職なのか、どのような点でそうといえるのか、あるいはソーシャルワークは「単なる」仕事（job）なのであろうか。「専門職」についての考慮すべき幾つかの常識的な理解がある。

・無給ではなく有給の活動として。私たちは、その人が専門職であるのは無給のアマチュアではなく、仕事を果たすべく報酬を受けて雇用されているからだ、などという。プロのフットボール選手は報酬を受けているが、片や日曜日に集まってくるフットボール・リーグでは報酬は無い。ソーシャルワークは報酬を受ける仕事である。けれどもなかにはボランティアとして働く人や、ソーシャルワーカーではないにもかかわらずソーシャルサービスの仕事をする人もいる。それでは、いったいその人たちと有給のソーシャルワーカーとの違いはどこにあるのだろう。報酬を受けていることだけだろうか。

・よく知られた職業のタイプを暗に意味することで。パーティーや上機嫌のときなどに、ある人の仕事が何かを丁寧に尋ねる場合に「プロフェッション」という用語を使うことがある。またあるときは、警察官や学校の先生のような職業の人たちが、自分たちの仕事の一部としてソーシャルワークをやらなければならないのだと苦情をもらすこともある。このように彼らは、ソーシャルワークが自分たちの職業とはどこか違うということを知りながらも同時に、もし自分たちの仕事のうちで優先してやるべき重要な仕事がなければ、ソーシャルワークもできるのだということを、暗ににおわせるのである。

・質的水準の高さを暗示するものとして。我々は、誰かが「非常にプロフェッショナルな仕事」をしているとか、彼女は「本物のプロ」だ、などと

話すことがある。

・**特別なカテゴリーに属する職業の表現として**。我々は医療や司法の専門性について話すが、「配管工事」とか「れんが工事」の専門性について普通は話したりはしない。これらは手先の技術を要する職業、あるいは熟練を要する職業である。駅の改札での切符の回収係りという仕事は、このような技術、熟練あるいは専門性を有するものではない。

これらの区別ではすっきりとしない。大通りのカフェで働くコックは仕事をもっているだろうし、その隣のレストランの同じ仲間には手先の技術があるかもしれない。さらにミシュランの三ツ星レストランでコックを勤める仲間は専門職かもしれない。これらコックたちの違いを生みだすのは公の認知、努力と研鑽、さらには彼らが行っていることへのアプローチや姿勢である。こうした区別は多くの人々の心の内では、ある程度は質に関わっている。仕事においては、あなたは人々が満足するとか、よい生産物を作り出すといった良いサービス提供を心掛けるであろう。職人は並はずれた質を示す製品を作って満足を得る。専門職といえば、この他人と自分を納得させることを行うのである。けれども高度な質の達成を追求しはするが、それは自らのためよりも他人に恩恵をもたらしたいと願う愛他精神の故である。人々は次のような理由から、この自己の利害を否定することが肝要であると考えている。すなわち、さまざまな専門職が内に備える熟練した技では、専門家のサービスの利用者たちが、その専門家が行使する熟練した技の質をうまく生かせないことや、またその働きかけが利用者にリスクを負わせてしまったり、覚束ない結果を招くことがしばしば起こるのである。明らかな愛他精神はサービス利用者たちに、ワーカーたちが彼らの最善の利益のために活動していると安心させるように働くのである。けれども、これでよい結果が得られる保証がないのは、成功と判断されるものが、自分に最善であると思われることや、自分が望むであろうこととは別物だからである。それに対し職人の場合は、顧客の思いがどうであれ、自分自身の立てた基準に見合う結果をひたすら達成したいと願っているだけなのであり、かりに給与が十分でないとか、経営

者が給与を一定の水準に引き上げないままで、「ただ単に」仕事をこなしている人がいれば無頓着ということになろう。

専門職化とソーシャルワークの発展

ところで、職業についての上述の4つの意味は関連している。無給でなく有給であること、世間でよく知られた仕事であること、さらに仕事が上手く遂行できることは、特定の職業という考えにつながる。専門家は明言する。すなわち、技術的な熟達が自分たちの職業を特別なものにする、と。彼らは自分たちのためだけの専門化された領域を設定しようとする（Wilensky and Lebeaux, 1965:285)。

第1次世界大戦中のソーシャルワークが発展する時期に、中産階級の女性たちの奉仕の仕事が職業となるに及んで、20世紀の間にソーシャルワークは専門職化への途を辿った（Payne, 2005 c）。20世紀初期に重要な影響を及ぼしたのは、北米の教育学者であるアブラハム・フレックスナー（Abraham Flexner）による、1915年に行われた有名な演説であった。フレックスナーによれば、ソーシャルワークは専門職としての重要な特質を備えていないという。この演説によってソーシャルワーカーたちは、フレックスナーの専門職の指標を達成するよう求められることになったのである。グリーンウッド（Greenwood, 1957）による進捗レポートでは、統一された米国ソーシャルワーカー協会が結成されていた後でも、依然として合衆国におけるソーシャルワークは職業としての地位を示す指標に達してはいない、と主張している。そのころ英国のソーシャルワーカーたちは幾つかの専門グループに分かれていたが、彼らは一様に、ソーシャルワーク統合の一翼を担う専門家の存在としてソーシャルワークが認知されることを求めていた。

1971年シーボーム委員会（Seebohm Committee, 1968）の提言の実施による、ソーシャルサービスを担当する統合された地方行政当局によって、よい成果がもたらされることとなった。つまりその前年に、スコットランドの地方政府においてソーシャルワーク部門が設置されたのである。まったく同じ

頃、北米の社会学者ニナ・トーレン（Nina Toren, 1969）は、ソーシャルワークを半専門職（semi-profession）と表現している。彼女の言い分では、ソーシャルワークのような職業が常に専門職としての地位を十全に維持することはできないという。その理由の一つは、ソーシャルワーカーたちは支援機関に雇用されていたが、彼らの熟練した技術や知識に基づく裁量権の行使をその機関が制限できてしまうことである。1970年代の、英国での専門職をめざす議論では、官僚主義化することや、コミュニティおよびクライエントのニーズに対するソーシャルワーカーのお粗末な対応ぶりに懸念が示され、統合の達成が必ずしも専門職の確立とはならないことを物語っていた（Glastonbury et.al, 1980）。

　知識の発展もまた一つの要因であった。ノークス（Nokes, 1967）は、福祉の専門職は知識への技術主義的、合理的なアプローチによる科学的な基盤のみに依拠すべきではないと主張した。福祉専門職はケアの理想や社会への関心を表明し伝えてきた、と彼は述べている。福祉専門職は、社会関係と相互交流を押し進めて社会的連帯を促進してきた。ノークスはまた、福祉職における「処置」の概念を、医療における「治療」概念から区別し、使い分けた。彼によれば、福祉職の「処置」は専門家の管理の一部にすぎず、福祉専門職は個人的かつ社会的変化を促すべく時間、空間および環境を提供するのである。専門職が決める管理は、環境についての計画やその運用の中に存在し、その環境においてサービス利用者は自主的に成長する機会を持つことになる。同じくセンスバリー（Sainsbury, 1980）の報告では、彼の家族支援に関する調査によれば、大切なスキルはソーシャルワークのチーム作業を効果的に組み合わせ、チームのなかで変化していくニーズに合わせ、かつ向上させていくスキルであった、と述べている。

　同じ頃、ハルモス（Halmos, 1965）は、それまで法律、医療、教会によって行われてきた「助言をする」という仕事に対し、産業化社会の一層複雑化した社会的困難に対応する、より世俗的で利用しやすい形態の「カウンセリング」が、それにある程度取って代わった、と述べている。こうしたカウンセリングの仕事は人間性や適切な社会的対応についての考え方を共有してお

り、そのため企業組織を含め多くの社会制度の組織に影響をもたらすに到った (Halmos, 1970)。ハルモスの分析では、ソーシャルワークを含む「カウンセリング」の仕事グループと、より一般的な歴史・社会的な流れを汲むグループとが平行に並べられている。ソーシャルワークは同一の専門職化する社会的流れに沿って発展しており、少なくともある時期において、またある地域においてはその理念が認められ、影響すら与えてきた。そのような見解は、どのような種類の知識が専門職の立場には受け入れられるかという議論に結びつく。積年に及ぶ解釈主義者と実証主義者との見解の対立 (Brechin and Sidell, 2000) は、20世紀後半および21世紀初期のソーシャルワークに影響を与えてきた。解釈主義の見解では、あらゆる知識は人の思想で解釈され、それ故その本源である社会・歴史的文脈に対応するとされるのに対し、実証主義者の見解では、不変の客観的実在があり、それは観察可能かつ説明可能であるとされる。ソーシャルワークは専門職グループとしての立場を明確に基礎づけるものとしての知識を発展させ、それに信頼を寄せてきた。19世紀の慈善組織の団体からソーシャルワークの実践方法が生まれてきたが、その団体は「科学的慈善」とでもいうべきことに傾倒した。すなわち「……このような先駆的実践は、科学的探究とは綿密で役立つ諸事実の採集による因果関係の体系的な研究であると考えた」のである (Orcutt, 1990: 126)。ジャーメイン (Germain, 1970: 26) は、「科学的な取り組みによって、ソーシャル・ケースワークは専門職として確固たる位置を占めることを約束されるかのように思われてきた」と述べた。1970年代において、科学がソーシャルワークを効力無きものと見なしたと思われた (Fischer, 1976) とき、専門職としてのソーシャルワークに関する一つの議論が消えてしまったと思われた。

　そこで問われたのは専門職化のプロセスについてであり、ソーシャルワークがその発展のために専門職への途をたどるべきかどうかであった。専門職化については三つのアプローチがある。その説明は、以下に挙げたブリント (Brint, 1994)、フレイドソン (Freidson, 1970, 1994)、ターナー (Turner, 1987)、ハグマン (Hugman, 1991) 等の記述に基づいている。

・自然主義的アプローチ（例えば、パーキン〈Perkin, 1989〉）の考えによれば、専門職化は増大する社会の複雑さという自然な流れの一部であり、型にはまった工場作業ではなく、より中産階級の職業に向かう社会構造の変化だと見る。なすべき事柄はより複雑であり、より広い知識が求められるものの、人々にはその知識を頭にいれることは難しい。その結果、仕事は一層専門化し、人々は理解の及ぶより狭い領域の専門家となる。型にはまった肉体労働は重要性を減じ、機械に取って代わられる。ベル（Bell, 1974）は、このような発展は脱工業化時代に不可欠な部分であり、そのような社会では知識を基盤とするサービス業が製造工程での労働よりも一層重要である、と述べている。

・社会秩序アプローチによる指摘では、愛他的サービスを発展させる類の職業は、社会システム維持には欠かせないとしている。そのような職業は社会における特権的な立場を発展させるが、その理由はそのサービスが社会的に価値を有するからである。この高い評価が下されるのは、理論的知識や技術、それに通常、大学で行われる専門的訓練や教育、従事者に対する能力テスト、専門職組合の発展、就業規則の出現などが含まれた種々の特質を積み上げてきているからである。

・職業統制アプローチの指摘は、専門職化は専門家、後援者、それにクライエント間の関係を構築する方法だという。専門職はその専門的技術によりクライエントへの権威と社会的距離を得るが、その専門技術がクライエントを占め出すことになる。それゆえ、外部的な規則と専門職の社会統制が必要である。その理由は、平均的なクライエントには専門職をつかまえて釈明を求めることができないからである。専門的知識の使用についての管理は専門職にその責任が委ねられている。

専門家、人々の関心、専門性への批判

近ごろになってはっきり見えてきたことは、苦情申し出制度、消費者運動、その他説明責任を求める制度などによって、職業集団が外部からの影響を以

前よりずっと多く受けるようになったことである。人々は1950年代の頃よりも1990年代になると一層控えめではなくなってきた。また政府や公共団体は、1950年代よりも職業に対する規制や、ときには財政支配を目指して責任の範囲を広げてきた。彼らは選挙民、特に素人の消費者に代わってそうすることの権利を主張している。

　ここに人々の関心 (public interest) という問題が提起される (Saks, 1995)。かりに国や公共団体がサービスの供給ということに関心を抱いた場合、その専門職はどう組織化されるのか、またそのような関心はどのように提示されるのだろうか。それについても種々の意見がありそうだ。例えば、サックス (Saks, 1995) は代替医療を取り上げている。代替医療についてはその有効性について大きく意見が分かれており、有力な医療専門家は自分たちの意にそぐわない実践にしばしば批判的である。これは職業の専門職化過程では駆け引きが生じるということなのだが、これは見解の不一致を解決するために組織の関係性の中で、専門職つまり専門職団体と専門家個人、およびその他による権力が行使されるからである。こうした政治的駆け引きは、組織と個人との間で、専門家にふさわしい活動とは何かを決める権限を誰が持つべきかをめぐって生じるのである。そしてこの対立は、知識、さらには教育の問題へと導かれる。そもそもどの知識が「真実」か、また「正確な」知識を伝達する効果的な教育とは何であるかを決めるということもまた不協和音を生むわけであり、個々に利害を代表するグループは同意せず、自分たちの見解が優位な位置を勝ち取れるよう権力争いに加わるのである。こうした駆け引きは、知識が「真実」であるかどうかとは別の問題である。真実の知識の意味するところは、合理的に採集され評価を受けた、先入見のないあらゆる事実としての証拠がその真相を示すことである。何かが正しいということができる範囲は、考察しているものの種類によって、また証拠が集められてきた際の配慮や論理的明快さによって変わる。何事かが真実であるということが完全に明らかとはならない場合、真実か否かについての討議をめぐって往々対立が生じる。そのようなとき人々は、政略的な力を用いて自らの立場が正当視されるよう努めるのである。

1970年代と1980年代にあらゆる職種やソーシャルワークにおいて、職業の専門職化が望ましいかどうかをめぐって一層議論が進展した。議論の焦点は、各専門職間の利益および、公共の利益とサービス利用者の利益をめぐる対立に向けられた。ワイルディング（Wilding, 1982）は、専門職の権限に対する批評を要約して論じているが、そのような権利主張によって権限を追求することは、専門職が支援の対象とする人々に不利益をもたらす、としている。ここに7つの批評があるが、ソーシャルワークに当てはまるいくつかの例を挙げてみよう。

過大な主張と限られた成果
　この事例は、1950年代のケースワークが広範囲の人々の問題を扱えるかのように主張した点に対する批評である。つまり1960年代における根拠についてであるが、それは役に立つものではなかった。根拠に基づく実践運動の議論では、多くのソーシャルワークが入手できる根拠よりむしろ、誤った憶測に基づいていた。主張すべてが専門職自身から生まれたのではない。むしろ外部から非現実的な期待が専門職にかけられたのである。政府も一般の人々も、多くの国々でソーシャルワークに期待を寄せていた。一例を挙げると、ソーシャルワーカーは自宅で虐待されそうなリスクのある児童を保護できる一方で、そのような親に対して過度の処罰を控えることもできるのだ、と。
　ソーシャルワークの有効性を示し得る根拠はわずかなものにすぎず、広範な社会的意義を果たすほどのものではない。

信頼性の失墜
　行為の失敗にまつわる不祥事はソーシャルワークに悪影響を及ぼしてきた。また行き届かなさという問題もあった。つまりソーシャルワーカーたちは役人や官僚としての役目を担っていたし、しばしば質の劣る施設ケアやサービス上の不行き届きも見られた。ソーシャルワーカーの言い分はそれらが通例ではなく例外的であり、さらに多くの仕損じは専門職の落ち度ではなくサービス資源の不足が原因なのだということである。組織や専門職は自らを非難

から守るために、しばしばそのような点を挙げる。多くのソーシャルワークが人々に役立つ仕事をしている一方で、依然として時折不快で落第点にも等しい行状を見せつけられる。そのような問題によって、ソーシャルワークの専門職化への企図は挫折してしまった。例えば、マレルブ（Malherbe, 1982）は、管理的統制がクライエントのニーズ充足を確実にする方法として最も肝要であり、ソーシャルワーカーに認定を与えるだけでは、他の国々においてもクライエントの利益の点では効果をそれほど上げていない、と論じている。一方パーカー（Parker, 1990）がこの議論を振り返って強調している点は、1990年代における諸サービスの民営化による分断化がもたらしたソーシャルサービス組織の変化が、管理的コントロールの実施をいかに困難にしたかということである。その代わりに大規模な監査や非政府系サービスに対する規制が増大したが、こうした政策は仕事そのものの水準に対してのスーパーヴィジョン、すなわち監督や指示が行われたわけではない。ところがほとんどの国においては資格認定を与えるとか、実践家として任務に就かせることにより、ソーシャルワーカーに対する統制のレベルが引き上げられてきた。これに従い英国はケア基準法（Care Standards Act, 2000）の制定により、構成する各国にソーシャルケア・ワーカー登録のための協議会を設けた。このことが2005年4月の時点で「名称独占」('protection of title') となり、この結果、これに登録した人たちだけが自らを「ソーシャルワーカー」と呼ぶことができたのである。

中立性の主張

政治的圧力から専門職としての独立を得るために、専門的経験や科学的知識の基礎が備わるべきだと主張されてきたが、その理由は専門職がその専門領域の知識において何が正しいかについては他よりもより深く理解できるからである。それゆえソーシャルワーカーは自分や他の部局の利益の追求ではなく、自ら支援する人たちの最善の利益をもたらすよう愛他的に意思決定できなければならない。そうでなければ、知識はその根拠が理性的な評価によってではなく、政治権力によりもたらされることになるからである。

ソーシャルワークの知識基盤はその有効性の主張を支えるには不十分だと批判を受けている。ソーシャルワークが下す決定は往々にして、クライエント個々のニーズよりもむしろ、流行や組織、政治的、社会的目標を反映している。中立の態度に対する第2の批判は、ソーシャルワークがいつも権力を持たない被統治者の側ではなく、権力を持つ統治する側に立っているという点である。ソーシャルワークは他の多くの職業以上に、この点により自覚的であると言いうるであろう。それゆえ、ソーシャルワークが無条件に人々に対して高圧的だとは言えないだろう。第6章でも触れたように、その点に関してソーシャルワークはより積極的に事を進めようとするところがある。第3の批判は、専門職は本来的にもてる力を広げようとするところがあり、クライエントに対する圧力行使もその目的から必然的にもたらされるという点である。

諸権利に対する怠慢

続く批評はまたしても、ソーシャルワーカーが社会の代理として社会的管理を追求する中で行使する職権についてである。苦情や頻繁に訴えを行う制度はあるものの、多くの決定は不透明に行われ、あやふやな根拠と貧弱な知識をもとに実行されている。特定のケースについての度重なるスキャンダルは、並べ立てた価値の魅力とは相反して、日々の業務で諸権利を軽視するというソーシャルワークの傾向への憂慮を生むに至っている。

サービスの理念

ソーシャルワーク専門職は先ずはクライエントのニーズを優先し、その業務においては愛他主義で行動すると思われている。しかしながら給与の支払いをめぐるストライキ権の行使や、それによる影響やサービス状況、明白な能力のなさとかサービスの不手際などが、サービスの理念に対して疑問を生じさせる。そもそも愛他主義なるものが論議のポイントである。愛他主義が道理に適ったこと（多くの人は困っている他人を助けようとする）とされる一方で、例外的（多くの人は自己中心的である）なことと見なされているの

かもしれない。愛他主義を当然とする見方は秩序志向の考え方につながる。この考えでは、秩序ある社会において個人は他者を助け、社会は社会秩序を保つためにそのような支援提供を組織するのである。けれどもシュワルツ（Schwartz, 1993）によると、市場経済中心の社会では、個人主義や個人の自律性という思想が、市民の間に愛他主義を促そうとすることはほとんどないように思われる。愛他主義は、ソーシャルワークを正義や平等のある側面と対立させることもありうる。というのはソーシャルワークは、愛他主義が他の人たちに対して公平か否かという人々のニーズに応えることを含むからである。サービスを分配する厳密なポイント・システムと、自己裁量を用いたより複雑な対人関係的な評価とは容易に妥協できるものではない。ウェイクフィールド（Wakefield, 1993）は、社会におけるソーシャルワークの一つの役割は、正義や平等のような別の目標に対して、一定の愛他主義的サービスの側面を形成することであるとしている。有益な愛他主義によるサービス提供に社会の関心が見られるのは、市場主義の社会がそうしたサービス提供の社会的責任を回避するときだけである。

　変革志向の立場の主張はこれには反対であり、社会はこうした市場主義と闘うために計画され組織されねばならないという。愛他主義よりもむしろ、ソーシャルワーカーは何よりも先ずサービス利用者の利益と願いに対応すべきであり、それには利用者を対話と意思決定に加えて、透明かつ協同的方法を用いて仕事する必要がある。ワーカーはまた、弁護士のようにクライエントの側にはっきりと立ってさまざまな方策を用いなければならない。サービスの計画は参加できる形で計画されるべきである。ワーカーは自助（self-help）や自己弁護（self-advocacy）をめざすグループの能力を高めることで、利用者はより自主的に行動できるようになる。

　愛他主義についての治療志向の立場は、知識の発展を解釈主義者による異なる方法で論じている。ショーン（Schon, 1983）の著作によれば、「技術的合理性」の原則に則って行動するのではなく、むしろ人々が働く職場で効果的な仕事をする専門職というのは、試行的に身につけた指針に従って即興で対応する共通したテクニックを備えている。この人たちはさまざまな状況で、

こうした指針を駆使して自発的かつ直観的に即応する。しかしながら、変化に富んだ複雑な状況においては、彼らのやり方では対処できないような、その場で出くわす「思わぬ事態」にしばしば遭遇する。そのような際には状況を省察し、その状況に対処できるよう仕事の方法を適合させる。そして今度は、直観的行動のための自らの指針を変えるのである。省察的実践はソーシャルワークが柔軟なものであるためには重要な方法となってきているが、それでも知識が使える場合にはこれを活用する。省察的実践によるアプローチは、実践としてのソーシャルワーク（第3章）という考え方にふさわしいものである。というのは、その方法がクライエントとワーカーの間での対人関係的な相互作用に目を据えているからである。実践家は支援する人々からのさまざまな刺激に対応できるよう自分の実践を適合させる。これはサービス利用者を尊重し、ソーシャルワークの展開において彼らに役割を与えるものであり、これを専門職や高等教育による理論や研究から構築されたものと捉えてはいけない。他の職業においても見られるが（Eddy, 1984）、ソーシャルワークには本来的に裁量権の行使が備わっている。というのは、裁量権はしばしば、ソーシャルサービス・システムにおいて単に行政的な活動では手に負えない複雑な問題に対処する際に行使されるからである。そして省察は、裁量権を知識に裏づけられた実践の一部として正当化する治療志向のモデルである。

効果の無力化

ここでの論点は個人および社会に関するものである。個人のレベルにおいては、専門職は積極的に個々人の責務を取り去って人々を統制するので、人々は自分たちの文化や好みとは異質の行動を強いられている、と人々は言う。一例をあげれば、幼児ケアの問題を抱えるパキスタン人家族はまさにこれに当てはまるであろう。社会のレベルで言えば、人々は支援を求めてソーシャルワーカーのところに来るか、あるいは送られてくるが、結果的に彼らは援助に頼りきってしまう。そうすると問題に対処する個人的、社会的な能力は次第に低下していく。こうした批判は、抑圧されたグループの権利回復を憂

慮する変革志向の立場からのものであり、また福祉国家への依存が醸成されることへの秩序志向の立場からの懸念でもある。

説明責任の欠如

　もし専門職が独立しているというのであれば、彼らが説明責任を果たせる相手はだれであろうか。クライエントは説明責任を果たさせるような権力も知識も持ってはいないであろうし、また専門職団体も自分たち相互を守ることには関心を示しても、権限の乱用や無能さに興味を示すことはないであろう。その都度、相談制度や裁判所あるいは裁定機関に決定を委ねることは不可能である。多くの自由裁量による決定は、私的にしかも非公開で行われる。それゆえ外部の人たちに、ソーシャルワークの下す決定や問題の複雑さを説明することは難しい。

　次の二つの理由で、専門職化はソーシャルワークにとって重要な目標ではなくなっている。その一つは、問題の複雑さが議論を終わりのないものとしているからである。専門職の職権や自由裁量への批判、知識や専門技術に対する疑問、専門職と他の職業グループとの区別、これらは今や社会的プロセスおよび職業集団間の関係についての事柄として受けとめられていて、最終的には解決可能な定義上の問題だとはされていないのである。二つ目の理由として、ソーシャルワークが実践的な目的を持つ専門職であることが挙げられる。それは有給の中産階級の職業として認められていて、多くの国において政府やさまざまな手順により統制され、また高等教育が必要とされている。またソーシャルワークは優れた活動によって広く認められており、道徳的価値観を備えた職業と見なされている。

　このことはさまざまな職業が社会的地位において平等であること、ないしは等しく是認されていること、あるいは一方で、専門職は存在しないということなどを意味するものではない。それどころか職業は、知識の基盤、職業の境界が絶えず変化していく影響を受けるのであり、それゆえ職業が存在する環境の中で生じる社会変動の影響を受けることとなるのである。ソーシャルワークが専門職であること、またその知識や価値観の基盤が他の専門職と

は区別できるということに関して、我々が合意できる点はない。その代わりに、ソーシャルワークはある点では、ある意味で専門職であるし、また他の点では、別の意味において専門職ではないと言えるかもしれない。

さまざまな専門職の中のソーシャルワーク

さまざまな専門職間の関係を理解し研究するためのアプローチは次の通りである。
・組織的な戦略と構造
・共同作業
・多職種の実践とチームワーク

組織的な戦略と構造

組織的な戦略と構造のアプローチは協力が深まるための組織設計をめざす。たとえば英国におけるソーシャルサービス局の発展過程の初期には、さまざまなサービスをまとめて効果的に管理するのに役立つ組織設計を確定しようと、膨大な調査とコンサルタント作業（たとえばRowbottom et al, 1974;Billis et al, 1980）の努力が払われた。この作業の役割はまた、政府の全体的な目的や部局政策に見合った実践の管理方法を見出すことであった。このような研究は、組織と構造がソーシャルワーク組織の理解と変化、そして発展にとって主要な要素なのだという確信を反映している。

1974年の地方政府の再組織の時期には、たとえば共同管理の利便性に対する信頼があった。そこでは、地方の当局は自らの施政を別々の専門的部局によらず、共同で計画し管理するというものであった。共通の境界線を有すること（coterminosity）、地方当局と衛生局との境界が同じであることを確認することが、より良い協調関係を促進するために求められた。けれども、それはどこでも達成されたわけではなく、後には多くの地域で消えていった。共同によるものがあって、次にパートナーシップによる業務がその頃から発

展したのである。これらについての記述は、ペイン（Payne, 1995）、ハドソン（Hudson, 2000）、ルイス（Lewis, 2002）、シャールズワース（Charlesworth, 2003）、グラスビーとリトルチャイルド（Glasby and Littlechild, 2004）等によっている。

ルイス（Lewis, 2002）は、保健とソーシャルケアの境界についての三つの側面を明確にしてくれている。すなわち財政、運営、専門性である。1973年の英国の国民保健サービス条例では、保健当局と地方当局とは合同協議委員会の設置を要請している。合同のケア計画策定、そして保健、住居、輸送、教育における協力を奨励する構造的方法（DHSS, 1976, 1977; Wistow, 1982, 1990））は、主に財政の共有、保健医療からソーシャルサービスに財源を移行する準備に重点を置いていた。1973年以降の、北アイルランドにおけるカトリックとプロテスタント両コミュニティ間の難題が発端となって、保健とソーシャルサービス両局が統合した組織は、アイルランド共和国の解決と同様、首尾よく業務を遂行した。

1980年代と1990年代初期には、保守党政権下において民間セクターの参入が強力に進められ、規制と協力関係の整備が進展した。1990年に発令された国民保健サービスおよびコミュニティ・ケア法（The NHS and Community Care Act, 1990）により、保健及びソーシャルケアに市場経済が導入され（第5章参照）、これによりサービス提供者とサービス委託者との間に分離を生ずることとなったが、それにもかかわらず幾つかの事例では、その両者は同じ組織に残っていた。そしてこれがサービスを共同で委託することとなり、保健及びソーシャルケア組織は、地域において共同でサービス提供する形式に同意した。保健およびソーシャルサービス当局における異なった資金調達の方法や、手間のかかる共同での準備は、その効果を限定的なものにした。

パートナーシップ

1997年の選挙で登場した英国の新労働党（The New Labour）は「活動するパートナーシップ」（Partnership in Action, DH, 1998）と題する討議記録

を作成し、保健とソーシャルサービスの共同作業の拡大を促している。この提案の背景にある理由は表7.1に載っている。ここで提示された考えは、保健とソーシャルサービス支援機関およびケアの従事者は、正式に共同参加すべきだということである。しかし利用者のことには触れられていない。共同業務の三つのレベルは、計画、委託、そしてサービス提供を共同で行うことの重要性に言及している。これらは先述のルイスによる境界領域と関連している。より広範な政策目標への注目、とりわけ社会的排除や不平等に対する闘争は、これら保健およびソーシャルケアの諸政策が政府のより全体的な政策の狙いと結びついているという重要な徴である。このことは主に、構造的かつ組織的手段による協同の促進というもくろみを超えて前進する。1999年の保健法（Health Act, 1999）は、保健トラストとソーシャルサービス当局に、相互の権限の委譲と資金の備蓄を認めた。また2001年発令の保健およびソーシャルケア法（Health and Social Care Act, 2001）では、サービス利用者の特別なグループに対する合同トラストの設立を可能としたが、多くの地域では、以前の法律の下で組織されたパートナーシップ体制が働き方として好まれた。2004年の児童法（Children Act, 2004）では、子どもたちの利益に協力する複合的な協同体制に向けた行動が求められたが、執筆時点では体制は充分に整ってはいない。

多職種の業務

ここまで保健とソーシャルケアの職域を越えた協力関係を成立させる方法として、組織と戦略をめぐる考えを見てきたが、その考え方が組織の大規模な統合の形式として、パートナーシップを促進する方向に発展してきたのである。そしてこの考え方の論理的発展は実践の統合を促したのである。この事例では、主要な区分は専門職間にあると見られていたので、各専門職グループはその答えとして、長期的な多職種の目標や学際的研究を追い求めた。しかしながら表7−1からは、多職種業務は政府の活動の優先的な位置を占めていないことがわかる。多職種業務はしばしば、政府の指示・命令に対す

表7.1　協同作業―新たな労働政策

政府の戦略的行動指針は、行政の垣根を越えて社会的排除と戦い、福祉の機能を促進し、男女間およびその他のグループ間の不平等を是正し、地域社会における保健を向上させることである。白書に盛られた「新しい国民保健サービス―斬新かつ頼りになる」と、緑書の「さらに健康な国を目指して－健康への契約」は、ともに国民保健サービス（NHS）と地方当局（両者はソーシャルサービスの機能において、そしてより広く）との間での効果的な協働の必要性を強調しており、新たに課されたパートナーシップに支えられた戦略的な内容を盛り込んだ、地域保健向上プログラムに着手している。社会サービス局の白書は、今年中にこのようなパートナーシップによるソーシャルサービスの重要性を強調することになろう。国のケア従事者の戦略においては、ケア従事者の役割をこのような広い視野で捉えることとなろう。（保健省、1998年　項目第1.2）

共同作業が必要な三つのレベル
- 戦略的計画……支援機関は中期にわたり共同で計画を立てる必要があり、共通の目標達成のために持てる資源をどのように活用するかについての情報を共有する必要がある。
- サービスの委託……地元住民に対するサービスを確保する際には、支援機関はそのニーズに共同で応えるという共通の理解を持つ必要があり、また最も効果的なサービス提供の形が求められる。
- サービス提供……どのようにサービスが見つかり、得られるのかということに関係なく、主要な目的は利用者が一貫してよく整えられたケアパッケージを受けることであり、さらには利用者とその家族に迷路のような役所を歩き回るという不安を抱かせないことである。（保健省、1998年、項目第1.8）

るよりも、構造的な協力体制への特定の管理運営的ないし専門職的な対応であった。他のサービス、たとえば学校を終えて就職する若者、地域での精神保健や学習障碍者チーム、少年犯罪や麻薬犯罪のチームの若者、これらの若者たちへの対応を調整する地方の相談機関（Connexions）では、サービスは同じ方法でまとめられてきた。これらの構成をみると、地方当局のさまざまな部局の代表が置かれていて、しばしば各種の専門職が地方ないし専門家チームとして共に、特定の集団や問題などに取り組んでいる。多職種業務のための首尾一貫した戦略であるよりも、もちろんそのことも歓迎されるが、ねらいは専門職の再組織にではなく、対処する問題に焦点が置かれるのである。さらに新労働党政権は、ソーシャルワークやその他AHP（Allied Health

Professionals, 保健専門職連合) や教職員のような専門職に対する規制を設けた。

　各種の専門職が互いに流動的な関係に置かれていれば、より親密な相互作用がなされ、外部の非専門的部門の基点となる。それぞれの専門職には部局の中で醸成された専門職のアイデンティティを保つことよりも、各々の専門職としての実践を維持することが期待されている。仮にすべての職種が互いに流動的な関係におかれ、それぞれの境界も変更されるとすれば、ソーシャルワークと他の専門職や職業グループとの関係をどのように見ればよいだろうか。ソーシャルワークは各種サービスや支援機関のネットワークの一部である。またソーシャルワークには、各種サービス利用者や我々を取り囲む複雑な環境との接点がある。それゆえ、ソーシャルワークがこうしたネットワークの一翼であることを理解しようとすることは有益であろう。

　従来のアプローチは、支援機関と専門職とが密接な関係にあると見なしてきたので、一つの支援機関は組織としての専門職についての価値観や方法を示すのである。病院、クリニック、医療ケア機関は医療モデルを体現し、学校や教育サービスは授業モデルを、ソーシャルサービス機関はソーシャルワーク・モデルを、法律実務や法律相談所は法律家のモデルをそれぞれ体現している。この考え方により英国のソーシャルワーカーは、1971年にソーシャルワークが専門職としての信用をかなり高めたのを機に、地方ソーシャルサービス当局の成立を評価するに到ったのである。

　図7.1は、4つの正方形の中に関連する4つのサービスを示している。すなわち刑事司法、教育、医療ケア、ソーシャルケアである。カメーマン (Kamerman, 2002) は北米における実践分野を振り返って、住居、雇用、生活補助、社会保障にも言及しているが、図表7.1の4つの領域は現在も歴史的にも、ソーシャルワークが英国において強く打ちだされた位置づけを示している。白い円内の文字はさまざまな職業グループを示している。心理学やソーシャルワークは大方のサービス領域にまたがっているが、それに対し弁護士、警察、医療や教職はより特定のサービス分野に集中している。看護師は主に医療ケアに置かれるが、ある程度はソーシャルケアや教育にも張り

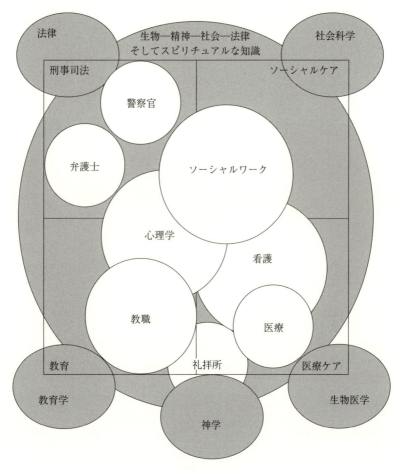

図7.1 専門職、知識、サービスのネットワーク

出している。これらはすべて例示であって、多くの職業グループについての言及はあるにはあるが除外されている。これら総てのサービスは広範囲に知識基盤を共有しており、その基盤は諸サービスや専門職の背景をなす黒色の領域に示されている。最後に、知識や技術の特定領域は特定のサービスを特徴づけ、ソーシャルワークはもっぱら社会科学を基礎としている。幾つかの専門職で心理学を例にとれば、心理学は強固な知識基盤をもち、その領域に

おいて知識の産出と展開に卓越している。けれども一つのサービス基盤も持たず、広大な支援機関の部分的な役割を果たしているにすぎない。それに対して、ソーシャルワークはその双方を担っている。認証済みのソーシャルサービス機関では、ソーシャルワークが主要な位置を占め、広範な社会科学の知識や支援機関業務への参画にはっきりと眼が向けられている。ただし、それらの支援機関では主要な業務や知識基盤がソーシャルワークではないのである。

　そして分かることは、ネットワークの組み合わせとして専門職をつないでいる次の三つの側面である。すなわち専門職のネットワーク、サービスのネットワーク、そして知識のネットワークである。第1章で見たようにソーシャルワークのアイデンティティは、ソーシャルワークの中心部に出入りする人々の通路によって、専門職のネットワークの中で形成される。そのソーシャルワークの中心部とは、知識のネットワークとサービスのネットワークがもっとも明確にソーシャルワークの専門性を表現する部分と見なされる。それゆえ、ソーシャルワーカーが正真正銘のソーシャルワークの専門家だと認められるのは、ワーカーがソーシャルワークの知識や技術を活かしてソーシャルケア機関で働き、ソーシャルワーク・チームや組織の一員である場合である。ところが、ソーシャルワーカーが保健医療機関に勤務している場合や、多職種チームの一人のソーシャルワーカーである場合には、資格を共有しているように多くの家族セラピーを行い、主として心理学者や看護師たちと仕事をするので、ソーシャルワークのことをそれほどはっきり意識してもらえない。

　独自の理論や知識は幾つかの多職種とのつながりによって強固なものとされる。例えば、認知的行動療法はソーシャルワークでは行われず、ソーシャルワーク教育でもそれほど行われないが、チームに有力な心理学専門家の参加があれば、それはより強固なものとなる。私は3組のネットワークを積み上げられた皿のように見立てて、知識と技術、専門職とサービスのそれぞれのネットワークが変われば、一人ひとり個別のアイデンティティの強さも変化すると捉えている。

ところが、どのようなサービスもそうしたものよりも一層複雑なのである。たとえば病院では医師などさまざまな職種を抱えており、その幾つかは非常に強力であるが、恐らくその理由はさまざまであろう。例えば、看護職は病院管理者が関わる多くの業務に幅を利かせているが、その理由は看護職が最大多数の労働力だからである。さらに多くの大規模サービス組織では、さまざまなレベルの職員を擁している。また学校には教員助手、実験室要員、運動場管理者、学校給食用務員などが働いている。これらの職務の幾つかのグループは非常に高度な職業的地位を占めているが、たとえばホスピスに勤務するリエゾン精神科医のような少数者のグループである。リエゾン精神医学が幼児を専門的対象としている一方で、他のサービス部門では、精神医学の専門性が他の職種では対応の難しい危険なケースに対処する際には助けになることが分かっている。他の部門には多数のスタッフはいるが、介護員やホームヘルパーのように地位が低く影響力も無い。これらの職務には多くの人たちが従事しているが、その低い地位や十分な訓練を受けていないがために、さらには仕事が分断され、多くがパートタイマーであることから、その影響力を無くしている。ある人々は重要な存在には見えないが、実際的な影響力を持っているのである。それは学校の管理人のような彼らの責任の重大さからきている。すなわち彼らの影響力は、彼らの支援なくしては校舎内で多くのことを為しえないという現実から生じているのである。
　第5章で見たように、専門職と職業グループとの関係を理解する上での組織的アプローチは、職責の境界に焦点を当てるのである。法的責務と資源に対する権限は、業務に対する責任と資源に対する責務というラインに沿って経営陣のトップから流れている。このアプローチは、さまざまな職業グループの知識基盤やサービス内容に関するネットワークの相互交流に着目する。これらグループ間の関係は絶えず変化している。たとえば、以前は正式には医師が行っていた幾つかの簡単な処方の業務を、看護師の処方者が請け負うようになりつつある。
　それでは、もしもソーシャルワークが明確な組織としての知識や職業的な基盤を備えているとして、他の職業に比べてなお、しっかりしていないと思

われるのはなぜなのか。その理由の一つに、他の多くの職種やサービス利用者にとっての社会問題がはらむ重要性が挙げられる。つまり社会問題は医療、教職、刑事司法などからそれほど明確に一線を引けるものではないのに、それら他のサービスが抱く主要な関心に比べ、社会に関わる事柄はあまり重視されていないように思える。ヒーリー（Healy, 2000:129）によれば、ソーシャルワークの技術的な知識基盤が他の専門職や利用者からの議論に影響されやすいのは、技術がないと見られているからである。これに対しヒーリーは、他の職種と連携を組んで知識を発展させることで彼らの理解が生まれ、その内容よりもソーシャルワークのプロセスの価値が認められると考える。

　一例を挙げてみたい。ソーシャルワーカーが医療ケアチームからある患者の退院手配を依頼された。ところが患者の奥さんは自分の障碍が気懸りで、夫の病いを自宅では世話できないと感じていたが、このことを医師や看護師は気づいていなかった。主任看護師は、この患者の夫がしきりに家に帰りたがっていると主張したが、妻や継娘たちはあり得ない話だと思っていた。このことが家庭内の不和の原因になっていると思えた。そこでソーシャルワーカーは先ず、夫の願いを聞き入れたい思いがあるのに、家族と自分の能力には限界があることにも気づいているという、夫人が抱えるジレンマを探ることに時間を費やした。そして事態を困難にしているあらゆる要因を数え上げ、それに対して夫人がそれまで気づいていなかった地元サービスによる支援が受けられるかもしれないという可能性を勘案することによって、彼女は救われたのである。夫人はナーシングホームの費用も心配だったので、ワーカーは、もし看護がそれが必要だと評価すれば、どうすれば国民健康保険給付が受けられるかを説明した。

　そこでワーカーは夫のところに出向いて、夫がどのように自宅で介護を受けたいと望んでいるかを評価し、介護ニーズのリストを挙げてくれるように頼んだ。そして夫に、そのリストの各項目を見て、夫人がそれらにどれだけ手を差し伸べられるかを考えてみるよう頼んだ。それにはワーカーが知っている地元のサービスについての情報も加味された。幾つかのニーズは充足できないであろうことが明らかになり、最後に夫が胸中を開いて述べたことは、

自分には妻がどの程度まで対応できるかわからないということだった。それでも、ナーシングホームに入所することには懸念を示した。ワーカーはそのプロセスを説明した。この準備の後でワーカーは家族会議を呼びかけ、それには主任看護師や若い医師も参加した。家族会議では夫と妻に対して前回行ったアセスメントも引き合いに出され、全体的に状況が吟味された。ナーシングホームでは入所を了承しアセスメントが始められたが、条件が付けられた。それは家族がナーシングホームを下見して夫にその結果を伝えることで、家族はそれに同意した。ワーカーの説明は、夫の入所前にいくつかのナーシングホーム関係者が病院を訪ねてどのようにアセスメントを行うかということで、その関係者の訪問により、夫はナーシングホームで働く少なくとも一人の人物を知ることになるということだった。医療ケアチームの方でも病床の手配をする一方で、病院側としても大きな負担が感じられたので、内輪ではその必要がないことを望んでいたにも拘らず、もしナーシングホーム入所がない場合には他のケアを見つけることを了承した。これらすべての準備によって、退院にまつわる多くの心配は取り去られた。

　このように、すべての専門家はどのような多職種の現場にいても、自分の実践領域にいるのである。すなわち、専門家は自分の責務の分野をはっきりさせるのに、専門職のラベルを持ち出したりはしないし、また専門家はよく磨き上げた知識、経験、技術を持ち出したりするのではなく、互いに代替案を提示したりバランスを取ることで専門職としての実践を示すのである。専門家は自分が行うことにより自らの職業を表現するのである。

非専門職化について

　第5章において、マネジリアリストによるソーシャルワークの実践管理の方法の進展が、ソーシャルワークの専門職としての立場を弱めていることへの懸念を述べておいた。このことを論じるには多くの論点が存在する。先ず第一点として、第5章と第6章で示したように、ソーシャルワーカーの自由裁量が組織や法的権威を拠り所とすることは長らく議論されてきたところで

ある。つまりそのことは1980年代、1990年代の経営管理上の変化によって新たに現れたものではない。第二点としては本章で触れたように、ソーシャルワーカーが専門職の地位を得ようと努力した「プロジェクト」が、専門職の性格をより複雑に理解することに取って代わられたことであり、それは第6章の専門職の権限と権威においても言及している。第三点としては次章で展開しているように、どのような福祉体制においても、さまざまな社会的な専門職が存在するであろう。つまり、ソーシャルワークだけが必要とされているわけではない。ある一時期、米国と英国におけるソーシャルワークの専門職たちが統一を図ろうと考えたことがあった。権限、職業、組織の機能を統一するプロセスという理解がより複雑化を招いてしまったように、ソーシャルワークの専門職化を実現すべきか否かという議論は適切であるとは思えない。

　チャールズとバトラー（Charles and Butler, 2004）は非専門職化の主張を次のようにまとめている。

・組織的効率性の力が専門職の価値観をしのぐ。
・論争され不安定な知識基盤と専門職の取り組み方の競合。
・仕事の量と専門的な期待との葛藤から生じるストレス。
・組織の要請による機械的で人をもの扱いするサービス、専門職の実践とはかけ離れたサービス。
・権限委譲による自由裁量の欠如
・確実性とリスク排除の追求
・技術的合理性への志向
・サービス供給における市場競争原理主義による家父長主義、同性愛者差別、身障者差別、人種差別等のしめつけの助長。
・非情なまでの組織的かつ専門職的な対立。

こうした懸念はある部分、組織団体による命令、習慣化した「ソーシャルケア」、あるいはコミュニティ・ケアのサービス・パッケージの組織化など

の進展と関連しており、ソーシャルワークの支援提供との関連はない。児童ケアと家族に対するソーシャルワークが教育部門に移行したことは、ソーシャルサービス部門の関心を、家族を包括的に見ようとすることへと移したのだが、これは1971年のシーボームの再組織によって導入されたものである。サービス提供を含む統合されたソーシャルワークの活動よりもむしろ、多くの民営サービス提供者の拡大が意味するものは、ソーシャルワークの実践がより一層分散化したものになったことを意味している。保健医療ソーシャルワークの細分化の進展は、そうした分散化の別の側面である。こうしたことから、英国ではソーシャルワークが組織的に強固であるようには見えないのに、ソーシャルワークは法律で定められ統制を受けていてもなお、独立した職業グループとしてはっきりと認められているのである。

結論　さまざまな専門職の中のソーシャルワークという専門職

さて要約してみると、次のような意味でソーシャルワークが専門職であると理解できる。

- ソーシャルワークは広く知られた職業であり、関連する職業とは区別されている。
- ソーシャルワークの有益な社会的機能には、（他の多くのものの中でも）次のような事柄が含まれている。すなわち、社会的評価、人々の問題解決支援への関与、より大きな個人的充足の達成、人々をリスクから保護すること、有益な個人支援サービス提供の組織化、複雑な社会状況の調査と理解に基づく裁量権の行使などである。
- ソーシャルワークには高等教育レベルの研修や一定の実習が必要とされる。
- 自分と同じ階層の人たちと職業グループを設立することは、社会においてよくある動きである。これらのグループは仕事の内容や基準の設定をあ

る程度自立して行っているが、国が仕切っている大規模組織の一部であることに変わりはない。
・ソーシャルワークは多くの社会の中で、関係ある機関や専門職との競合において公的サービス提供を行う一翼として認められた位置を得ている。また職業グループとして、さらには一連の限られた社会的支援機関のなかでも主要な専門職として、資源を競うことにおいても、ソーシャルワークは認められた社会的役割を保持している。
・ソーシャルワークはある程度の道徳的賞賛や、その実践者たちが抱く愛他心への評価を受けている。ふつう多くの人たちが働いて利得を得ようとするように、ソーシャルワーカーが働いて利得を得ようとしても、それを自分たちの利得のために行っているとは誰も思わない。ソーシャルワークの価値体系は倫理的責務を負うことを示している。（第5章を参照）
・ソーシャルワークは社会の期待を充たし、重要な社会的役割を完遂する。
・ソーシャルワークはその仕事で遭遇する抑圧、搾取、および他のさまざまな社会的な被害を取り除く。
・ソーシャルワーカーは一般に、有能で役に立つと見なされている。

　これに対して、ソーシャルワークにそれだけの力があるとは感じない。もし我々がソーシャルワークの社会的な性質を知りたいならば、ソーシャルワークが専門職化されたその特性についてのこれまでの議論や、その過程についての意見を無視することはできない。これまでソーシャルワークの概要を述べた通り、ソーシャルワークが専門職であることを「知る」ことはできる。また、我々は知識を自分たちの現実感覚とずれないように絶えず省察し、批判しなければならない。我々は実践において、専門職化という社会的プロセスが、対人関係的かつ個人的な業務をもたらすという、そうした問題や矛盾や批判について理解しなければならない。
　近ごろの事例として、私の同僚ワーカーが、ひどく借金を抱え、住居にも事欠くかなり混乱状態の家族を担当した。母親は死にかけており、10代の息子が彼女の世話をし、一人娘は不登校を続け、もう一人の娘は地方自治体に

よる学習障碍者のための住宅供給スキームによる支援を受けていた。母親の実母は弱く年老いていた。それゆえ、住居、社会保障、学校、学習障碍者への支援に対処する広範な領域の実践と対人関係的な問題に、チームが関わることとなった。多職種チームに送られてきたさまざまな報告の交差、情報を得る関係筋や担当する支援機関の広がり、時によって生じる対人関係的対応における感情的高まり、これらは医療、看護チームに強い印象を与えた。彼らは、これらすべての支援機関とどのように関わったらよいか分かってはいなかったし、またこれらの込み入った問題を解決するだけの忍耐を持ってはいなかったと述べた。だが、彼らは医療機関と気持ちよく連携できたと感じ、ケアすることに限りなく時間を注ぎ込んだ。

クローゼンら（Clausen et al, 2005）がこの「なんでも屋」（'jack-of-all-trades'）と呼んだ役割は明らかに必要であるが、これを説明し正当化することは極めて難しいばかりでなく、他の専門職業務とソーシャルワークとを正確に区別する線を引くことも実に困難である。だがクローゼンらは、ガンを患い末期を迎えた苦境にある人々の生活を調査した際に、この型にはまらない柔軟な働き方がたびたび有益であったこと、そしてまた、他の専門職の人たちがこれを目撃したときに、ソーシャルワークの価値を理解することに気づいたのである。

多職種連携の医療現場では、ソーシャルワーカーは状況のなかの形をとってはいない要素を具体化する。また多職種による教育現場では、彼らは知力に関しないものや教育的な発展の社会的要素に関することを代表する。このようにソーシャルワーカーはあらゆる現場で、組織や職域を越えて、支援機関の業務や他の専門職の利益の主要な焦点に影響を与えることで、人々の生活の境界線上にある基準をもたない様々な要素に応えるのである。

第 8 章
ソーシャルワークにおける国際性と地域性

　クロアチアの沿岸にある、爆撃によって破壊された都市のホテルの会議室に私は座っていた。周りには、かつてユーゴスラビアの一部であったが、今や新しい国を代表する人たちがいた。そこで私たちは、それらの国々におけるソーシャルワーク教育をもう一度新しくやり始めようとしていたのである。それらの国々では以前から、ソーシャルワークは有力な存在ではなかったが、西欧化が進展している幾つかの国においてはソーシャルワークが勢いを増してきていた。その会議にはイタリア、スウェーデン、英国からも、大学教授たちが応援をしようと加わっていた。なかには山岳地域を車で越えて来た人もいたが、クロアチアとの国境が未だに閉ざされていたからである。参加者の国々のなかには依然として軍隊が戦火を交えている国もあった。また、自分の町や家族を破壊した国や民族グループの代表者たちの前で発言することを耐え難く思う人もいた。けれどもそこで参加者が一緒に食事をし、話し合い、やがて共に酒を酌み交わし歌いながらその週を過ごすうちに、ソーシャルワーク進展のためのプログラムに皆が同意することとなったのである。18カ月後に、私はプロジェクトの一翼を担う、バルカンにあるもう一つの誇り高い新しい国を訪ねるために戻った。この時、隣国から国境を越えて車で運ばれた私は、銃弾で穴だらけの家々や国連軍の戦車のそばを駆け抜け、いまだ崩れかけたままのプラスチックのシートで被われたホテルに泊まった。そこで、共同のソーシャルワーク・コース初年度の最終講義を行い、教科書を

出版した。このことは、かつての敵対関係を協力関係に高めた証であった。ほとんど同じメンバーが、苦労しながらそこにたどり着いたのである。かつてユーゴスラビアであった二つの異なる地域は、依然として戦争状態にあった。けれども全員がソーシャルワークについて語り、私はソーシャルワークの実践について講義し、ハリーポッターについてのジョークで笑いを誘った。

　当時、私はまた北京を訪れ、民生大学省 (Ministry of Civil Affairs College) でのソーシャルワーク教育者の会議に参加した。行政官や教育者がソーシャルワークについて話したが、2年前に訪ねていた大学や短大では、ソーシャルワークが自分たちで展開できる課題だとはほとんど受けとめられていなかった。この新しい職業の可能性については計り知れないほどの意気込みが感じられたが、討議の焦点は国が西欧モデルのソーシャルワークに習うべきか、独自モデルを創り出すべきかという点にあった。ロシアを訪れた際には、ソーシャルワークの進展について協議したが、特に社会教育について尋ねられた。このことを英国のソーシャルワーカーに話したところ、彼女は私を無表情に見つめながら、「それは一体何のことですか」という言葉を発したのである。（もしも、あなたもこのような質問をされたなら、第1章の表1．1を参照あれ）。

　ドイツのソーシャルワーク専攻学生が英国にやって来たとき、私もそのパーティに加わっていたのだが、彼らはマンチェスターの何人かの青少年やコミュニティ・ワーカーと仕事の話をした。そのなかでドイツの学生たちは、自分たちの仕事を「ソーシャルワーク」と呼んだ。それを聞いて英国のワーカーたちはびっくりした。「我々の仕事はソーシャルワークとは何も関係ありませんよ」。ドイツのワーカーにとって、青少年に対する仕事は通常、地元当局の児童・青少年課に属している。彼らには分かっているが、もし虐待から保護している若者について心配する場合、コミュニティにおける世話や組織的支援が必要であれば、青少年課を通じて児童施設を提供する。けれども英国の青少年対象のワーカーたちは、それを問題児の社会的取り締まりを含む権力行使的な活動とみなしており、自分たちの仕事とは全く関係がないとしている。彼らはソーシャルワークの仕事を、一般的な教育サービスにイン

フォーマルな内容を提供することだと考えている。

　こうした経験が示しているのは、ソーシャルワークの国際的な概念、教育、研修および人的交流における国際的連携が存在するということである。これは図表2.3（第2章）にある、ソーシャルワークの定義を生み出す国際的組織の存在という事実からも明らかで、こうした定義は広く受け入れられている。このことがソーシャルワークの国際的な概念といった存在を明示している。他方で、ソーシャルワークの組織化の方法に大きな違いがあることは、私が第2章で国家の「社会福祉体制」（'welfare regime'）と呼んでいることからみても明らかであろう。本章ではソーシャルワークと社会的専門職とを国際的事象として吟味し、それらがどのように国内の事象と関連しているかを調べてみたい。そもそもソーシャルワークは西欧に起源を有し、西欧社会においては重要な位置を占めている。もし仮にソーシャルワークが本来的に西欧のものであるとすれば、他のさまざまな社会にどのように適合するのであろうか。それは、どこでも同じ活動や専門職なのだろうか。それでもしソーシャルワークが本来的に西欧のものであるなら、どうして世界中に影響力を持ったのであろうか。これらの問いかけは、専門職としてのソーシャルワークについての議論と関わっている。というのは、医療、看護、宗教、あるいは橋や道路建設が人々の生活全般に欠かせない一部となっているのと同様に、その問いがソーシャルワークも世界共通の普遍的なものかどうかという課題を提起するからである。

　しかしながら大方の人は、ソーシャルワークを、特定の個人の問題に対応する非常に限られたサービスを担うものと見ている。だから第3章のソーシャルワークの実践、第4章の価値観を、何よりもまず対人関係的なものと捉えたのである。ところで下級機関への権限委譲の政策は、欧州での政策やドイツのソーシャルサービスの一部なので、ときには地方分権が政府の政策（この問題への政府の対処はできるだけ最小限であるべき）に組み入れられるときがある。そこでソーシャルワークの国際化についての議論もまた、ソーシャルワークの主張にとって重要な問題を提起している。すなわちそれは、社会的な視点を対人関係的な相互交流に組み入れるというソーシャルワークの

もう一つの視点が国際的な動向を自覚し、それに応えることであり、国際的レベルの活動が、対人的関係を国際的な議論に組み入れることなのである。

国際的なソーシャルワーク

「国際的なソーシャルワーク」というものは存在するのであろうか。先述のさまざまな活動はその存在を示唆している。たとえば、ソーシャルワーカーはソーシャルワークを学び、発展させるために国を越えて旅をしている。この節で私は、我々が国際活動をどのように理解しているかを知るために、国際的連携に触れている数多くの文書や資料を検討してみたい。

英国および米国のソーシャルワーク教育機関が、ソーシャルワーク課程に、ソーシャルワーカーが実践することになる国際的な背景の認識を取り入れるよう要請している（表8.1参照）。ただ場合により、最小限のものであったり、社会政策を幅広く理解する一部に過ぎないこともある。通常、その要請はかなりの情報の提供である。英国のブラックウェル・ソーシャルワーク百科事典には国際的ソーシャルワークは載っていないが、「多国籍の諸問題」('transnational issues') に関する5項目の記事として挙げられており、その項目とはソーシャルワークに関する欧州の諸見解、グローバリゼーションとソーシャルワーク、国を跨ぐ養子縁組、ソーシャルワークにおける「人種」および人種差別、さらに難民に対するソーシャルワークである。（米国の）ソーシャルワーク百科事典（The [American] Encyclopedia of Social Work: Edwards, 1995）はさらに大きな著作で、「国際的」とタイトルがつけられた三つの記事が収められている。ミッジリー（Midgley, 1995）は社会福祉サービスの比較研究と社会政策研究について書いており、ヒーリー（Healy, 1995）は国際的なソーシャルワークを遂行する組織について書いており、国連組織、北米の政府機関や国際的な社会福祉団体に継続的に目を向けている。ホーケンシュタットとケンドール（Hokenstad and Kendall, 1995）は国際的なソーシャルワーク教育活動について書いている。

数多くの出版活動は、ソーシャルワークに国際的な連携があることを示し

表8.1 国際理解のためのソーシャルワーク教育団体の要件

英国 保健省によるソーシャルワーク研修の要件は、ソーシャルワークに対する国の職業基準および品質保証機関のソーシャルワーク資格取得基準に基づいている（保健省、2002年）。

国の職業基準は国際的な定義（第2章、表2、3）に言及し、さらにソーシャルワークの項目を分類し、詳述している。それぞれが必要とする内容は以下の通りである。
1．ソーシャルワークの実践の法的、社会的、経済的、生態学的な背景
a．英国やEUの国々の法律、制定法、基準、枠組みと指針は、ソーシャルワークの実践と関連があり、また学際的および組織の枠を越えた実践、データの保護、情報の秘匿を含んだ分野に関連している。
2．その活動地域のためのソーシャルワーク実践の背景……
b．比較を目的とした広義に及ぶ国際法および社会政策。

品質保証機関の基準には国際理解のための幾つかの要件が含まれている。
1.9 卒業学位の内容と基準の表明において、その声明はソーシャルワークについての欧州や国際的な文脈を重視し、また国際ソーシャルワーカー連盟の欧州地区におけるソーシャルワーク資格を相互に認証することが望ましいとしている……
2.2.1 ソーシャルワークはさまざまな社会福祉の文脈のなかに位置づけられている。英国にはさまざまな社会福祉の伝統（立法、歴史的発展、社会的な判断の影響を受けた）が存在するが、これらの伝統がグループケアを含む地域社会に根づいた環境の中で、ソーシャルワークの教育と実践を培ってきた。国際的な背景としては、社会福祉政策、サービス提供、サービス実践に対する国によるユニークな取り組み方が、ソーシャルワークの学位プログラムの主要な内容に大きな影響を与えてきた……
3.1.2 サービス配給に関すること……
・欧州および国際的な背景を含む、歴史的かつ比較的な観点から見たソーシャルワークの現代的位置づけ
3.1.5 ソーシャルワークの実践の特質……
・ソーシャルワーク実践の評価および意思決定過程についての国際調査から得られた、理論的見地とエビデンスの位置づけ。
・国際調査から得られた理論的見解とエビデンスの統合により、広範囲のサービス利用者、介護者、その他の人たちと共に行う効果的なソーシャルワークの介入についての設計がなされ、実施となる。

米国 ソーシャルワーク教育審議会（CSWE）がソーシャルワーク課程の設置認可基準に含むもの。
4.4 社会福祉政策とサービス
プログラムが提供する内容は、ソーシャルワークの歴史、社会福祉サービスの歴史と今日の仕組み、サービス配給政策の役割、ソーシャルワークの実践、個人および社会の福利の達成についてである。履修課程の内容は、学生に知識と技術を教え、社会福祉の基礎を形成する主要な政策を理解させる。すなわち、社会福祉政策と社会サービス供給における、組織、地域社会、州や国、加えて国際的な視点から、問題を分析する……

> 出所　QAA（2000年）、英国保健省（2002年）、TOPSS UK partnership（2002年）、CSWE（2004年）
> 【訳注QAA：Quality Assurance Agency 品質保証機関、CSWE: Council on Social Work Education ソーシャルワーク教育審議会】

ている。個人の著作、たとえばミッジリー（1997）で言えば、比較社会福祉体制を扱った数本のシリーズものが出版されている。シリーズの例では、エリオット（Elliott）、マヤダス、ワッツ（Watts et al, 1995; Mayadas et al, 1997）等の編集によるグリーンウッド・プレス社からの出版物、タンと同僚（Tan and Envall, nd; Tan and Dodds, 2002）による国際ソーシャルワーカー連盟からのもの、ディクソン（Dixon）と協力者によるRoutledge社からのもの、さらには英国での出版物、シャードロウと協力者たち（Adams et al, 2000, 2001; Shardlow and Payne, 1998）によるものなど、これらは欧州に眼を向けている。*International Social Work*、*Community Development Journal*、*Social Development Issues and Global Social Development*などは定期刊行物と称されるが、ソーシャルワーク分野での国を跨ぐプロジェクトや活動について大変多くの資料とともに、単一国における諸活動を国際的な読者になじみやすくかつ興味あるコメントを添えて出版した。取り扱う地域を対象とする定期刊行物もよく定着している。たとえば、*Asia-Pacific Journal of Social Work*、*European Journal of Social Work*、*Journal of Social Development in Africa*、*Nordisk Social Arbied*［Nordic Social Work］等である。その他多くの定期刊行物が折々に発刊されており、それには多くの論文や、当該国の文献ではなくそれぞれの国に当たって得られた資料が掲載されている。また定期刊行物*Social Work Abstract*は数多くの中核的な国際的定期刊行物を認めており、そのうちの大部分は合衆国で出版されているが、それには *British Journal of Social Work*や*Indian Journal of Social Work* が含まれている。

　国際的な学会や専門職の組織は存在しているのである。それらは4つのタイプの組織に分かれる。

　＊国際的ソーシャルワーク組織（International social work organizations）
　　1920年代より三つの組織が引き続き存続してきた。まずは国際ソーシャ

ルワーク学校連合（ソーシャルワーク教育関連）(the International Association of Schools of Social Work)、国際社会福祉協議会（福祉支援機関および主として民間あるいは非政府機関を代表する）(the International Council on Social Welfare)、さらに国際ソーシャルワーカー連盟（国ごとのソーシャルワーカー協会の結集による組織）(the International Federation of Social Workers) である。それらの組織は、組織の力や規模はさまざまで、掲げる目的も異なるが、出版、会議開催、さまざまな種類の共同プロジェクトによって情報伝達の媒体を提供している。つい近ごろは専門グループが、たとえば国際的社会発展に関する大学間コンソーシアムを立ち上げた。

＊国際非政府組織（International non-governmental organizations）
例を挙げれば、国際赤十字および国際赤新月社（International Red Cross or Crescent）、児童救済団体（Save the Children）、カリタス（Caritas）、国境なき医師団（Medicin Sans Frontieres）のような国際的な慈善および福祉活動の団体である。これらの団体は、難民などのように国境を越える人々に対する福祉サービスや、開発に関する活動、緊急時における福祉サービスを提供している。これらの活動は西欧諸国においてはよく知られる従来からの「ソーシャルワーク」ではないが、さまざまな方法での国際的な福祉への参加を代表するものである。

＊政府および政府間活動（Government and intergovernmental activities）
例を挙げれば、多くの欧州プログラムがＥＵ連合を跨いで援助とともに、共同研修、調査研究、その他専門的技術の移転のような共同プロジェクトの提供を行っており、さらに広くは東欧諸国やかつてはソ連領であった国々にも手を拡げている。同様の政策はより広く、たとえば米国とラテンアメリカ諸国、太平洋の国々との間で実施されている。

＊国際機関（International organizations）
例を挙げれば、さまざまな国際連合機関（United Nations [UN] agencies）である。それについては、共有された政策が児童に関する条約のように種々の国連諸条約に示されている（第4章、表4.4参照）。多く

の国がこれらの条約に調印している。これらの条約は、政策とともに理念に基づく目標や指標を示しており、それに対して地域ごとの政策が時により評定される。

以上のように互いに形態の異なるさまざまな組織が、国際的な思想および一定の人的交流を認めている。

それゆえ、ソーシャルワークや社会福祉活動は世界の多くの地域で、その方法はさまざまでもうまく定着している。けれども、いつもそうであったわけではない。多くの旧および現共産主義諸国では、ソーシャルワーク活動に対してイデオロギー的な抵抗があった。ソーシャルワークによる実践活動は、関連する職業と共同で行われていたが、支配的なイデオロギーとは相容れないとみられた。たとえば、私はかつてロシアのセント・ペテルスブルグで、大きな青少年センターを運営しているワーカーに、どのようにしてその仕事を始めたのか尋ねた。ワーカーの説明によれば、彼は警官として麻薬やアルコール中毒の若者たちに対処しなければならなかったが、若者たちの問題が国家には認められてこなかったために、彼は他になすすべのない社会問題と関わりを持つ青少年センターを立ち上げたということであった。こうした国々では、ソーシャルワークを職業あるいは方法として活用することに関心を示すようになり、自らの学問的および職業的な伝統に見合うやり方でソーシャルワークを理解しようとしている。たとえば、ロシアの幾つかの地域で、私は教育学や心理学の立場からソーシャルワークを紹介している人たちに出会ったが、これらの専門職はかつてのソ連では社会的に地位が高かったのである。そして会った人たちは英米流の治療的対応よりもむしろ、中欧および北欧の社会教育学（social pedagogy）を好んでいた。

国際的な組織のもう一つの側面は、国際的な経歴を持つ人々が存在するという事実である。ビラップス（Billups, 2002）は、1990年代に活躍し、国際的ソーシャルワークにおいて「卓越した」存在とされる人たちにインタビューした本を出版している（表8.2参照）。そのうちの3人以外は全員、米国においてソーシャルワーク教育の重要な部分を学んでおり、また多くの人た

表8.2　国際的なソーシャルワークの「著名人」

出身国	米国で養成	米国で活躍	国連で活躍	欧州で養成・活躍
オーストラリア				○
ブラジル				○
カナダ				○
エジプト	○		○	
インド	○	○		
インド	○		○	
イラン	○	○		
イスラエル	○		○	
ペルー・エクアドル	○		○	○
フィリピン	○		○	
スウェーデン	○		○	○
英国	○			
米国	○	○		○
米国	○		○	
ジンバブエ	○			

ちは欧州でトレーニングを受け、何人かは国連やその機関に勤めていた。こうしたパターンが見られる理由の一端は、この書物が米国人により編集され、米国で出版されたことにあると思われるが、このことは20世紀中葉におけるソーシャルワークに対する米国の影響力を物語っている。

　国際ソーシャルワーカー連盟の文書の主題が、国際的に関心の高い最近の実践例として表8.3に挙げられている。これらが事例として選ばれたのは、他の多くの書物が主に各国のソーシャルワークのシステムを比較しているのに対し、それらは多くの国々を取り上げ、特定のプロジェクトや実践方法に注目しているからであり、またそれら選択された文書が国際機関からもたらされたものであるため、国家的プロジェクトや個別の編集者が著作物を利用するよりも、より広範に国際的な著作物を利用できるからである。これらの項目は多くの同じクライエント団体をカヴァーしており、倫理、文化的理解、管理運営問題などの専門的な課題に関連している。コンウエイ（Conway, 2001）は国際的ソーシャルワークに対するオーストラリア人の見解を述べているが、その中身は、国際機関の存在、国際的定義（第2章の表2，3参照）、

表8.3 ソーシャルワークの領域と方法に関する国際的関心

関心領域・方法	国名
タンとエンヴォール （Tan and Envall, probably 2000）	
身体障碍とアセスメント	南アフリカ
精神症の人たちと専門領域を越えるサービス提供	ジンバブエ
HIV・エイズ	南アフリカ
戦闘地域の家族支援	ウガンダ
貧困	オーストラリア
文化と価値	中国
ボランタリー活動	日本
小規模グループワーク	アオテアロア／ニュージーランド
教育、子どもの権利、両親教育	欧州
エスニシティ（民族意識）と共存共生の促進	イスラエル
ホームレスの子どもたち	ロシア
インフォーマル・ケア・・・新しい福祉ミックス	英国
複合文化における自己決定	米国
児童酷使および女性虐待	米国
アジアから学びに来た子どもたち	カナダ
グローバリゼーションとポスト・モダニティ	米国
タンとドッズ （Tan and Dodds, 2002）	
加齢と国連の政策	米国
家族と子どもたち	ニュージーランド
死と死にゆくこと	オーストラリア
暴力行為の可能性に対するアセスメント	米国
青少年問題とその調停	韓国
実践力の向上	マレーシア
コミュニティ・ネットワークと地域能力形成	香港
ソーシャルワーク実践の状況	南アフリカ
持続可能な発展と新自由主義政策	ブラジル
組織に関する監査	英国
社会保障と社会発展	中国
道徳教育と初期ソーシャルワーク実践	カナダ
国際ソーシャルワークのカリキュラム	米国

1920年代以来の知識、情報の国際的交流、社会発展の考え方とそのソーシャルワークとの関連性、東南アジア諸国間のさまざまな活動、女性の地位向上、HIVやAIDS、さらには養子縁組みに対する幾つかの国際協力などである。

　このソーシャルワークにおける国際主義の調査を要約すれば、ソーシャルワーカーが国際舞台で相互に交流することを可能にする国際組織や、さらには国際機関、協定で定められた政策の遂行のための資金援助プログラムが存在するということになる。ソーシャルワーク教育では国際問題の理解が求められているが、多くは問題状況の理解のレベルに終わっている。そして研究と理解の主要な焦点は比較することにある。すなわち国家的な展望を理解するうえでの知識の提供である。そこでは、アジア・太平洋およびヨーロッパ地域のような地域において、地域的なレベルでやや積極性が見られる程度である。東欧、旧ソ連邦や中国におけるソーシャルワークの進展の必要性は、国際的な援助を促している。

　このように国際的なソーシャルワークを理解することは容易ではない。コンウエイによる、現地の記述を加えた国際的活動についてのオーストラリアの分析は、国際的な進展に関して提供されたものが、地域や国に焦点を当てたものよりも低く評価されているとする報告書が提示する事態を確認している。増大している活動領域があるが、それを代表するものとして国際的文書の各章にあるような移民に寄り添う活動、あるいは幼児誘拐や養子縁組みのように国境を越える事柄に従事する人たちの存在がある。

　そうした状況は歴史的にみると、ソーシャルワークは宗教から分離した世俗化、産業化、地方自治体化に対応して西欧と米国で立ち上がり、さらに各国の発展が相互に影響をもたらしたことがわかる（Payne, 2005 c）。他の産業化を進めている国々では、困難を引き起こす社会的問題への対処の仕方という見地から、文化的ニーズにそれらの問題を適合させようとした。その一例が日本である。また二つの主要な伝統的潮流が出現した。すなわち、その一方には欧州の教育学的なアプローチである社会教育学（第1章、表1．1）があり、それに対する英米流のソーシャルワークと概念的にどちらが優位であるかをめぐって張り合った。けれども、教育学およびドイツ社会科学が英

米の実践志向のソーシャルワーク（Hamalainen, 2003）と競うとしても、英米の実践志向は、慈善団体が初期の英米ソーシャルワークにもたらした影響から形成されたものであって、そのことをきちんと英語で理解してこなかったために、英米のソーシャルワークに向けられた批評はほとんど意味を持たないのである。

20世紀におけるソーシャルワーク教育の国際組織の発展は、国際ソーシャルワーク学校協会（International Association of Schools of Social Work）の周辺の人たち、たとえばドイツのアリス・サロモン（Alice Salomon）、英国のデイム・エイリーン・ヤングハズバンド（Dame Eileen Younghusband）、それに米国のキャサリン・ケンドール（Katherine Kendall）等の影響を受けて「国際的展望」（Payne, 2005 c）を切り開いてきたが、これには国際的な相互作用のたゆみない進展が求められた。この考え方の影響は、ホーケンシュタット（Hokenstad）とケンドールによる百科事典（1955）の国際的なソーシャルワーク教育に関する序文や、ケンドールの回想記（1978）、歴史に関する著書（2000）に見られるが、その歴史的記述が主張する点は、初期のヨーロッパの影響、北米における発展、そして世界規模の相互交流である。

他方で、欧州的な見方に代わるものに加えて、ラテンアメリカやアフリカ、アジアなどの資源の乏しい国々の社会開発の分野が、社会的進歩を経済発展に結びつける方法として大規模に拡がった。この社会開発の分野は西欧の地域開発と相互に関わり合うが、とりわけコミュニティ・ワークの理論と実践に相互の影響が見られた。さらに資源不足の国々からの社会開発の不適切な適用や、20世紀中葉における北米のケースワークに関する論評（Midgley, 1981）、また多くの国々に当てはまる非西欧的思考が活用できる豊かな文化的機会についての論評（Chan et al., 2001;Graham, 2002; Ng and Chan, 2005）など、重要な体系的な仕事が存在する。国際的プロジェクトによる国家間の連携を拡大させることは、計画が発展のプロセスとして明示され、また資源不足国のニーズに対する道徳的配慮がなければ、恩恵をもたらすかどうかは疑わしい（Askeland and Payne, 2001b）。

多くの疑問の余地を残すものの、本書において検討した言説は国際的なも

のである。私は英国の著作から主に引用したが、比較の資料として米国の著作を使用し、さらに世界中の著作から英語で刊行された資料を利用した。自著（Payne, 2005 a）で再吟味したソーシャルワークの実践理論は、多くの国で書かれたものである。それゆえその全体像は、地域の多様性に関わる一つの国際的言説といえる。我々はこのことをどのように理解すればよいであろうか。

グローバリゼーションとポスト・コロニアリズム

　グローバリゼーションとポスト・コロニアリズムの思想は国際的な潮流に対する解釈であり、ソーシャルワークにおける議論を深めるうえで有用な方法を提示してくれる。まずグローバリゼーションが示すものは情報およびコミュニケーション技術の発展、たとえば衛星テレビ放送、携帯電話、インターネットであり、加えて旅におけるスピードと融通性の増大が、世界のさまざまな地域とそれぞれの異なる文化的諸相を運び、かつてのどの時代よりも大規模に互いが向き合うことになる。我々は2004年の終わりに東南アジア諸国を襲った津波のような、特定の地域の困難や災害に地球規模で対応するのである。また戦争や紛争が人々の移住や反発といった事態を招くことは国際的な問題である。それは2001年後半のニューヨークの世界貿易センターに対するテロ攻撃の後に始まり、それに続いたアフガニスタンおよびイラクへの侵攻という戦争といったテロリズムについての言説からも明らかである。そして、ダイアナ王妃の死と哀悼のような小さな出来事ですら世界に衝撃を与えた。

　これらの変化は単に文化や技術の面ばかりではなく、経済にも影響している。輸送のスピードアップと低価格化は、地球の裏側の低賃金経済からの安価な衣類、遠い彼の地の電話センターを意味する。また生態学的な影響も問題として生じる。たとえば、安価な化石燃料に依存する経済は環境を破壊せずに持続し得るのかどうか、また環境に対する人間のさまざまな働きかけが、地球という惑星のバランスを維持する上で過重となっていないかどうかとい

う疑問である。技術レベルの低い労働力は高賃金の経済では確保し難い。世界は高度に発展を遂げた大量に資源を消費する、情報と知識に基づく西欧の経済と、資源が乏しく、西欧の経済力に搾取され、しかもそれにほとんど抵抗することもできない世界とに分かれている。このようにグローバリゼーションは、世界が脱工業化、分断化、疎外、大衆消費主義、政治離れを経験しているという仮説と結びつくのである（Midgley, 2000）。しかしながら、グローバリゼーションは複雑なプロセスであって、それはまた可能性をももたらすのである。例えば、印刷、情報やインターネット技術は、少数者の意見をより安くしかも簡単に伝えることができ、小規模の出版を行って生活困窮者の関心を表現するのである。さらに過度の権力行使がしばしば人々の抵抗を喚起することがある。たとえば、ウェールズの人々は少数者である自らの言語を、独立した政治体制の復活と社会的・文化的独立のための足掛かりとして用いたのである（Pittock, 1999）。

　ポスト・コロニアリズムの思想が注目する事実は、資源不足の国々への搾取が単に経済や政治ばかりではなく文化にも及んでいたことであり、それは英国がウェールズ人の言語を抑圧したのと同じやり方なのである（Lynn and Muir, 1996）。ヨーロッパ諸国はかつての帝国から身を引きはしたが、しかし経済的な優位に立って今なお支配している。米国は巨大なその経済的かつ商業的な力を貧しい国々に展開し、また経済的利益をもたらすような社会的な動向を探ろうと、ときには政治的かつ軍事的な力を行使している。欧州諸国および米国はともに自らの出版業とメディア産業による文化的影響力を通じて、経済、教育および思想の分野における支配を保持している。このように、コロニアリズムすなわち植民地主義は姿を消したのではなく、新しい支配形態にその形を変えたのである。

　ところで、史上最大の大英帝国を精査したファーグソン（Ferguson, 2003）は次のように論じる。まず幾つかの経済的・文化的なグローバリゼーションの時期があるということ、そして1914年から1970年代にかけての20世紀の戦争とその経済的余波は、グローバル化の傾向をもつ二つの時期の間の経済的な崩壊の時期であるということ、である。ファーグソンの示唆する点は、グ

ローバリゼーションの登場は、地球的規模の権力がその位置を占めてグローバリゼーションを行使するまさにそのときだということと、経済の開放性は一般に貧困国、富裕国を問わず長期的な利益をもたらすということ、これらについての証拠があるということなのだ。今や広く合意に達している点は、現存のグローバリゼーションの諸傾向は歴史において例外的存在ではないということであるが、他方、そのグローバリゼーションが恩恵を生むか、それとも不都合が生じるかという点については複雑で明らかではない。

多様な福祉体制とソーシャルワーク

ソーシャルワークが地球規模かそれとも国内のものかという議論を理解するもう一つの方法は、社会的なものと対人関係的なものとを結びつけるというその主張を実現するためには、ソーシャルワークの実践と職務に、文化的かつ社会的な多様性が求められることを認識することである。その多様性は社会的ニーズに合致していなければならず、したがって、ソーシャルワークはそのニーズが存在する社会体制に応じて変化するのである。それはまた対人関係的なニーズにも対応する必要があるが、それらニーズはソーシャルワークが対処する人々の社会的期待に応じて変化する。ソーシャルワークが社会体制や社会的期待に対応する多様性を持つためには、ソーシャル・ケアシステムと人々が選択できる一定の可能性を提供する必要がある。

こうしたことは国内でも国際的にも生じる事柄である。我々が経験するところでは、この病院ないし、あのコミュニティ・チームによってなされるソーシャルワークと、あの病院ないし、このコミュニティ・チームによってなされるソーシャルワークとが異なることがある。また幼児保護の業務が成人保護の業務と似てはいるが、やはり違っていることがある。さらに高齢者のための長期的なケアを組織することと、地方当局に世話をされていた児童のための適切な居場所を用意することとは似ているようだが、別のものである。児童保護に関するさまざまな欧州方式の研究（Cooper et al, 1995; Hetherington and Cooper, 2001）は、ソーシャルワークの実践と態度における主要

な相違点を明らかにしたが、それらは両親の責任への介入についての異なった社会観と、法的手続きを進める方法上の相違に起因している。
　以上述べた国際的なソーシャルワークに関する内容を要約して、活動の主要な領域を以下の通りまとめてみた。

・専門職としてのソーシャルワークの国際組織
　ここの業務の目的は、相互援助、ソーシャルワーク進展への支援、専門職への関与を強化し持続させることである。
・ソーシャルワークの国際的状況における教育への関心
　この仕事も主として専門職への関与についてであるが、既存の体制や社会的期待に代わるその可能性や価値観についての理解と謙虚な態度を認めるものである。
・既存のものに代わる福祉体制とそこでのソーシャルケアの役割とを比較することへの関心と研究
　この仕事は、異なる福祉体制によってもたらされる機会や選択肢による、サービスや実践への影響を明確にすることを目的とする。
・国際的養子縁組み、亡命保護を求める人や難民に対する仕事、移民への対応のような国境を越える職務への関与
　目指すところは、グローバリゼーションによって引き起こされる社会的ニーズに対処できるよう、サービスと実践、および社会問題についての理解を進展させることにある。
・災害への対応や国際的な対応が要請され、遂行される地球規模の取り組み
　こうした対応は国際組織の業務のうちから立ち上がり、国際救援部隊や開発事業従事者と同じく、活動的な国内のソーシャルワーカーを組み入れることができる。

　あらゆるソーシャルワークに付随することであるが、これらの活動はソーシャルワークについての三つの見地の間の独特のバランスを反映している。

特に社会開発というものは経済発展政策の一部をなして、個人およびコミュニティの発展を促進するものであり、なおかつ、ただひたすら変革志向であろうとする。資源の乏しい国々での社会開発は主に村落共同体や経済的発展の支援であり、とりわけ女性たちのように抑圧された集団の支援であった。ところでエリオット（Elliott, 1993）の指摘では、その社会開発のやり方やその方法が用いられる状況は、豊かな国々にもうまく適合するという。つまり、豊かな国々には地域間で著しい貧富の格差が存在するからだという。それゆえ開発途上国でのソーシャルワークはまた、西欧のコミュニティ・ワークと結びつき、その理論的発展は、植民地時代とともに国連の諸機関を通して西欧のコミュニティ・ワークにも影響をもたらした（Payne, 2005 a: ch 10）。

しかしながら資源の乏しい諸国にも、治療志向ないし秩序志向のソーシャルワークが存在する。養子縁組、犯罪者の取り扱い、ストリート・チルドレンのような児童問題への対応、施設ケアの提供、これらのサービスにはすべてそのような貧困国のソーシャルワーカーが取り組んでいる。

相当数の調査や情報蓄積の努力は比較の作業に進展し、それによってさまざまな国が互いに似かよった社会問題に対処する福祉体制を組織するため、既存の方法に代わる方途を見定めようと比較検討に入った。このことは同じような条件下にある国々の地域ごとのグループ分けとしてよく行われる。一例を挙げればヤコブソン（Jakobsson, 1998）は、北欧諸国における高齢者サービスについて広範囲にわたる調査を組織した。より複雑な方法であるチェンバレン（Chamberlayne and King, 2001; Chamberlayne et al, 2002, 2004）のナラティヴ研究（narrative studies）では、欧州諸国における貧困および幼児保育のさまざまな経験を明確にすることが試みられた。このことは本書で私が示した立場を支持してくれているが、それは福祉体制がサービスを組織するには多様な方法があり、そのような多様性から生じるものによってソーシャルワークは構築される、ということである。それゆえさまざまな国々を見渡せば、我々は変化に富んださまざまなソーシャルワークを、一定の役割とともに確認できる。しかし我々はそこに一貫した継続性があることも確認できる。こうした継続性は、対人的関係的なものを社会的なものと、また

社会的なものを対人的関係的なものとを結びつけるというその主張に見られるのである。その継続性は、多様な社会的専門職が創り出した三つの志向的立場のバランスを探求することにより理解できるのである。

国際的背景からみた英国の社会的専門職

さまざまな国際的ソーシャルワークの取り組みを分析する作業は、個別の国々におけるソーシャルワークの理解にどのように役立つであろうか、たとえば英国の場合であればどうか。私がすでに示唆したように、国際的な多様性とは個別の国における多様性の延長にすぎない。それゆえどの福祉体制の下においても、多様な社会的専門職が互いに肩を並べて仕事をしており、それは他の国々においても変わりはない。最近では、我々は英国のソーシャルワークは一つのまとまった存在であり、それからの逸脱は不完全なものと見なしてきた。けれども、これはソーシャルワークの専門職業化という20世紀のもくろみが、一つに統合された専門職という認識をもって完結したと宣言できることを容認することであり、問題はどこにその境界線を引くかである。多様性は常にあり続けたし、これからも常にあり続けるのだが、問題はその多様性の動態と相互作用をどのように理解するかである。

そのソーシャルワークの専門職化の企図が完了に向かったので、ソーシャルワークの多様性の検討が、専門性の統合をめぐって話題となった。たとえば1950年代に英国のソーシャルワーカーたちは、北米のソーシャルワーカーたちが政治的な理由によって1950年代に統合を成し遂げた後で (Leighninger, 1987)、はたして一つの「包括的」なソーシャルワークの形態があるかどうかについて論じ合った。それに代わるものとしては、幼児ケア、保護観察、精神および医療ソーシャルワークと呼ばれる違う活動形態があることを受け入れることだが、それらは根本的に異なる活動であった。たとえば、これらの異なる活動は、児童発達、犯罪学、精神保健、身体の病いや障碍といった違う知識領域に依拠していると思われる。これらの差異が生じる原因の一端は、ソーシャルワーカーがそれぞれ離れたサービス分野の仕事に就き、自分

の仕事に専念し、各自が特定の専門的知識に関心を注いでいたことにある。1970年代において、これらのほとんどのサービスがソーシャルサービス部門に併合されて、ソーシャルワークの包括的な特性が受け入れられることで、一つのソーシャルサービス・システムが存在し、そこではソーシャルワークが主要な専門職であることが明らかになった。その労働力はソーシャルワーカーと、技術面、教育面では下位の専門家補助スタッフとなっていた。

　この筋書でいくと、居住サービス業務は困難な立場におかれた。1960年代以来、引き続き研修の改善に努めてきたとはいえ、専門的な研修を受けたスタッフの比率は低かった。だが居住サービスは明らかに、最も深刻な傷を被った子どもたちにとって重要な対応処置であり、またその社会的背景や実践は現場のソーシャルワークとは著しく異なっていた。つまり、それは24時間の業務やグループ単位での仕事が要求される、短期の評価と問題解決ではほとんど終われない、長期間のケアを必要とする業務であった。統合されたソーシャルワーク概念にこのサービスを組み入れる懸命な努力が払われたにもかかわらず、その実践上の差異や福祉体制の中での役割の違いが、その努力を常に阻んできたのである。これが英国における社会的専門職の一面である。

　保護観察と教育の福祉業務でも同様に、統合的な専門職化の企図に対して難点が生じた。保護観察は長い間、犯罪者の福祉と社会的統合および社会復帰に関わる（非常に高い資質と、定着した）ソーシャルワークの一翼と見なされてきた。ところが刑事司法制度の刑罰や報復の役割に注目が集まってくると、保護観察の役割はあまり重要なものではないと見なされるようになった。また保護観察の福祉と社会復帰の視点は、悪事を働く行為に対する専門家の見方にそぐわないと見られた。結局このことが、福祉体制において保護観察を犯罪司法と罪人管理システムの一部として取り扱うことにしてしまったのである。それでは保護観察は依然として社会的専門職たりうるのだろうか。おそらく報復や犯罪行為に注目する行政府や一般大衆の考えは否定的である。しかしながら、ほとんどの犯罪者たちには基本的な福祉と社会復帰のニーズがあり、また彼らの行為に傷ついた家族やコミュニティがある。スコットランドではこの業務は依然、統合されたソーシャルワーク部局の一部に

残されている。こうしたことから、とりわけ英国の福祉体制が、他の多くの先進国の社会的志向性を持つ体制から著しく逸脱していることから、おそらく犯罪者に対処する社会的な要件を中心とした福祉体制の再調整がさらに行われるであろう。

　ラルフ・レポート（Ralphs Report [1975]）（訳注：教育福祉公務員の役割と研修に関する特別調査委員会の報告）が出されて以来、教育福祉はソーシャルワークの一形態と見なされ、ときにはコヴェントリー市のように、教育福祉はソーシャルサービス部局に組み入れられていた。けれども教育福祉は主として教育部局にその拠点があり、平素の学童の登校を妨げる問題には眼を注ぐが、より広範な福祉サービスの実施や、学校で困難に直面している子どもたちへの治療的業務などには眼を向けない。それゆえ教育福祉は別の社会的専門職と見なされてきたのである。児童や家族への福祉サービスを教育部局に組み込めば、はたして教育福祉は福祉体制に変わるだろうか。

　こうした分析は、第2章の終わりに向けて検討した「ソーシャルケア」を現在どこに位置づけているのだろうか。私のアプローチを述べるならば、青少年とコミュニティ・ワーク、居住サービス、保護観察、教育福祉として社会的専門職が生まれているが、それはまさに多くの欧州諸国において、社会教育が社会的援助やソーシャルワークと並存しているのと同様である。そしてまたある国では、文化的なソーシャルワークと他の社会的専門職とは区別されよう。英国の社会的専門職は、ソーシャルケアを発達させて他の職種と一緒に活動し、福祉体制の要請に応じているが、それはまさにある時期に、幼児ケアと精神保健ソーシャルワークを社会的専門職として組み入れて、当時の福祉体制に応じたことと似ている。

　そこで私は、時が経てば職業集団間の境界線を変更することを、また福祉体制のさまざまな変化や個々の国の社会的な期待に応えていくことを提案したい。現に英国でこのことが生じたのは明白である。そして我々が調査した他のどの国においても、社会的専門職の多様な構成においてそれが実際に起こったことを確認できる。

グローバリゼーションがソーシャルワークにもたらしたもの

　西欧が資源の乏しい経済圏を搾取しているとすると、その結果としてソーシャルワークは搾取の一翼を担っていることになる。またグローバリゼーションが利益を生むものとすると、ソーシャルワークはその利益の一部なのである。英米のソーシャルワークに取って替わるものはソーシャルワークの話題にほとんど上がらないが、その理由はそのようなものが主要な世界言語である英語のなかに見当たらず、また情報を伝える国際的なシステムを通じて送信されないからである。そのような情報伝達の国際システムは米国で発刊される英語ジャーナルによって強力に支配されている。けれども、インターネットのような地球規模の装置を通じて、それらが個々に適切かつより広範に伝えられるところでは、それらのジャーナルは入手でき、伝えられるのである。また、富裕な国々からさまざまな知識や見解を入手できるが、そうした資源や、あらゆる多様なソーシャルワークの形態を発展させる社会的なニーズを未だ持たない他の国々では、それらが再解釈されて利用されることになる。

　さらに言えば、英米のソーシャルワークの実践に関する論議は、第3章で見たように、1950年代の米国におけるケースワークから派生した治療志向についてのものであり、他方それに替わる多くのものは（たとえばシラウエ [Silavwe, 1995]、チャン他 [Chan et al, 2001]）、より社会的な相互依存や協力に関するものである。価値観をめぐる英米の論議は倫理的視点へとつながり、教育やソーシャルワークの表明をめぐる公の議論で用いられているが、とはいえ人権を基本とするアプローチを行うことがどれほど難しいかについてはすでに述べている。第5章と第6章では新自由主義のマネジリアリズムの衝撃と複雑な権力の分析を紹介したが、それらは専門職による職権の行使の容認について述べている。また第7章では、ソーシャルワークが、多職種が相互に入り混じった複雑な西欧型サービスに編入されていくのを見た。こ

の結果、西欧と資源貧困国との関係が、直接的に政治権力を獲得しようとするのに代わって植民地独立後の関係であるとすれば、ソーシャルワークはその後者の関係に属している。多くの新興国へのソーシャルワークの展開、それは国際主義者であるという考え方、西欧流ソーシャルワーク文献の影響、とりわけ普遍的な根拠に基づく一つの合理的知識の潮流があるという主張、これらが、植民地独立後の人たちによる文化的な活力を増大させている。それゆえ我々はソーシャルワークを、西欧文化の活力を持つ影響力のある潮流の一部とみなすことができよう。

このことはソーシャルワークが求めるものにも影響する。人々が日常生活で直面する諸問題の社会的な源が地球的規模のものであるとすれば、対人関係的な業務を通して影響を与えるという主張に求められることは、ソーシャルワークは対人関係的な相互作用において、地球規模の取り組みを理解し達成する方途を見出さねばならないということである。もし地球的規模の変化によって問題が生じるとすれば、自国内の諸問題に対してさえ対人関係的な影響が及ぶことになり、地球的視野の認識が必要になる。このことは常にそうであったと思われるが、もしグローバリゼーションが生じているのなら、その地球規模の状況の重要性は日ごとに明白になるだろう。そこで、グローバリゼーションが提示している諸問題に対処する三つの可能な方策について述べてみたい。

全体論的戦略：この方法には、さまざまな対立を理解する試み、世界についての我々自身の概念形成、またより複雑なソーシャルワークの世界の概念形成が含まれる。いつかはこの全体を掌握し得るようにすべきであるが、たとえ全部ではなくとも、少なくとも広く受け入れられる概念を創り上げねばならない。このような方法は特定の文化あるいは植民地独立後の人に対して圧迫感を与える可能性があるが、それは全体的な概念化が一組の文化的先入見から生じるのは必然だからである。他方、普遍的な概念を探ることは、西欧よりも他の国々の概念により強い力をもたらすことが可能であろう。すべての概念が一つの全体的な観点に組み込まれるかどうかは明確ではない。

部分化と比較戦略：ここで、我々はソーシャルワークの概念を限定することで、それらの概念を特定の国々ないし特定の文化にのみ適用しようと試みる。かりにソーシャルワークのさまざまな形態を統合されたものに概念化できないとすれば、さまざまなソーシャルワークの概念を比較しようとする戦略を発展させることができる。たとえばブラウン（Brown, 1994）は代替となる方法は、その統一された全体性を主張するのではなく、それらの差異を検討することによってしか学ぶことができない、と主張する。この方法は概念の統一化の可能性を否定しており、そこにはソーシャルワークが存在しないことを示唆している。むしろ、「複数のソーシャルワークの概念」の集積があることで、それらに関連した考え方の繋がりや隔たりが探求できるのである。この結果として、入手可能な選択肢の理解を深めることにより、自分たちのソーシャルワークの概念を理解し追究することができるのである。

　言説の戦略：この戦略は本書を通じて私が堅持してきた方法を伸展させるものである。我々はソーシャルワークの本質を、行為と概念として提示される競い相互交流する幾組かの考え方の集積と捉えている。それらについての言説がソーシャルワークを形成しているのである。このアプローチにおいては、一つの見解に統合されたものを追い求めない。その代わりに、概念の差異を探求し評価すると同時に、我々は概念を統合しようとする観点をめぐる言説を評価するのである。ソーシャルワークの普遍性は、その単一の概念もしくは，単一にまとまった価値観の支配に由来するのではない。むしろそれは、基本的な価値のさまざまな目標に応える社会的行為のあり方についての、世界全体の言説との深い関わりから生み出されるのである。そのためグローバリゼーションがもたらす種々の機会は、ソーシャルワークの言説の視野を広げてくれる。我々はグローバリゼーションを通して西欧型知識の力を認識しなければならない。ソーシャルワークが世界中で等しく影響する機会をもつことはない。けれどもその国際的な状況は、国内や地方の状況とまさに同じである。すなわちソーシャルワークの主張と見解のやり取りは継続する。

どの状況においてもその要求に応えるには、ソーシャルワークの多様性の枠内で関連する社会的専門職を立ち上げ、また他の福祉体制に適応しやすい機会の提供を増大させることで、ワーカーはさまざまな観点の再調整を図るのである。

結論　国際的ソーシャルワーク

それゆえ国際的なソーシャルワークの次元では、その要求に応えることが重要である。もしそれが、社会的な事柄を特定のことや対人関係的な事柄に組み込むことであるならば、その実践において国家的、社会的な問題のみならず、国際的な社会情勢にも対応しなければならない。また、グローバリゼーションがどこで生活している人々にも影響を及ぼすという流れであれば、ソーシャルワークは、対人関係的な経験および支援する人々のニーズを国際的な動向に組み込まねばならない。我々は国の動向にのみ関わるわけにはいかない。むしろそのような流れが形成された背景を理解し、それに働きかけていかねばならない。

第9章
ソーシャルワークの三つの側面
―― 対人関係性、政治性、専門性

　ある日、社会保障局の電話が鳴った。電話の主はオグラディの近所の住人で、オグラディの家族に社会保障手当が支給されていることへの苦情であった。当時サム・オグラディはとても体調もよく健康であったが、所持金を全部はたいて酒を飲んでいた。昨日は大いに酔いつぶれて道端の溝に落ち込んでしまったが、そのときある女性が道端で、サムに「役所は今すぐ社会保障手当を取り上げてあなたを働かせるべきだわ」と言った。サムはひどく酔っ払っていて怒り狂った。また近所の住人はしばしば、サムが哀れな我慢強い妻に怒鳴り散らす声を耳にしていた。役所が私に意見を求めてきたので、いったい何が起こっているのか見てまわって調べてみようと答えた。
　サムは正真正銘、オグラディ家の主であった。彼は身体頑健で、人としては地元工場の勤勉な熟練労働者であり、家では威張ってはいたが妻と二人の娘には大変愛されていた。家族の暮らし向きは良くなりつつあり、ちょうど新しい住居を手に入れたところであった。その折に労働災害が生じたのである。サムは脳に損傷を受けて職を失い、四六時中家で過ごすことになってしまった。事故が彼の元の性格を攻撃的かつ暴力的なものに変えてしまった。金銭的にも厳しくなりローンの返済も出来なくなったので住居を手放し、公営賃貸住宅に移らねばならなくなった。満足できるライフスタイルを失い、サムの性格が変わってしまったことが家族に重圧としてのしかかった。家族は十代の娘たちの外での人づきあいを制限し、家計を支える仕事、家族を取

り仕切る役をオグラディ夫人に預けた。私が参与することとなった理由は、精神保健に係わる問題があったからで、さらにさまざまな形で家族を支援したが、それには家計の仕分けを手伝ったことも含まれる。ところで、変わったのはサムの性格だけではなかった。オグラディ夫人もライフスタイルの変容やストレスに圧倒されそうな状況のなかで、家族に対する慣れない責務を負って抑うつ状態だったのである。

　私が訪れたときオグラディ夫人は涙にくれていた。地元の店先で、数人の隣人から意地悪な言葉を投げかけられたからである。サムがどこからか家に戻っていることは明白で、電気は消されていた。彼が道路に倒れこんでいたとき、二人の隣人が自分を咎めていることに気づきかけてはいたが、ロレツがまわらず言葉が出てこないために応えられなかった。彼は完全に自分が侮辱されたと感じた。サムは飲酒をやめていて、めったに飲もうとしなかった。時折妻を怒鳴りちらし攻撃的な振る舞いを見せたが、決して妻や娘たちを殴ることはなかった。ところでサムは、彼女が結婚していたその相手ではなかった。オグラディ夫人が自分たちの内情や困惑を隣人に話したくなかったのは、サムがいっそう気分を害するからだった。私は夫人に状況を説明し、彼らの手当支給を続けるよう社会保障事務所に充分納得させることを約束した。その地域の文化的な慣習である結婚への期待感、男女の関係、結婚生活における慣習的な性的ヒエラルヒー、こうした所では男性が大黒柱として家族を先導しており、そのことが妻や娘たちの社会的役割の変化を難しくしていて、これらすべてがこうした現状の理解に関連しているのである。

　この出来事が、社会保障手当を不正取得する者に関する政府の定期キャンペーン期間中に起きたことで、メディアのグループからの熱心な支持もあって、信じて疑わない近隣の住民は誰よりもこの問題に気づいていた。その「コミュニティ」はこの一家に対して助けとならなかったが、その理由の一つとして、家族のそっとしておいて欲しいという願いやプライヴァシーを護る権利があげられる。このため守秘義務の倫理上の規則によって、私はその家族の状況を正確に反映した対処に役立つ関係者への情報開示ができなかった。これは第4章でも触れた価値観のもつ複雑性に関する事例である。自立性と

人々に対する尊重、さらにそれらの倫理的重要性が、コミュニティにおけるより開かれた行動をとることを求めたのである。さらに言えば、街角の商店や社会保障制度といった社会制度の政治的・社会的役割に価値観が組み込まれていることが、出来事に影響したのである。社会的機関によるこれらの問題についての特定の社会的見解の示し方が、ソーシャルサービスや社会保障の担当者に葛藤をもたらしたのであろう。

　この話題はソーシャルワークの公的かつ私的性格について、注目すべき幾つかの重要な問題を提示してくれる。

・それは人々の私的領域における個人的かつ対人関係的経験についての問題である。オグラディ一家は自分たちの抱える問題を私的領域に留めようと必死であった。一方ソーシャルワーカーは、その私的領域に入り込んで、私的な事柄を公的な領域に持ち出した。これができたのは、ワーカーが私的領域の外からやってきた者ではあったが、ワーカーはそこに立ち入る権利と特権を持っていたからである（第三章参照）。また、それは支援機関が整えた手続きの一環であり、クライエントの私的領域におけるソーシャルワーカーの業務遂行を、正規の公的なものと根拠づけるものであった（第五章参照）。

・ソーシャルワークの私的領域への立ち入りや、私的な問題を公的な領域に持ち込むことは、専門職の仕事とほぼ定義されている。彼らが公的立場にあることから、ソーシャルワーカーが私的な問題に立ち入ることを我々は受け入れている。このように社会保障局は、状況の調査と取り調べを私に依頼することをよしとした。またその家族には、私が彼らの私的な事柄に首を突っ込むことを許すこころ積りがあった。だが、これは話し合った上での関与である。すなわち、人々にはそれに同意することが求められ、またワーカーは承認されたこととして行動しなければならないのである。これらの承認できる行動形態の慣習を、慣習となった実践に集成するが、それらはすでに第三章や、価値観について触れた第四章で検証した通りである。これらがソーシャルワークの専門的な性格を形づくるのである。

ところでソーシャルワークは二つの点で政治的な活動となる。それは第一に、ソーシャルワークは公的領域のもので、しばしばクライエントの私的な事柄に関わるのと並行して、国の政策目標のために働いており、職業的活動としての本質が専門家であると同時に公務に関連しているからである。だから国民と国家は、ソーシャルワークをどのように考え遂行しているかに関心を示し、影響を及ぼすのである。第二に、ソーシャルワークはしばしば二つの点で政治的な問題と関連してくるのである。例えば、社会保障についての関係当局の政治的見解がオグラディ一家を追い詰めた。そのコミュニティにおける力関係もまた、夫妻やその家族を苦しめた。人間の社会的地位という観点から見ると、社会的ヒエラルヒーの中で、人々や諸集団が他者に対する権力を手に入れるさまざまな過程に政治が関わっているのである。オグラディ一家の場合では、病人の役割、男女関係、さらには予測やコミュニティの権力などに関する業務の重要性に目を向けるべきだったと思われる。

　私はカートライトの家族の何人かに会うよう頼まれた。彼は高齢で、あと数週間しかもたない状況にあった。家族には数人の娘と息子が一人いたが、彼は２、３週間前にジュリーとその３人の子ども、それに数匹のペットと一緒に移り住んできた。家庭はにぎやかであったが雑然としていた。彼は誰もいないところで医師に、ジュリーは彼の身体を介護する際に多少荒っぽいところがあるが、好意的にやってくれていると話した。だが、夫妻はこれ以上の手助けはいらないと断った。ところが、彼は何度も転ぶことがあった。別の娘は、ジュリーがカートライトの障碍者生活手当を詐取しているとソーシャルワーカーにこぼしたが、彼の病気からしてその手当は最高額であった。彼に充分な食事が与えられないことがときどきあった。そこで成人保護ガイドラインによる対策会議がもたれた。それは、彼が自立していない成人として虐待を受けている恐れがあるからだった。私はジュリーがカートライトの手当を自分のものとして要求し、家計に充てたことに気づいた。それについては明確な取り決めもなければ、誰もそのことを頼んではいなかった。

　オグラディの家族の場合と同様に、対人関係、政治、専門、これらの要因

が相互に影響し合い、絡み合っているのである。これらソーシャルワークの三つの側面は、二つの異なる方法で折り合っている。その一つの方法は、ソーシャルワーカーの業務の表現により広義の概念を用いるか、より狭義の概念を用いるかで、それぞれに文脈をもたらすのである。だから、オグラディ夫人の抑うつ状態やサムの屈辱感のような対人関係の問題にとり組むことで、私は目線を上げて、社会の意向を反映した社会保障キャンペーンのより広範な政治的立場を理解できた。このことで、私はなぜ二人がその問題のこうした状況に直面したかを理解した。サムの頭部の損傷のことがよく理解されるよう働きかけながら、今度はその間は目線を下げて、自分の仕事の個人および対人関係の重要性に、そうした経験を通して気づけたのである。私が行ったそうした事例は両方とも、社会的向上と対人関係支援の双方を含むという私の専門職観が生んだものである。もう一つの方法は、成人保護のガイドラインが、カートライトの個人的領域において人々がどう扱われ、個人的かつ対人関係的な介入がどう促されるべきかの社会的期待を反映させることである。しかしながら、これは対人関係や家族内での懸念への対応なのである。我々はそうした懸念がどこからくるかを分析できるが、ここに挙げた例や全てのソーシャルワークが扱うケースは、ソーシャルワークの社会的役割が、どのように社会的かつ政治的な事柄を個人や対人関係の中に持ち込むかを説明するものである。

ソーシャルワークの立場──その主張と言説

　私は本書を通して、社会的事象と対人関係的実践との結びつきを分析するための枠組み作りを呼びかけ、議論しようと考えてきた。先ず最初に、ソーシャルワークの独自の主張として明確にしたのは、専門家の実践において対人的な関係を社会的な関係に組み入れるというものであった。第1章と2章では、ソーシャルワークのアイデンティティが社会制度と社会構造のなかで、それらの社会関係の歴史を通してどのように構築されるかについて論じている。さらに言えば、専門家のアイデンティティは専門職者たちの個人的なア

イデンティティと絡み合っており、それゆえ専門職の集団性はその成員および、その成員らが具現化する専門職のアイデンティティを表している。自らの専門性を具体化する際に、ソーシャルワーカーは社会的に期待されるものを組み込んでいる。ソーシャルワーカーは価値観や政治的立場といった複雑な要素を身にまとっており、それらはいかなる実践、福祉機関、福祉体制においても、ソーシャルワークの三つの立場からの言説の中で分析できるのである。すなわちその三つとは治療志向、秩序志向、変革志向の立場である。

ソーシャルワークは第一に、個人、集団、家族、そしてコミュニティと関わる実践であることは明白だが、よく検討してみると、この対人的実践は、社会的な要素を組み入れるというソーシャルワークの主張に適合しているのである。第3章と4章では、このことが対人的ソーシャルワークの治療的な語りの中でどのように生じたかを探っている。そのなかでワーカーは、以下のように社会的な事柄を具体化している。

・第1章で検討した、ソーシャルワーク実践に到る社会的な道筋。
・ソーシャルワークについてのバランスのとれた見方の中に、社会な要素を組み込むこと。
・価値観の複雑性を解決する過程を通して、政治的・社会的な価値観がソーシャルワークに組み込まれること。

対人関係的実践に関与することにより、クライエントは自分の社会的経験や背景を対人関係に持ち込む。だが対人関係的な語りのすべてが治療的なわけではない。なぜならワーカーもまた、自らの専門性と支援機関とのやりとりを通じて社会的な内容を持ち込むからである。ここで注目されることは、ソーシャルワークにおいて支援機関が非常に重要な二つの意味を持っていることである。その意味の一つとは、現実世界に対して影響を与えられる能力である。もう一つの意味は、その与えられた影響を通して、また現実世界が対人関係的業務においてソーシャルワーカーたちに影響力を及ぼすことによって、その組織的構造に関わっていることである。

第5章では、支援機関が運営する専門的ソーシャルワークに及ぼす影響の変化が検討された。従来からの懸念は、ワーカーが管理された機関の一端を担うことが、対人的治療の語りによって暗示される独自の専門的な自由裁量を狭めていることであった。この懸念は、マネジリアリズムの影響下にあるソーシャルワークや、新自由主義ないし、1980年代と1990年代の国家に見られる経済合理主義の政治的変動の一翼を担う企業の影響下にあるソーシャルワークによって拡大し続けた。このことが例証したことは、国がソーシャルワークに対して、どのようにソーシャルワークの概念を統括して付与するかということの影響が、変化しつつも持続していることである。このようにソーシャルワークがどう管理されるかは、ソーシャルワークの言説におけるどこにでも見られる継続した問いであり、ちょうど第6章で検討したクライエントとの関係におけるソーシャルワークの職権や権威についての議論と同様である。支援機関の管理運営や権限はいつも双方ともに、ソーシャルワークがどのように社会的な事柄を対人関係の業務に組み込むかについての言説の一部であり続けてきた。さらに両者の言説は最新の社会的・政治的思想を取り入れ、ソーシャルワークの議論に変化を加えてきた。また双方の言説は、次第に複雑さが増大する支援機関の運営管理の分析と言説を反映してきた。ただし急進的であれネオリベラルであれ、単純化は拒絶されてきたが。

　第7章と8章では、職業としてのソーシャルワークの言説や構造が、対人関係を社会分析に組み込む上でどのように役立つかを吟味した。20世紀を迎えてソーシャルワークは専門職化についての言説に加わるようになったが、専門性を発展させることにメリットがあるか否かについての理解は変わった。この結果、専門職の地位形成に関する言説への関心は薄れてきたが、知識や他の専門職との関係性はうまく事が運んだ。同様に、ソーシャルワークを普遍的なものとする見方は、ソーシャルワークの構造が地方、国家それに国際的にも実にさまざまであるという事実によって打ち砕かれた。重要なことは、ソーシャルワークという専門職がどのようなものであり、また他職種とどのように関わり合うかについて、その言説を分析することである。

個人的、政治的、専門職的トライアングル

　ソーシャルワークが個人的、政治的、専門職的であるというのは、それがどこまでなのか、またどのようにそうなるのかについてのいわば三角形をなす言説は、いつもソーシャルワークの中に存在し続けてきた。私はそのことを、ソーシャルワークは対人関係的なものと社会的なものとを取り入んでいるという、その主張を実現するための取り組みなのだと解釈してきた。我々は各章でその取り組みを見てきたが、それらは専門職としてのアイデンティティの確立、対人関係的実践の履行、価値観の取り込み、支援機関の運営への対応、専門的、組織的、政治的な権限への対処、地域的、国家的、世界的に専門職の仲間たちと協力して専門職として働くこと、などとの関連でなされている。

　批判的ソーシャルワークに影響を与えてきたフェミニストの考え方は、個人を政治的な存在と捉えている。すなわち個人、集団、人々と称される人たちは、他者が権力を行使して自分たちを抑圧するときに、そのことを個人的に身に染みて感じ取るのである。私は女性ないし男性集団の中で、その声が無視されるという女性の経験を目にしたり理解することができる。だが、私にはそれを体験することができない。それゆえ、なすべきことはその経験に注目することである。すなわち、その経験とは個人にとってどのような意味があるのか、政治的には何を意味するのかということである。

　個人では体験することが不可能な世界だが、それを経験によって知りまた理解する一つの方法は、対人関係的ソーシャルワークの不可欠な構成部分としての関係性の中で、自己活用による対話や振り返りをすることである（第3章参照）。これがソーシャルワークにおける対人関係的治療の語りが持つ重要な特質であるとする一方で、そのことはまた政治的、変革的な語りにも不可欠であると私は主張した。我々がクライエントやサービス利用者の世界を我が身に感受することは、自らの政治的、社会的役割と対人関係的な業務との間に相互作用を生み出すのである。自己活用は変化への可能性を秘めて

おり、さらに言えば、我々は省察的であるように訓練され、また我々自身の中に自分の個人的で職業的な経験のみならず、クライエントや利用者の世界の経験を取り入れるよう訓練されていて、これが彼らとの対人的関係によって個人的なものとなるのである。ソーシャルワークにおいて、伝統的に関係性が重要であり続けていること、さらに変革志向や秩序志向のソーシャルワークもこれを保持していることは、こうした理由による。

　ソーシャルワークにおける政治的なものについての議論は、ワーカーがクライエントと相談する問題に対処している際の、社会的な説明や活動とはなじまない個人的で対人関係的な事柄に焦点を当てた言説であるが、それはまた、個人的な事柄を政治的かつ社会的な事柄に組み込むことに焦点を当てた言説でもある。政治的かつ職業的な事柄についての議論は、専門職の意思決定に対立するような政治的な事柄の優先についてであるが、それはまた、これらが個人的な経験にどのように影響して治療志向のソーシャルワークや変革志向の実践を促すかについての議論でもある。そもそも民主主義による政治的意思決定と経営管理者による意思決定との関係はどうあるべきなのか、また専門職の裁量権との関係はどうあるべきなのか。ソーシャルワークが主張している意図は次のようなものである。すなわちソーシャルワークは、社会的制度や構造からもたらされる専門職の実践を可能にする社会的な要件を具体化し、表現しなければならないが、他方でソーシャルワークはまた、社会制度や構造を通じて対人関係的な事柄を具体化し、示さなければならない。ソーシャルワーカーは利用者の個人的経験を持ってきて示し、政治的かつ社会的理解に照らしてそれらを組み入れ、互いに影響しあうように図る。それはソーシャルワーカーが、ソーシャルワークの介入の社会的評価に際して行うことであり、また組織的活動の際に行っていることでもある。ワーカーたちが言うことは、結局「この個人的経験に耳を傾けてもらいたい、それが私を変えたように、この経験はきっと我々の世界を変えるであろう。そしてこの政治と社会のシステムが、私の手を通して人々の生活を変えるということを知ってもらいたい」ということである。

　ところで、これらの言説はソーシャルワークを専門職につくり上げるもの

でもなければ、ソーシャルワークの活動を成立させるものでもない。それらの言説は観念的な文脈であって、そのなかで社会的な専門職間の相互交流の範囲内でより幅広いソーシャルワークのアイデンティティを具体化するワーカーと、他の社会的な経験や仕組みを具体化し表現するクライエントとの間に、特定の対人関係的形成が生じるのである。サービス利用者やクライエントは、ソーシャルワーカーがシステムについてはよく分かっているものと感じ、またシステム自体も人々のことをよく理解するようソーシャルワーカーに経験させる必要がある。こうしてシステムは人々とワーカーが互いに影響しあうよう促すのである。英国では、それらの専門職にはソーシャルワーク、ソーシャルケア、居住施設業務、教育福祉、さらにさまざまな専門分野などが含まれる。これらのより拡大したソーシャルワークのアイデンティティは、地域的、国家的、そして国際的なソーシャルワークの相互交流を通して形成され、またクライエント、家族、諸団体、地域社会、そしてそれらの社会的経験との相互交流と社会的経験を通して形作られる。サービス利用者やクライエントの経験と社会的・政治的システムの要請が、ソーシャルケアと社会的な専門職の特有の側面を生成するが、ワーカーはそれを、ソーシャルワークの三つの志向性の言説から取り上げている。

　この本の各章において、実際にあった出来事の話でスタートしているように、特定の経験や個人的に具体化したものを通じてのみ、ソーシャルワークを理解できるのである。治療志向のソーシャルワークの振り返りにおいては、個人や特定のものはソーシャルワークに組み込まれており、これらの組み込まれたものの全体が支援機関や専門家に解釈されて、社会的、地域的、国家的、さらに国際的に影響をもたらすこととなる。しかしながら、同様に、多岐に及ぶ職種や専門家による実践のさまざまな形態の中で、政治的なやりとりを通じてのみソーシャルワークを理解できるのである。このことはつじつまが合わないことだろうか。否である。それは対人関係的なものと社会的なものとの相互作用という主張に応える懸命な努力なのである。対人関係的と社会的、この二つの要素はソーシャルワークの実践において具体化されねばならないし、それはまた第8章で言及したように、地方、国家、さらに国際

的な理解にも組み込まれねばならない。より広い理解からすれば、さまざまな特定のものや対人関係的な要素を含まないものは失格である。また対人関係的実践であっても、社会的な要素を具体化しないものは、ソーシャルワーカーが取り組むべきニーズには不向きであるといえよう。

これが学術関係者、経営管理者、実践家たち相互の対立の根源である。彼らすべてが互いに、個人的なものの取り込みや、社会的なものの具体化のために、さまざまなスキルや知力を駆使して懸命に努力している。さらに言えば、もし失敗すればソーシャルワーカー失格ということになるのである。

ソーシャルワークの構築

ソーシャルワークは社会的に構築される。その意味はソーシャルワークが我々の日々の社会関係の中で生み出され、過去から社会的に築き上げられてきたものの上に積み上げられていることを示す。それゆえあらゆる社会において、ソーシャルワークや関連する社会的専門職は、歴史の変容を経て、また今日存在するさまざまな社会的な圧力や要請を受けて今日の姿に至ったのである。手短に「ソーシャルワーク」をスケッチしたものは第1章の図表1.1に載っているが、本書で展開した幾つかの基本要素は以下の通りである。

*サービスとは、人々にサービスを提供する供給パターンであり、そしてそのサービスを得る人々はサービス利用者となる。
*実践とは、さまざまな見地から適切と認められた一連の行動である。
*ソーシャルワークは社会科学、心理学を活用するが、そのいずれか一方に偏らず、双方の交互交流のもとに用いる。
*ソーシャルワークは人々との対人関係的な相互作用において役割を果たす。
*ソーシャルワークは特に困窮した社会集団の人々に対する働きかけであり、この人たちは社会的関係の中で、実生活や感情面で困難な状況に置かれている。これはソーシャルワークが、サービスに対する人々のニーズに

基づいており、この困窮した人たちに対処するという特有の実践であることを意味している。それゆえ、ソーシャルワークは教育、保健、社会保障のように誰にも提供されるものではない。実践をより広く活用するとか、サービスをより広く利用することは可能となろう。けれども、ニーズに基づくサービス提供こそが主要な社会的優先事項であり、あとは多くの人たちがソーシャルワークをどのように理解するかである。

＊ソーシャルワークは三つの志向的立場が掲げる目標の均衡をはかる。
・社会的秩序の維持を図り、社会福祉サービスを効果的に供給する。
・人々が個人的な充足を得るように援助し、彼らの生活に権限を及ぼす。
・社会変化を促進する。

ソーシャルワークはソーシャルサービス網の一翼であり、ほぼすべての社会のさまざまな福祉体制下において福祉サービスを供給する専門的実践である。ソーシャルワークが専門的である理由は、専門職の特性のリストに列挙されたものに該当するからではなくて、次の理由による。

＊ソーシャルワークの実践が、法律や公的サービス組織、そして社会に認められていること。

＊ソーシャルワークは、その実践やサービス提供組織の基礎となる知識と技術を開発しており、これらはソーシャルワーカーによって保持されているばかりでなく、社会的、心理的な事柄とソーシャルワークの価値観や目的とを独自に結びつけた固有のものであること。

＊ソーシャルワークの教育は職業的専門分野として、あらゆるレベルで世界中の正式認可を受けた諸大学において承認されていること。

ソーシャルワークが特定の地域の歴史や社会環境から出現することから、他の職種が福祉サービスを供給する分野を作り上げている関係で、ソーシャルワークの普遍的な役割を特定できないのである。つまり役割は絶えず修正され、変化するのである（第7章、8章参照）。どのソーシャルワーカーも自分の実践において、ソーシャルワークという専門職の分野に入ってきた自

分独自の歩みを形として具現化するのである。その実践においてソーシャルワークに対する法的、組織的、かつ社会的期待が組み込まれるが、それは支援機関を運営するという実践への影響や、サービス利用者と彼らの周囲の地域社会、さらには実践上でやり取りする他の実践家たちとの職業的かつ個人的な人間関係を通じてもたらされたものである。ソーシャルワーカーがその役割を具体的に示すのは他の職種との関係においてである。ワーカーが自分の地域や国の文化になじむ振る舞いや実践を示せば、ワーカー自らがソーシャルワークと現場とを交互に浸透させ、それによってソーシャルワークを変えるのである。

　それゆえソーシャルワークは社会的秩序である。なぜならソーシャルワークは社会関係において承認され繰り返される行動パターンであり、その人間関係は承認された（論議の対象であったとはいえ、認識されてはいる）社会的価値観、社会構造、諸団体組織の社会関係の制度化によって支えられているからである。そして自らの経験で得たものや、専門職のサービスと実践という社会環境の影響により、ソーシャルワーカーはその秩序の一翼を担う。けれどもソーシャルワーカーはまた、自国とその社会システムおよび自分の地域社会の文化的秩序の一部でもある。この結果、ソーシャルワーカーは個々に、クライエントとその周囲の人たちと対人関係的に関わり合うが、ソーシャルワークの集団としてはその地域の影響を受けて変貌する。そして、この彼らの行うソーシャルワークが、世界中のソーシャルワークが享受する言説にインパクトを与えることにより、他のソーシャルワークを変えていくのである。

　これが国内および国際的組織がソーシャルワークにとって重要であることの理由であり、またそれがソーシャルワーカーの専門職化をめざすプロジェクトが重要さを失わない理由でもある。支援機関や専門家のパワーが、社会的なものをソーシャルワークに組み込むことを（第5章6章参照）、また同様に、対人的関係を社会的なものに組み込むことを構築するのである（第7章8章参照）。このことがどのようにして起こるかを理解することは、対人関係的サービスの目的を理解し設定するうえで、さらには対人関係的サービ

スを変革して社会的な影響を及ぼすよう方向づけるために極めて大切である。

参考文献

AASW (American Association of Social Workers) (1929) *Social Case Work: Generic and Specific*, New York, NY: AASW.

Adam, B., Beck, U. and van Loon, J. (2000) *The Risk Society and Beyond: Critical Issues for Social Theory*, London: Sage Publications.

Adams, A., Erath, P. and Shardlow, S.M. (eds) (2000) *Fundamentals of Social Work in Selected European Countries*, Lyme Regis: Russell House.

Adams, A., Erath, P. and Shardlow, S.M. (eds) (2001) *Key Themes in European Social Work: Theory, Practice, Perspectives*, Lyme Regis: Russell House.

Adams, R. (1992) *Prison Riots in Britain and the USA*, Basingstoke: Macmillan.

Adams, R. (2002) 'Social work processes', in R. Adams, L. Dominelli and M. Payne (eds) *Social Work: Themes, Issues and Critical Debates* (2nd edn), Basingstoke: Palgrave, pp 249-66.

Adams, R., Dominelli, L. and Payne, M. (eds) (2002) *Critical Practice in Social Work: Part 3: Managing and Organising Practice*, Basingstoke: Palgrave, pp 221-303.

Adams, R., Dominelli, L. and Payne, M. (2005) 'Transformational social work', in R. Adams, L. Dominelli and M. Payne (eds) *Social Work Futures: Crossing Boundaries, Transforming Practice*, Basingstoke: Palgrave Macmillan, pp 1-17.

Ainsworth, F. and Fulcher, L.C. (eds) (1981) *Group Care for Children: Concepts and Issues*, London: Tavistock.

Alcoff, L.M. and Mendieta, E. (eds) (2003) *Identities: Race, Class, Gender and Nationality*, Malden, MA: Blackwell Publishing.

Alden, P. (1929) 'I. Definition and progress of social work', *Proceedings: 1st International Conference of Social Work, Paris: July 8th-13th 1928*, Paris: International Conference of Social Work, pp 597-607.

Alexander, L.B. (1972) 'Social work's Freudian deluge: myth or reality?', *Social Service Review*, 46(4): 517-38.

Archer, M.S. (1995) *Realist Social Theory: A Morphogenetic Approach*, Cambridge: Cambridge University Press.

Archer, M.S. (2000) *Being Human: The Problem of Agency*, Cambridge: Cambridge University Press.

Askeland, G.A. and Payne, M. (2001a) 'What is valid knowledge for social workers?', *Social Work in Europe*, 8(3): 13-23.

Askeland, G.A. and Payne, M. (2001b) 'Broadening the mind: cross-national activities in social work', *European Journal of Social Work*, 4(3): 263-74.
Askonas, P. and Stewart, A. (eds) (2000) *Social Inclusion: Possibilities and Tensions*, Basingstoke: Macmillan.
Asquith, S., Clark, C. and Waterhouse, L. (2005) 'The role of the social worker in the 21st century: a literature review', Edinburgh: Scottish Executive (www.scotland.gov.uk/Resource/Doc/47121/0020821.pdf, accessed 26 January 2006).
Attlee, C.R. (1920) *The Social Worker*, London: Bell.
Bailey, R. (1980) 'Social workers: pawns, police or agitators?', in M. Brake and R. Bailey (eds) *Radical Social Work and Practice*, London: Arnold, pp 215-27.
Bailey, R. and Brake, R. (1975) 'Introduction: social work in the welfare state', in R. Bailey and R. Brake (eds) *Radical Social Work*, London: Arnold, pp 1-12.
Baker, R. (1976) *The Interpersonal Process in Generic Social Work: An Introduction*, Bundoora: PIT Press.
Banks, S. (2001) *Ethics and Values in Social Work* (2nd edn), Basingstoke: Palgrave.
Banks, S. (2004) *Ethics, Accountability and the Social Professions*, Basingstoke: Palgrave Macmillan.
Barclay Report (1982) *Social Workers: Their Role and Tasks*, London: Bedford Square Press.
Baron, S., Field, J. and Schuller, T. (eds) (2000) *Social Capital: Critical Perspectives*, Oxford: Oxford University Press.
Barry, M. and Hallett, C. (eds) (1998) *Social Exclusion and Social Work: Issues of Theory, Policy and Practice*, Lyme Regis: Russell House.
Bartlett, H.M. (1970) *The Common Base of Social Work Practice*, New York: National Association of Social Workers.
Bass, E. and Davis, L. (1988) *The Courage to Heal: A Guide for Women Survivors of Child Sexual Abuse*, New York: Harper and Row.
BASW (British Association of Social Workers) (1977) *The Social Work Task*, Birmingham: BASW Publications.
BASW (1980) *Clients are Fellow Citizens*, Birmingham: BASW Publications.
Bateman, N. (2000) *Advocacy Skills for Health and Social Care Professionals*, London: Jessica Kingsley.
Beck, U. (1992) *Risk Society: Towards a New Modernity*, London: Sage Publications.
Beckett, C. and Maynard, A. (2005) *Values and Ethics in Social Work: An Introduction*, London: Sage Publications.

Bell, D. (1974) *The Coming of Post-Industrial Society*, New York: Basic Books.
Berger, P.L. and Luckmann, T. (1971) *The Social Construction of Reality*, Harmondsworth: Penguin (original American publication, 1966).
Biestek, F.P. (1961) *The Casework Relationship*, London: Allen and Unwin.
Billis, D., Bromley, G., Hey, A. and Rowbottom, R. (1980) *Organising Social Services Departments: Further Studies by the Brunel Social Services Unit*, London: Heinemann.
Billups, J.O. (ed) (2002) *Faithful Angels: Portraits of International Social Work Notables*, Washington, DC: NASW Press.
Blakemore, K. and Boneham, M. (1994) *Age, Race and Ethnicity: A Comparative Approach*, Buckingham: Open University Press.
Bland, R. (2002) 'Independence, privacy and risk', in B. Bytheway, V. Bacigalupo, J. Bornat, J. Johnson and S. Spurr (eds) *Understanding Care, Welfare and Community: A Reader*, London: Routledge, pp 216-24.
Boehm, W.W. (1958) 'The nature of social work', in P.E. Weinberger (ed) (1969) *Perspectives on Social Welfare: An Introductory Anthology*, Toronto: Collier-Macmillan, pp 265-75.
Borel, K. (1997) 'Social knowledge and social change: a synthesis of styles', in EASSW (ed) *Social Work Education Advancing Human Rights*, Lisbon: Instituto Superior de Serviço Social, pp 309-18.
Bowers, S. (1949) 'The nature and definition of social casework', *Social Casework*, 30: 311-17.
Brandon, D. and Jordan, B. (1979) 'Introduction', in D. Brandon and B. Jordan (eds) *Creative Social Work*, Oxford: Blackwell, pp 1-6.
Brandon, D., Brandon, A. and Brandon, T. (1995) *Advocacy: Power to People with Disabilities*, Birmingham: Venture Press.
Braye, S. and Preston-Shoot, M. (1995) *Empowering Practice in Social Care*, Buckingham: Open University Press.
Braye, S. and Preston-Shoot, M. (2001) 'Social work practice and accountability', in L.-A. Cull and J. Roche (eds) *The Law and Social Work: Contemporary Issues for Practice*, Basingstoke: Palgrave, pp 43-53.
Brechin, A. and Sidell, M. (2000) 'Ways of knowing', in R. Gomm and C. Davies (eds) *Using Evidence in Health and Social Care*, London: Sage Publications, pp 3-25.
Brewer, C. and Lait, J. (1980) *Can Social Work Survive?*, London: Temple Smith.
Brint, S. (1994) *In an Age of Experts: The Changing Role of Professionals in Politics and Public Life*, Princeton, NJ: Princeton University Press.

Brown, A. (1977) 'Worker style in social work', *Social Work Today*, 8(29): 13-15.

Brown, H. and Smith, H. (eds) (1992) *Normalisation: A Reader for the Nineties*, London: Routledge.

Brown, K. (1994) 'A framework of teaching comparative social work', in G. Gehrmann, K.D. Müller and R. Ploem (eds) *Social Work and Social Work Studies: Co-operation in Europe 2000*, Weinheim: Deutscher Studien Verlag, pp 131-40.

Bull, R. and Shaw, I. (1992) 'Constructing causal accounts in social work', *Sociology*, 26(4): 635-49.

Butler, I. and Drakeford, M. (2005) *Scandal, Social Policy and Social Welfare* (2nd edn), Bristol: The Policy Press.

Butrym, Z.T. (1976) *The Nature of Social Work*, London: Macmillan.

Byrne, D. (1999) *Social Exclusion*, Buckingham: Open University Press.

Bytheway, B. (1994) *Ageism*, Buckingham: Open University Press.

Campbell, P. (1999) 'The service user/survivor movement', in C. Newnes, G. Holmes and C. Dunn (eds) *This is Madness: A Critical Look at Psychiatry and the Future of Mental Health Services*, Ross-on-Wye: PCCS Books, pp 195-209.

Campbell, T.D. (1978) 'Discretionary "rights"', in N. Timms and D. Watson (eds) *Philosophy in Social Work*, London: Routledge and Kegan Paul, pp 50-77.

Carkhuff, R.R. and Berenson, B.C. (1977) *Beyond Counseling and Therapy* (2nd edn), New York: Holt, Rinehart & Winston.

Causer G. and Exworthy, M. (1999) 'Professionals as managers across the public sector', in J. Reynolds, J. Henderson, J. Seden, J. Charlesworth and A. Bullman (eds) (2003) *The Managing Care Reader*, London: Routledge, pp 213-19.

CCETSW (Central Council for Education and Training in Social Work) (1975) *Education and Training for Social Work*, London: CCETSW.

CCETSW (1991) *Rules and Requirements for the Diploma in Social Work DipSW* (Paper 30, 2nd edn), London: CCETSW.

Chamberlayne, P. and King A. (2001) *Cultures of Care: Biographies of Carers in Britain and the Two Germanies*, Bristol: The Policy Press.

Chamberlayne, P., Bornat, J. and Apitzch, U. (eds) (2004) *Biographical Methods and Professional Practice: An International Perspective*, Bristol: The Policy Press.

Chamberlayne, P., Rustin, M. and Wengraf, T. (eds) (2002) *Biography and Social Exclusion in Europe: Experiences and Life Journeys*, Bristol: The Policy Press.

Chan, C.L.W., Ho, P.S.Y. and Chow, E. (2001) 'A body-mind-spirit model in health: an Eastern approach', *Social Work in Health Care*, 34(3/4): 261-82.

Charles, M. and Butler, S. (2004) 'Social workers' management of organisational change', in M. Lymbery and S. Butler (eds) *Social Work Ideals and Practice Realities*, Basingstoke: Palgrave Macmillan, pp 57-82.

Charlesworth, J. (2003) 'Managing across professional and agency boundaries', in J. Seden and J. Reynolds (eds) *Managing Care in Practice*, London: Routledge, pp 139-64.

Cheyney, A.S. (1926) *The Nature and Scope of Social Work*, New York: American Association of Social Workers.

Chilean Committee of Social Work (1961) 'Chilean Committee of Social Work', in ICSW (ed) 'The term "social work" as used throughout the world', *International Social Work*, 4(1): 7-8.

Clark, C. (2000) *Social Work Ethics: Politics, Principles and Practice*, Basingstoke: Macmillan.

Clark, C. (2002) 'Identity, individual rights and social justice', in R. Adams, L. Dominelli and M. Payne (eds) *Social Work:Themes, Issues and Critical Debates* (2nd edn), Basingstoke: Palgrave, pp 38-45.

Clarke, J. (1998) 'Doing the right thing? Managerialism and social welfare', in J. Reynolds, J. Henderson, J. Seden, J. Charlesworth and A. Bullman (eds) (2003) *The Managing Care Reader*, London: Routledge, pp 195-203.

Clarke, J. and Newman, J. (1997) *The Managerial State: Power, Politics and Ideology in the Remaking of Social Welfare*, London: Sage Publications.

Clausen, H., Kendall, M., Murray, S., Worth, A., Boyd, K. and Benton, F. (2005) 'Would palliative care patients benefit from social workers' retaining the traditional "casework" role rather than working as care managers? A prospective serial qualitative interview study', *British Journal of Social Work*, 35(2): 277-85.

Clough, R. (2000) *The Practice of Residential Work*, Basingstoke: Macmillan.

Compton, B.R. and Galaway, B. (1975-99) *Social Work Processes* (6th edn, 1999), Pacific Grove, CA: Brooks/Cole.

Conway, J. (2001) 'An Australian perspective on international fields of practice in social work', in M. Alston and J. McKinnon (eds) *Social Work: Fields of Practice*, Melbourne: Oxford University Press: 236-50.

Cooper, A., Hetherington, R., Baistow, K., Pitts, J. and Spriggs, A. (1995) *Positive Child Protection: A View from Abroad*, Lyme Regis: Russell House.

Cooper, M.G. and Lesser, J.G. (2002) *Clinical Social Work Practice: An Integrated Approach*, Needham Heights, MA: Allyn and Bacon.

Corby, B., Doig, A. and Roberts, V. (2001) *Public Inquiries into Abuse of Children in Residential Care*, London: Jessica Kingsley.

Cormack, U. and McDougall, K. (1950) 'Case-work in social service', in C. Morris (ed) *Social Case-Work in Great Britain*, London: Faber and Faber, pp 15-32.

Coulshed, V. and Orme, J. (1998) *Social Work Practice: An Introduction* (3rd edn), Basingstoke: Macmillan.

Craib, I. (1998) *Experiencing Agency*, London: Sage Publications.

CSWE (Council on Social Work Education) (2004) 'Education policy and accreditation standards', Alexandria, VA: Council on Social Work Education (www.cswe.org/, accessed 4 September 2005).

Cvetkovich, G. and Löfstedt, R.E. (1999) *Social Trust and the Management of Risk*, London: Earthscan,

Dalrymple, J. and Burke, B. (1995) *Anti-oppressive Practice: Social Care and the Law*, Buckingham: Open University Press.

Dalrymple, J. and Hough, J. (eds) (1995) *Having a Voice: An Exploration of Children's Rights and Advocacy*, Birmingham: Venture Press.

Davies, M. (1994) *The Essential Social Worker: A Guide to Positive Practice* (3rd edn), Aldershot: Arena.

Davies, M. (ed) (2000) *The Blackwell Encyclopaedia of Social Work*, Oxford: Blackwell Publishing.

Day, P. (1981) *Social Work and Social Control*, London: Tavistock.

Derezotes, D.S. (2000) *Advanced Generalist Social Work Practice*, Thousand Oaks, CA: Sage Publications.

de Schweinitz, E. and de Schweinitz, K. (1964) 'The place of authority in the protective function of the public welfare agency', in S.A. Yelaja (ed) (1971) *Authority and Social Work: Concept and Use*, Toronto: University of Toronto Press, pp 123-33.

Devine, E.T. (1922) *Social Work*, New York: Macmillan.

DH (Department of Health) (1998) *Partnership in Action (New Opportunities for Joint Working between Health and Social Services) A Discussion Document*, London: DH.

DH (1999) *The Children Act Report: 1995-1999*, London: The Stationery Office.

DH (2002) *The Requirements for Social Work Training*, London: DH. (www.dh.gov.uk/assetRoot/04/06/02/62/04060262.pdf).

DH (2005) 'Health and Social Care System' (www.dh.gov.uk/AboutUs/DeliveringHealthAndSocialCare/TheHealthAndSocialCareSystem/HealthAndSocialCareSystemArticle/fs/en?CONTENT_ID=4105339&chk=v/eD0Q, accessed 15 May 2005).

DHSS (Department of Health and Social Security) (1976) *Joint Care Planning: Health and Local Authorities*, London: DHSS Circular [HC(76)18, LAC976)6].

DHSS (1977) *Joint Care Planning: Health and Social Authorities*, London: DHSS Circular [HC(77)17, LAC(77)6].

Dominelli, L. (1997a) *Anti-Racist Social Work* (2nd edn), Basingstoke: Macmillan.

Dominelli, L. (1997b) *Sociology for Social Work*, London: Macmillan.

Dominelli, L. (2002) *Anti-Oppressive Social Work Theory and Practice*, Basingstoke: Palgrave Macmillan.

Dominelli, L. (2004) *Social Work: Theory and Practice for a Changing Profession*, Cambridge: Polity.

Dominelli, L. and McCleod, E. (1989) *Feminist Social Work*, Basingstoke: Macmillan.

Dorfman, R.A. (1996) *Clinical Social Work: Definition, Practice and Vision*, New York, NY: Brunner/Mazel.

Downie, R.S. and Telfer, E. (1969) *Respect for Persons: A Philosophical Analysis of the Moral, Political and Religious Ideas of the Supreme Worth of the Individual Person*, London: Allen and Unwin.

Drakeford, M. (2000) *Privatisation and Social Policy*, Harlow: Longmans.

Dubois, B. and Miley, K.K. (1999) *Social Work: An Empowering Profession*, Boston, MA: Allyn and Bacon.

Dutt, R. (2001) 'Racism and social work practice', in L.-A. Cull and J. Roche (eds) *The Law and Social Work: Contemporary Issues for Practice*, Basingstoke: Palgrave, pp 20-30.

EASSW (European Association of Schools of Social Work) (ed) (1995) *Social Work Education Advancing Human Rights*, Lisbon: Instituto Superior de Serviço Social.

Eddy, D.M. (1984) 'Variations in physician practice: the role of uncertainty', in J. Dowie and A. Elstein (eds) (1988) *Professional Judgement: A Reader in Clinical Decision-making*, Cambridge: Cambridge University Press.

Edwards, R.L. (ed) (1995) *Encyclopedia of Social Work* (19th edn, 2 vols), Washington, DC: NASW Press.

Elliott, D. (1993) 'Social work and social development: towards an integrative model for social work practice', *International Social Work*, 36(1): 1-36.

England, H. (1986) *Social Work as Art: Making Sense for Good Practice*, London: Allen and Unwin.

Esping-Andersen, G. (1990) *The Three Worlds of Welfare Capitalism*, Cambridge: Polity.

Etzioni, A. (1995) *The Spirit of Community: Rights, Responsibilities and the Communitarian Agenda*, London: Fontana.

Evans, D. and Kearney, J. (1996) *Working in Social Care: A Systemic Approach*, Aldershot: Arena.

Ezell, M. (1994) 'Advocacy practice of social workers', *Families in Society*, 75(1): 36-46.

Fairclough, N. (1992) *Discourse and Social Change*, Cambridge: Polity.

Ferguson, N. (2003) *Empire: How Britain Made the Modern World*, London: Allen Lane.

Fink, A.E. (1961) 'Authority in the correctional process', in S.A. Yelaja (ed) (1971) *Authority and social work: Concept and Use*, Toronto: University of Toronto Press, pp 298-309.

Fischer, J. (1976) *The Effectiveness of Social Casework*, Springfield, IL: Thomas.

Fleet, F. (2000) 'Counselling and contemporary social work', in P. Stepney and D. Ford (eds) *Social Work Models, Methods and Theories: A Framework for Practice*, Lyme Regis: Russell House, pp 84-92.

Fook, J. (2002) *Social Work: Critical Theory and Practice*, London: Sage Publications.

Ford, P. and Postle, K. (2000) 'Task-centred practice and care management', in P. Stepney and D. Ford (eds) *Social Work Models, Methods and Theories: A Framework for Practice*, Lyme Regis: Russell House, pp 52-64.

Foren, R. and Bailey, R. (1968) *Authority in Social Casework*, Oxford: Pergamon.

Foster, P. and Wilding, P. (2000) 'Whither welfare professionalisation', in J. Reynolds, J. Henderson, J. Seden, J. Charlesworth and A. Bullman (eds) (2003) *The Managing Care Reader*, London: Routledge, pp 204-12.

Foucault, M. (1972) *The Archaeology of Knowledge and the Discourse on Language*, New York: Pantheon.

Freidson, E. (1970) *Profession of Medicine: A Study of the Sociology of Applied Knowledge*, New York: Dodd, Mead.

Freidson, E. (1994) *Professionalism Reborn: Theory, Prophecy and Policy*, Cambridge: Polity.

Garrett, M. (1980) 'The problem with authority', in M. Brake and R. Bailey (eds) *Radical Social Work and Practice*, London: Edward Arnold, pp 197-214.

Germain, C.B. (1970) 'Casework and science: a historical encounter', in R.W. Roberts and R.H. Nee (eds) *Theories of Social Casework*, Chicago, IL: University of Chicago Press.

Germain, C.B. and Gitterman, A. (1996) *The Life Model of Social Work Practice: Advances in Theory and Practice*, New York: Columbia University Press.

German Council on Social Welfare (1961) 'Use of the phrase "Social Work" in Germany', in ICSW (ed) 'The term "social work" as used throughout the world', *International Social Work*, 4(1): 8-9.

Gill, R. (1992) *Moral Communities: The Prideaux Lectures for 1992*, Exeter: University of Exeter Press.

Gilligan, C. (1982) *In a Different Voice: Psychological Theory and Women's Development*, Cambridge, MA: Harvard University Press.

Gilmore, S. (2001) 'A critical perspective on the welfare principle', in L.-A. Cull and J. Roche (eds) *The Law and Social Work: Contemporary Issues for Practice*, Basingstoke: Palgrave, pp 3-10.

Glasby, J. and Littlechild, R. (2004) *The Health and Social Care Divide: The Experiences of Older People*, Bristol: The Policy Press.

Glastonbury, B., Cooper, D. and Hawkins, P. (1980) *Social Work in Conflict: The Practitioner and the Bureaucrat*, London: Croom Helm.

Goffman, E. (1968) *The Presentation of Self in Everyday Life*, Harmondsworth: Penguin.

Goffman, E. (1972a) *Relations in Public: Microstudies of the Public Order*, Harmondsworth: Penguin.

Goffman, E. (1972b) *Interaction Ritual: Essays on Face-to-face Behaviour*, Harmondsworth: Penguin.

Goffman, E. (1972c) *Encounters: Two Studies in the Sociology of Interaction*, Harmondsworth: Penguin.

Goldstein, E.G. (1995) *Ego Psychology and Social Work Practice* (2nd edn), New York: Free Press.

Gomes, J. (1995) 'An overview of advocacy', in J. Dalrymple and J. Hough (eds) *Having a Voice: An Exploration of Children's Rights and Advocacy*, Birmingham: Venture Press, pp 19-30.

Gomm, R. and Davies, C. (eds) (2000) *Using Evidence in Health and Social Care*, London: Sage Publications.

Google UK (2005) 'Define "social work"' (www.google.co.uk/search?hl=en&lr=&oi=defmore&q=define:Social+Work, accessed 15 May).

Graham, M. (2002) *Social Work and African-centred Worldviews*, Birmingham: Venture Press.

Grant, G. (1997) 'Consulting to involve or consulting to empower?', in P. Ramcharan, G. Roberts, G. Grant and J. Borland (eds) *Empowerment in Everyday Life: Learning Disability*, London: Jessica Kingsley, pp 121-43.

Greenwood, E. (1957) 'Attributes of a profession', *Social Work*, 2(3): 45-55.

GSCC (General Social Care Council) (2005) 'Get copies of our codes' (www.gscc.org.uk/Good+practice+and+conduct/Get+copies+of+our+codes/, accessed 6 August).

Gutiérrez, L.M., Parsons, R.J. and Cox, E.O. (1998) *Empowerment in Social Work Practice: A Sourcebook*, Pacific Grove, CA: Brooks/Cole.

Halmos, P. (1965) *The Faith of the Counsellors*, London: Constable.

Halmos, P. (1970) *The Personal Service Society*, London: Constable.

Hämäläinen, J. (2003) 'The concept of social pedagogy in the field of social work', *Journal of Social Work*, 3(1): 69-80.

Hamilton, G. (1951) *Theory and Practice of Social Casework* (2nd edn), New York, NY: Columbia University Press.

Handler, J.F. (1974) *The Coercive Social Worker: British Lessons for American Social Services*, New York: Academic Press.

Hargie, O., Saunders, C. and Dickson, D. (1994) *Social Skills in Interpersonal Communication* (3rd edn), London: Routledge.

Harris, J. (2003) *The Social Work Business*, London: Routledge.

Hart, J. (1980) '"It's just a stage we're going through": the sexual politics of casework', in R. Bailey and R. Brake (eds) *Radical Social Work and Practice*, London: Arnold, pp 43-63.

Healy, K. (2000) *Social Work Practices: Contemporary Perspectives on Change*, London: Sage Publications.

Healy, K. (2005) *Social Work Theories in Context: Creating Frameworks for Practice*, Basingstoke: Palgrave.

Healy, L.M. (1995) 'International social welfare: organizations and activities', in R.L. Edwards (ed) *Encyclopedia of Social Work* (19th edn, vol 2), Washington, DC: NASW Press, pp 1499-510.

Hearn, J. (1982) 'Radical social work – contradictions, limitations and political possibilities', *Critical Social Policy*, 2(1): 19-34.

Hetherington, R. and Cooper, A. (2001) 'Child protection: lessons from abroad', in L.-A. Cull and J. Roche (eds) *The Law and Social Work: Contemporary Issues for Practice*, Basingstoke: Palgrave, pp 97-104.

Hockey, J. and James, A. (2003) *Social Identities across the Life Course*, Basingstoke: Palgrave Macmillan,

Hokenstad, M.C. and Kendall, K.A. (1995) 'International social work education', in R.L. Edwards (ed) *Encyclopedia of Social Work* (19th edn, vol 2), Washington, DC: NASW Press, pp 1511-20.

Hollis, F. (1970) 'The psychosocial approach to the practice of casework', in R.W. Roberts and R.H. Nee (eds) *Theories of Social Casework*, Chicago, IL: University of Chicago Press, pp 33-75.

Horner, W.C and Whitbeck, L.B. (1991) 'Personal versus professional values in social work: a methodological note', *Journal of Social Service Research*, 14 (1/2): 21-43.

Hough, G. (1999) 'The organisation of social work in the customer culture', in B. Pease and J. Fook (eds) *Transforming Social Work Practice: Postmodern Critical Perspectives*, London: Routledge, pp 40-54.

Hough, G. and Briskman, L. (2003) 'Responding to the changing socio-political context of practice', in J. Allan, B. Pease and L. Briskman (eds) *Critical Social Work: An Introduction to Theories and Practices*, Crows Nest, NSW: Allen and Unwin.

Howarth, D. (2000) *Discourse*, Buckingham: Open University Press.

Howe, D. (1987) *An Introduction to Social Work Theory*, Aldershot: Wildwood House.

Hudson, B. (2000) 'Inter-agency collaboration – a sceptical view', in A. Brechin, H. Brown and M.A. Eby (eds) *Critical Practice in Health and Social Care*, London: Sage Publications, pp 253-74.

Hugman, R. (1991) *Power in Caring Professions*, London: Macmillan.

Humphries, B. (1996) 'Contradictions in the culture of empowerment', in B. Humphries (ed) *Critical Perspectives on Empowerment*, Birmingham: Venture Press, pp 1-16.

Hunt, A.W. (1964) 'Enforcement in probation casework', in E. Younghusband (ed) (1966) *New Developments in Casework*, London: Allen and Unwin, pp 155-66.

Husband, C. (1980) 'Culture, context and practice: racism in social work', in R. Bailey and R. Brake (eds) *Radical Social Work and Practice*, London: Arnold, pp 64-85.

Husband, C. (1991) '"Race", conflictual politics, and anti-racist social work: lessons from the past for action in the 90s', in CD Project Steering Group, *Setting the Context for Change*, London: CCETSW, pp 46-73.

IASSW (International Association of Schools of Social Work) (2001) 'About IASSW: International Definition of Social Work' (www.iassw-aiets.org/, accessed 20 March 2006).

Ife, J. (1997) *Rethinking Social Work: Towards Critical Practice*, South Melbourne: Longman.

Ife, J. (2001) *Human Rights and Social Work: Towards Rights-based Practice*, Cambridge: Cambridge University Press.
IFSW (International Federation of Social Workers) (2000) 'International Federation of Social Workers: definition of social work' (www.ifsw.org/en/p38000017.html, accessed 6 August).
IFSW (2004) 'Ethics in Social Work: statement of Principles' (www.ifsw.org/en/p38000324.html, accessed 24 March 2006).
IFSW (2005) 'National Codes of Ethics' (www.ifsw.org/en/p38000194.html, accessed 24 March 2006).
Jakobsson, G. (1998) 'The politics of care for elderly people in Scandinavia', *European Journal of Social Work*, 1(1): 87-93.
James, R.K. and Gilliland, B.E. (2001) *Crisis Intervention Strategies* (4th edn), Belmont, CA: Wadsworth.
Japanese National Committee on Social Welfare (1961) 'How the term "social work" is used in Japan', in ICSW (ed) 'The term "social work" as used throughout the world Part II', *International Social Work*, 4(3): 29-32.
Jenkins, R. (1996) *Social Identity*, London: Routledge.
Jordan, B. (1975) 'Is the client a fellow-citizen?', *Social Work Today*, 15: 471-5.
Kamerman, S.B. (2002) 'Fields of practice', in M.A. Mattaini, C.T. Lowey and C.H. Meyer (eds) *Foundations of Social Work Practice: A Graduate Text*, Washington, DC: NASW Press, pp 319-39.
Kendall, K.A. (1978) 'The IASSW 1928-1978: a journey of remembrance', in K.A. Kendall, *Reflections on Social Work Education 1950-1978*, New York: International Association of Schools of Social Work, pp 170-91.
Kendall, K.A. (2000) *Social Work Education: Its Origins in Europe*, Alexandria, VA: CSWE.
Kennard, D. (1998) *An Introduction to Therapeutic Communities*, London: Jessica Kingsley.
Kennett, C. (2001) 'Psychosocial day care', in J. Hearn and K. Myers (eds) *Palliative Day Care in Practice*, Oxford: Oxford University Press, pp 59-78.
Krill, D. (1990) *Practice Wisdom: A Guide for Helping Professionals*, Newbury Park, CA: Sage Publications.
Laczko, F. and Phillipson, C. (1991) *Changing Work and Retirement*, Buckingham: Open University Press.
Langan, M. and Lee, P. (1989a) 'Whatever happened to radical social work?', in M. Langan and P. Lee (eds) *Radical Social Work Today*, London: Unwin Hyman, pp 1-18.

Langan, M. and Lee, P. (eds) (1989b) *Radical Social Work Today*, London: Unwin Hyman.

Lee, J.A.B. (2001) *The Empowerment Approach to Social Work Practice: Building the Beloved Community* (2nd edn), New York: Columbia University Press.

Lee, P.R. (1929) 'Social work: cause and function', in F. Lowry (ed) (1939) *Readings in Social Case Work 1920-1938: Selected Reprints for the Case Work Practitioner*, New York: Columbia University Press, pp 22-37.

Lees, R. (1971) 'Social work 1925-50: the case for a reappraisal', *British Journal of Social Work*, 1(4): 371-80.

Leighninger, L. (1987) *Social Work: Search for Identity*, New York: Greenwood.

Leighton, N. (1985) 'Personal and professional values – marriage or divorce?', in D. Watson (ed) *A Code of Ethics for Social Work: The Second Step*, London: Routledge and Kegan Paul, pp 59-85.

Lewis, H. (1982) *The Intellectual Base of Social Work Practice: Tools for Thought in a Helping Profession*, New York: Haworth Press.

Lewis, J. (2002) 'The boundary between health and social care for older people', in B. Bytheway, V. Bacigalupo, J. Bornat, J. Johnson and S. Spurr (eds) *Understanding Care, Welfare and Community: A Reader*, London: Routledge, pp 313-20.

Lewis, J. and Glennerster, H. (1996) *Implementing the New Community Care*, Buckingham: Open University Press.

Loch, C.S. ([1883]1977) *How to Help in Cases of Distress*, Plymouth: Continua.

Lukes, S. (1974) *Power: A Radical View*, London: Macmillan.

Lurie, H.L. (1935) 'Re-examination of child welfare functions in family and foster care agencies', in F. Lowry (ed) (1939) *Readings in Social Case Work 1920-1938: Selected Reprints for the Case Work Practitioner*, New York: Columbia University Press, pp 611-19.

Lynn, E. and Muir, A. (1996) 'Empowerment in social work: the case of CCETSW's Welsh language policy', in B. Humphries (ed) *Critical Perspectives on Empowerment*, Birmingham: Venture Press, pp 131-44.

McDermott, F.E. (ed)(1975) *Self-determination in Social Work: A Collection of Essays on Self-determination and Related Concepts by Philosophers and Social Work Theorists*, London: Routledge and Kegan Paul.

Malherbe, M. (1982) *Accreditation in Social Work: Principles and Issues in Context: A Contribution to the Debate*, London: CCETSW.

Marcus, G.F. (1935) 'The status of social case work today', in F. Lowry (ed) (1939) *Readings in Social Case Work 1920-1938: Selected Reprints for the Case Work Practitioner*, New York: Columbia University Press, pp 122-35.

Martin, V. and Henderson, E. (2001) *Managing in Health and Social Care*, London: Routledge.

Mattaini, M.A. (2002) 'Practice with individuals', in M.A. Mattaini, C.T. Lowery and C.H. Meyer, *Foundations of Social Work Practice: A Graduate Text* (3rd edn), Washington, DC: NASW Press, pp 151-83.

Mayadas, N.S., Watts, T.D. and Elliott, D. (eds) (1997) *International Handbook on Social Work Theory and Practice*, Westport, CT: Greenwood Press.

Mayer, J.E. and Timms, N. (1970) *The Client Speaks*, London: Routledge and Kegan Paul.

Midgley, J. (1981) *Professional Imperialism: Social Work in the Third World*, London: Heinemann.

Midgley, J. (1995) 'International and comparative social welfare', in R.L. Edwards (ed) *Encyclopedia of Social Work* (19th edn, vol 2), Washington, DC: NASW Press, pp 1490-9.

Midgley, J. (1997) *Social Welfare in Global Context*, Thousand Oaks, CA: Sage Publications.

Midgley, J. (2000) 'Globalization, capitalism and social welfare: a social development perspective', *Canadian Social Work*, 2(1): 13-28.

Milligan, D. (1975) 'Homosexuality: sexual needs and social problems', in R. Bailey and R. Brake (eds) *Radical Social Work*, London: Arnold, pp 96-111.

Mondros, J.B. and Wilson, S.M. (1994) *Organizing for Power and Empowerment*, New York: Columbia University Press.

Morales, A.T. and Sheafor, B.W. (2001) *Social Work: A Profession of Many Faces* (9th edn), Boston, MA: Allyn and Bacon.

Moreau, M.J. (1990) 'Empowerment through advocacy and consciousness-raising: implications of a structural approach to social work', *Journal of Sociology and Social Welfare*, 17(2): 53-68.

Morgan, S. and Payne, M. (2002) 'Managerialism and state social work in Britain', *Hong Kong Journal of Social Work*, 36(1/2): 27-44.

Morris, J. (1993) *Independent Lives: Community Care and Disabled People*, London: Macmillan.

Mullaly, B. (1997) *Structural Social Work: Ideology, Theory, and Practice* (2nd edn), Don Mills, Ontario: Oxford University Press.

Mullender, A. and Ward, D. (1991) *Self-Directed Groupwork: Users Take Action for Empowerment*, London: Whiting and Birch.

Munro, E. (1998) *Understanding Social Work: An Empirical Approach*, London: Athlone.

NASW (National Association of Social Workers) (1973) *Standards for Social Service Manpower*, Washington DC: NASW, pp 4-5.

NASW (1981) 'Working statement on the purpose of social work', *Social Work* 26(1): 6.

Ng, S.M. and Chan, C.L.W. (2005) 'Intervention', in R. Adams, L. Dominelli and M. Payne (eds) *Social Work Futures: Crossing Boundaries, Transforming Practice*, Basingstoke: Palgrave Macmillan, pp 68-82.

Nokes, P. (1967) *The Professional Task in Welfare Practice*, London: Routledge and Kegan Paul.

Ohlin, L.E., Piven, H. and Pappenfort, D.M. (1956) 'Major dilemmas of the social worker in probation and parole', in S.A. Yelaja (ed) (1971) *Authority and Social Work: Concept and Use*, Toronto: University of Toronto Press, pp 206-24.

Oliver, M. (1990) *The Politics of Disablement*, London: Macmillan.

Oliver, M. (ed) (1991) *Social Work: Disabled People and Disabling Environments*, London: Jessica Kingsley.

Orcutt, B.A. (1990) *Science and Inquiry in Social Work Practice*, New York: Columbia University Press.

Parad, H.J. (1965) 'Introduction', in H.J. Parad (ed) *Crisis Intervention: Selected Readings*, New York, NY: Family Service Association of America, pp 1-2.

Parker, R. (1990) *Safeguarding Standards: A Report on the Desirability and Feasibility of Establishing a United Kingdom Independent Body to Regulate and Promote Good Practice in Social Work and Social Care*, London: National Institute for Social Work.

Parton, N. and O'Byrne, P. (2000) *Constructive Social Work: Towards a New Practice*, Basingstoke: Macmillan.

Patten, S.N. (1906) *The New Basis of Civilisation*, New York, NY: Macmillan.

Pawson, R., Boaz, A., Grayson, L., Long, A. and Barnes, C. (2003) *Types and Quality of Knowledge in Social Care*, London: Social Care Institute for Excellence.

Payne, M. (1989) 'Open records and shared decisions with clients', in S. Shardlow (ed) *The Values of Change in Social Work*, London: Tavistock/Routledge, pp 114-34.

Payne, M. (1993) *Linkages: Effective Networking in Social Care*, London: Whiting and Birch.

Payne, M. (1995) *Social Work and Community Care*, Basingstoke: Macmillan.

Payne, M. (1999) 'The moral bases of social work', *European Journal of Social Work*, 2(3): 247-58.
Payne, M. (2000) *Anti-bureaucratic Social Work*, Birmingham: Venture Press.
Payne, M. (2005a) *Modern Social Work Theory* (3rd edn), Basingstoke: Palgrave Macmillan.
Payne, M. (2005b) 'Social work process', in R. Adams, L. Dominelli and M. Payne (eds) *Social Work Futures: Crossing Boundaries, Transforming Practice*, Basingstoke: Palgrave Macmillan, pp 21-35.
Payne, M. (2005c) *The Origins of Social Work: Continuity and Change*, Basingstoke: Palgrave Macmillan.
Payne, M., Adams, R. and Dominelli, L. (2002) 'On being critical in social work', in R. Adams, L. Dominelli and M. Payne (eds) *Critical Practice in Social Work*, Basingstoke: Palgrave, pp 1-12.
Pease, B. and Fook, J. (eds) (1999) *Transforming Social Work Practice: Postmodern Critical Perspectives*, London: Routledge.
Percy-Smith, J. (ed) (2000) *Policy Responses to Social Exclusion: Towards Inclusion?*, Maidstone: Open University Press.
Perkin, H. (1989) *The Rise of Professional Society: England since 1880*, London: Routledge.
Perlman, H.H. (1957) *Social Casework: A Problem-solving Process*, Chicago, IL: University of Chicago Press.
Pinker, R. (1990) *Social Work in an Enterprise Society*, London: Routledge.
Pittock, M.G.H. (1999) *Celtic Identity and the British Image*, Manchester: Manchester University Press.
Pollitt, C. (1993) *Managerialism and the Public Services: Cuts or Cultural Change in the 1990s?*, Oxford: Blackwell.
Pray, K.L.M. (1942) 'The role of professional social work in the world today', in K.L.M. Pray (1949) *Social Work in a Revolutionary Age and Other Papers*, Philadelphia, PA: University of Philadelphia Press, pp 17-36.
Pugh, R. (1996) *Effective Language in Health and Social Work*, London: Chapman and Hall.
Putnam, R.D. (2000) *Bowling Alone: The Collapse and Revival of American Community*, New York, NY: Simon and Schuster.
QAA (Quality Assurance Agency for Higher Education) (2000) *Social policy and administration and social work*, Gloucester: QAA (www.qaa.ac.uk/academicinfrastructure/benchmark/honours/socialwork.pdf, accessed 9 May 2005).
Race, D.G. (ed)(2003) *Leadership and Change in Human Services: Selected Readings from Wolf Wolfensberger*, London: Routledge.

Ralphs Report (1975) *Report of the Working Party on the Role and Training of Education Welfare Officers*, London: Local Government Training Board.
Rapoport, L. (1970) 'Crisis intervention as a mode of brief treatment', in R.W. Roberts and R.H. Nee (eds) *Theories of Social Casework*, Chicago, IL: University of Chicago Press, pp 265-311.
Reamer, F.G. (1999) *Social Work Values and Ethics* (2nd edn), New York, NY: Columbia University Press.
Rees, S. (1975) 'How misunderstanding occurs', in R. Bailey and M. Brake (eds) *Radical Social Work*, London: Edward Arnold, pp 62-75.
Rees, S. (1991) *Achieving Power: Practice and Policy in Social Welfare*, Sydney: Allen and Unwin.
Reith, M. (1998) *Community Care Tragedies: A Practice Guide to Mental Health Inquiries*, Birmingham: Venture Press.
Reynolds, B.C. (1935) 'Social case work: What is it? What is its place in the world today?', in F. Lowry (ed) (1939) *Readings in Social Case Work 1920-1938: Selected Reprints for the Case Work Practitioner*, New York, NY: Columbia University Press, pp 136-47.
Richmond, M.E. (1917) *Social Diagnosis*, New York, NY: Free Press (1965 facsimile of the 1917 edn, Russell Sage Foundation).
Richmond, M.E. (1922) *What is Social Case Work?*, New York, NY: Russell Sage Foundation.
Roberts, A.R. (ed)(2000) *Crisis Intervention Handbook*, New York, NY: Oxford University Press.
Rogers, C.R. (1951) *Client-Centred Therapy: Its Current Practice, Implications and Theory*, London: Constable.
Rogers, C.R. (1961) *On Becoming a Person: A Therpists's View of Psychotherapy*, London: Constable.
Rogers, C.R. (1980) *A Way of Being*, Boston, MA: Houghton Mifflin.
Rose, S.M. (1990) 'Advocacy/empowerment: an approach to clinical practice for social work', *Journal of Sociology and Social Welfare*, 17(2): 41-52.
Rosenfeld, J.M. (1984) 'The expertise of social work: a cross-national perspective', in C. Guzzetta, A.J. Katz and R.A. English (eds) *Education for Social Work Practice: Selected International Models*, Vienna: International Association of Schools of Social Work, pp 111-18.
Rowbottom, R., Hey, A. and Billis, D. (1974) *Social Services Departments: Developing Patterns of Work and Organisation*, London: Heinemann.
Sainsbury, E. (1980) 'A professional skills approach to specialisation', in T. Booth, D. Martin and C. Melotte (eds) *Specialisation: Issues in the Organisation of Social Work*, Birmingham: BASW Publications.

Saks, M. (1995) *Professions and the Public Interest: Medical Power, Altruism and Alternative Medicine*, London: Routledge.

Satyamurti, C. (1979) 'Care and control in local authority social work', in N. Parry, M. Ruston and C. Satyamurti (eds) *Social Work, Welfare and the State*, London: Edward Arnold, pp 89-103.

Schneider, R.L. and Lester, L. (2001) *Social Work Advocacy: A New Framework for Action*, Belmont CA: Brooks/Cole.

Schön, D.A. (1983) *The Reflective Practitioner: How Professionals Think in Action*, New York, NY: Basic Books.

Schriver, J.M. (1987) 'Harry Lurie's critique: person and environment in early casework practice', *Social Service Review*, 61(3): 514-32.

Schwartz, B. (1993) 'Why altruism is impossible ... and ubiquitous', *Social Service Review*, 67(3): 314-43.

Seden, J. and Reynolds, J. (eds) (2003) *Managing Care in Practice*, London: Routledge.

Seebohm Report (1968) *Report of the Committee on Local Authority and Allied Personal Social Services*, Cmnd 3703, London: HMSO.

Shardlow, S. and Payne, M. (1998) *Contemporary Issues in Social Work: Western Europe*, Aldershot: Arena.

Shaw, J. (1974) *The Self in Social Work*, London: Routledge and Kegan Paul.

Shepherd, G.J., St John, J. and Striphas, T. (eds) (2006) *Communication as ...: Perspectives on Theory*, Thousand Oaks, CA: Sage Publications.

Sheppard, M. and Ryan, K. (2003) 'Practitioners as rule using analysts: a further development of process knowledge in social work', *British Journal of Social Work*, 33(2): 157-76.

Sheppard, M., Newstead, S., di Caccavo, A. and Ryan, K. (2000) 'Reflexivity and the development of process knowledge in social work: a classification and empirical study', *British Journal of Social Work*, 30(4): 465-88.

Silavwe, G.W. (1995) 'The need for a new social work perspective in an African setting: the case of social casework in Zambia', *British Journal of Social Work*, 25(1): 71-84.

Simey Report (1947) *Salaries and Conditions of Work of Social Workers: Report of a Joint Committee of the British Federation of Social Workers and the National Council of Social Service*, London: NCSS.

Simpson, J.A. and Weiner, E.S.C. (eds) (1989) *The Oxford English Dictionary* (2nd edn), Oxford: Clarendon House.

Solomon, B.B. (1976) *Black Empowerment: Social Work in Oppressed Communities*, New York, NY: Columbia University Press.

Stalley, R.F. (1978) 'Non-judgemental attitudes', in N. Timms and D. Watson (eds) *Philosophy in Social Work*, London: Routledge and Kegan Paul, pp 91-110.
Steiner, C. (ed) (1975) *Readings in Radical Psychiatry*, New York, NY: Grove Press.
Studt, E. (1954) 'An outline for the study of social authority factors in casework', in S.A. Yelaja (ed) *Authority and Social Work: Concept and Use*, Toronto: University of Toronto Press, pp 111-22.
Tan, N.-T. and Dodds, I. (eds) (2002) *Social Work Around the World II*, Berne: International Federation of Social Workers.
Tan, N.-T. and Envall, E. (eds) (nd, 2000) *Social Work Around the World*, Berne: International Federation of Social Workers.
Taylor, C. and White, S. (2000) *Practising Reflexivity in Health and Welfare: Making Knowledge*, Buckingham: Open University Press.
Taylor, M. and Vigars, C. (1993) *Management and Delivery of Social Care*, Harlow: Longman.
Teare, R.J. and McPheeters, H.L. (1970) *Manpower Utilization in Social Welfare: A Report based on a Symposium on Manpower Utilization in Social Welfare Services*, Atlanta, GA: Social Welfare Manpower Project, Southern Medical Education Board.
Thompson, N. (2001) *Anti-Discriminatory Practice* (3rd edn), Basingstoke: Palgrave.
Thompson, N. (2003) *Communication and Language: A Handbook of Theory and Practice*, Basingstoke: Palgrave Macmillan.
Thompson, N. (2005) *Understanding Social Work: Preparing for Practice*, Basingstoke: Palgrave Macmillan.
Timms, N. (1983) *Social Work Values: An Enquiry*, London: Routledge and Kegan Paul.
TOPSS UK Partnership (2002) 'National Occupational Standards for Social Work', Leeds: TOPSS England (www.topssengland.net/files/SW%20NOS%20doc%20pdf%20files%20edition%20Apr04.pdf).
Toren, N. (1969) 'Semi-professionalism and social work: a theoretical perspective', in A. Etzioni (ed) *The Semi-Professions and their Organization: Teachers, Nurses, Social Workers*, New York, NY, NY: Free Press, pp 141-95.
Trevithick, P. (2005) *Social Work Skills: A Practice Handbook*, Buckingham: Open University Press.
Trevithick, P., Richards, S., Ruch, G. and Moss, B. (2004) *Teaching and Learning Communication Skills in Social Work Education*, London: Social Care Institute for Excellence.
Truax, C.B. and Carkhuff, R.J. (1967) *Toward Effective Counseling and Psychotherapy: Training and Practice*, Chicago, IL: Aldine.

Tufts, J.H. (1923) *Education and Training for Social Work*, New York, NY: Russell Sage Foundation.
Turner, B.S. (1987) *Medical Power and Social Knowledge*, London: Sage Publications.
Wagner Report (1988) *Residential Care: A Positive Choice*, London; HMSO.
Wakefield, J.C. (1993) 'Is altruism part of human nature? Toward a theoretical foundation for the helping professions', *Social Service Review*, 67: 406-58.
Walker, S.H. (1928) *Social Work and the Training of Social Workers*, Chapel Hill, NC: University of North Carolina Press.
Watts, T.D., Elliott, D. and Mayadas, N.S. (eds) (1995) *International Handbook on Social Work Education*, Westport, CT: Greenwood Press.
Weale, A. (1978) *Equality and Social Policy*, London: Routledge and Kegan Paul.
Weisman, I. and Chwast, J. ([1960]1962) 'Control and values in social work treatment', in C. Kasius (ed) *Social Casework in the Fifties: Selected Articles 1950-1960*, New York, NY: Family Service Association of America, pp 252-62.
White, S. (2003) 'The social worker as moral judge: blame, responsibility and case formulation', in C. Hall, K. Juhila, N. Parton and T. Pösö (eds) *Constructing Clienthood in Social Work and Human Services: Interaction, Identities and Practices*, London: Jessica Kingsley, pp 177-92.
Wilding, P. (1982) *Professional Power and Social Welfare*, London: Routledge and Kegan Paul.
Wilensky, H.L. and Lebeaux, C.N. (1965) *Industrial Society and Social Welfare*, New York, NY: Free Press.
Wilkes, R. (1981) *Social Work with Undervalued Groups*, London: Tavistock.
Wilkes, R. (1985) 'Social work: what kind of profession?', in D. Watson (ed) *A Code of Ethics for Social Work: The Second Step*, London: Routledge and Kegan Paul, pp 40-58.
Williams, F. (1992) 'Somewhere over the rainbow: universality and diversity in social policy', in N. Manning and R. Page (eds), *Social Policy Review 4*, Canterbury: Social Policy Association.
Wilson, E. (1980) 'Feminism and social work', in R. Bailey and R. Brake (eds) *Radical Social Work and Practice*, London: Arnold, pp 26-42.
Wilson, J. (1995) *How to Work with Self-help Groups: Guidelines for Professionals*, Aldershot: Arena.

Wistow, G. (1982) 'Collaboration between health and local authorities: why is it necessary?', *Social Policy and Administration*, 16(1): 44-62.

Wistow, G. (1990) *Community Care Planning: A Review of Past Experiences and Present Imperatives*, Leeds: Nuffield Institute for Health.

Wood, G.G. and Middleman, R.R. (1989) *The Structural Approach to Direct Practice in Social Work*, New York, NY: Columbia University Press.

Wootton, B. (1959) *Social Science and Social Pathology*, London: Allen and Unwin.

Yelaja, S.A. (1965) 'The concept of authority and its use in child protective service', in S.A.Yelaja (ed) (1971) *Authority and Social Work: Concept and Use*, Toronto: University of Toronto Press, pp 229-42.

Yelaja, S.A. (ed) (1971) *Authority and Social Work: Concept and Use*, Toronto: University of Toronto Press.

Yelloly, M.A. (1980) *Social Work Theory and Psychoanalysis*, Wokingham: Van Nostrand Reinhold.

「訳者あとがき」にかえて

本書『ソーシャルワークの専門性とは何か』を手にとってくださり、誠にありがとうございます。

訳者の竹内和利は、社会福祉を通して国内外で生涯多くのご縁に恵まれ、晩年の教職やNPO活動の傍らで、本書の翻訳作業を進めておりました。2016年8月に永眠し、あいにく生前の発行には至りませんでしたが、この度、出版を実現することができました。

出版にあたり、さまざまな方々のお力添えやご助言をいただきましたことに、深く感謝申し上げます。訳文については、お気づきの点、至らぬ点もあるかと思いますが、何卒ご容赦のほどよろしくお願いいたします。

2019年6月

家族一同

著者について

本書の著者マルコム・ペイン（Malcolm Payne）は、セント・クリストファー・ホスピスの心理・社会及びスピリチュアル・ケア部長（本書初版刊行当時）として、創造的かつ補完的治療、デイ・ケア、精神保健、ソーシャルワークとスピリチュアル・ケアを担当している。彼のソーシャルワーク経験は広範囲にわたり、保護観察から特に精神疾患の人たちに対するソーシャルワーク、さらには社会福祉サービス部局の管理にまで及ぶ。また、ボランティア・サービスのための市議会の最高責任者として、コミュニティの発展や失業問題対策プロジェクトに取り組み、さらに国の精神保健団体の発展と政策委員長として、英国全体の新しい住居やケアのプロジェクトに専念した。そして、さまざまな学術的ポストを保持しつつ、傍ら地方政府、保健および社会的ケア団体におけるチームワークやチーム成長のためのコンサルタントとして活躍した。ワーグナー委員会のメンバーでもあった（the Independent Review of Residential Care, 1988）。

マンチェスター市立大学の応用コミュニティ研究所では多年にわたり所長を勤めたが、そのうちの4年間、ソーシャルワーク教職員協会の会長であり、また幼児と精神保健サービスのアドボカシー・プロジェクトや調査にも専念した。（本書初版出版当時）同大学の名誉教授であり、さらにキングストン大学セント・ジョージ医学部の名誉教授、フィンランドのヘルシンキ大学ではソーシャルワークの講師を勤めている。国際ソーシャルワークにも専念し、ロシア、中国、東欧においてソーシャルワークと社会政策の発展のため幾つかのプロジェクトを指導し、それに従事した。さらにソーシャルワーク教育、ソーシャルワーク理論とその実践、チームワーク、緩和ケアについて世界中で講演し、論文を発表した。ソーシャルワークに対するグローバリゼーションやポスト・モダン思想の影響については、ノルウエーの学術グループ、グリッド・アガ・アスケランド（Gurid Aga Askeland）らと共に、多数の著作を出版している。

ペインの著作10冊と250本以上の短い作品の内の主要なものは13か国語で出版されたが、それらは「現代のソーシャルワーク理論」(Modern Social Work Theory, 3rd edn, Palgrave Macmillan 2005a)、「ソーシャルワーク：連続と変化」(Social Work: Continuity and Change, Palgrave Macmillan 2005)、「多職種ケアのチームワーク」(Teamwork in Multiprofessional Care, Palgrave 2000)、そして「ソーシャルワークとコミュニティケア」(Social Work and Community Care, Palgrave, 1995) である。ロバート・アダムズやレナ・ドミネリと共同編集したものに、批判的ソーシャルワーク実践についての広く読まれているソーシャルワークのテクストがある。最近、セント・クリストファー・ホスピスの同僚たちと共同で研究発表を続けているのは、ソーシャルワーク、福祉権、デイ・ケア、緩和ケアサービスの新しい見解についてである。

　ペインの著作は、ソーシャルワークの持つ社会的な価値の重要性を具体的に表明し、さらには実践者が理解し活用できるように、ソーシャルワークの価値と考え方の説明に意を尽くしている。彼は自分の著作において社会構築についての考え方を用いているが、その考え方によれば、ソーシャルワークの実践は、ワーカーが支援する人々の価値観や願望やニーズに柔軟に対応することができるのである。ソーシャルワークは、その組織や社会的文脈の理解の枠内で捉え実践されるべきだとされてきたが、ペインからすれば、多くの人々が充足した満足できる生活が送れるように、ワーカーは社会の不平等と闘わねばならないのである。

訳者略歴

竹内 和利（たけうち かずとし）（1941-2016）
京都市生まれ。同志社大学大学院文学研究科新聞学専攻修了。財団法人アジア救らい協会インドセンター職員、社会福祉法人経営の養護盲老人ホーム（兵庫県）、特別養護老人ホーム（奈良県、宮城県）、知的障害者施設（奈良県）の施設長を勤める。京都ノートルダム女子大学生活福祉文化学科教授、賢明女子学院短期大学福祉支援学科教授を経て、北大阪福祉専門学校教員を勤める傍らで、NPO法人CIFジャパンの活動に携わる。

マルコム・ペイン
ソーシャルワークの専門性とは何か

2019年8月5日 初版第1刷発行

ⓒ訳 者　　竹内和利

発行者　　田辺 肇

発行所　株式会社　ゆみる出版
東京都新宿区新宿1-7-10-504電話03(3352)2313・振替00120-6-37316

印刷／製本・モリモト印刷
ISBN978-4-946509-54-4